高等职业教育教材

老年护理学

王银萍　主编

化学工业出版社

·北京·

内容简介

人口老龄化是全球关注的问题，我国政府也高度重视，坚持从全局和战略高度谋划和推进老龄工作。老年护理学作为护理学的重要分支，专注于老年人特有的健康和疾病护理，是必修课程。

本教材以护理工作岗位要求为导向，采用校企合作模式，结合工学结合的教学方法，通过技能训练、案例分析、情景模拟等，实现教学与工作岗位的无缝对接。教材内容设置合理，涵盖老年护理基础理论、健康老人护理、老年人常见疾病护理、临终老人护理，以及相关的技能实践和临床岗位一体化训练，旨在培养护士职业能力，满足老年人衰老过程中的生理、心理、精神需求，促进老年人的身心健康。

本书适用于高等职业院校护理、中医康复技术、康复治疗技术、老年保健与管理等专业教学。

图书在版编目（CIP）数据

老年护理学 / 王银萍主编. -- 北京 ：化学工业出版社，2025. 7. --（高等职业教育教材）. -- ISBN 978-7-122-47854-2

Ⅰ．R473.59

中国国家版本馆 CIP 数据核字第 2025RM4952 号

责任编辑：王　芳　　　　　　文字编辑：林玥彤　张晓锦
责任校对：边　涛　　　　　　装帧设计：王晓宇

出版发行：化学工业出版社
　　　　　（北京市东城区青年湖南街 13 号　邮政编码 100011）
印　　装：高教社（天津）印务有限公司
787mm×1092mm　1/16　印张 13　字数 310 千字
2025 年 9 月北京第 1 版第 1 次印刷

购书咨询：010-64518888　　　　售后服务：010-64518899
网　　址：http://www.cip.com.cn
凡购买本书，如有缺损质量问题，本社销售中心负责调换。

定　　价：39.00 元　　　　　　　　　　版权所有　违者必究

编审人员名单

主　编　王银萍

副主编　朱　强　杨伟英　洪　凌

编　者（按姓氏笔画排序）

王玉洁　　嘉兴大学

王彤彤　　台州职业技术学院

王银萍　　台州职业技术学院

叶　茂　　台州市中心医院

朱　强　　台州市路桥中医院

毕东军　　恩泽医疗中心

刘雪静　　塔里木职业技术学院

刘嘉琪　　台州职业技术学院

牟丹辉　　恩泽医疗中心

严燕琴　　仙居职业中等专业学校

李艳艳　　台州职业技术学院

杨伟英　　恩泽医疗中心

陈菲儿　　浙江工业职业技术学校

陈婷婷　　塔里木职业技术学院

金霞霞　　台州护士学校

郑秀云　　台州职业技术学院

洪　凌　　浙江省人民医院

颜圆圆　　台州职业技术学院

魏国芳　　杭州职业技术学院

主　审　吴建军　衢州职业技术学院

前言
PREFACE

随着全球人口老龄化趋势的不断加剧，老年健康问题已成为各国政府和公众共同关注的焦点。我国政府高度重视老龄化带来的挑战，推进实施积极应对人口老龄化国家战略。在这一背景下，老年护理学作为护理学的重要分支，成为护理学教育中不可或缺的教学课程。

《老年护理学》以护理工作岗位的实际需求为导向，采用校企合作模式，结合工学结合的教学理念，旨在培养具备扎实理论基础和实践能力的老年护理专业人才。教材内容设计紧密围绕老年护理的核心任务，通过技能训练、案例分析、情景模拟等多种教学方法，帮助学生实现从理论学习到临床实践的无缝对接。此外，本教材还融入了数字化教学资源，如视频教学和互动案例等，以增强学生的学习体验和实践能力。

教材内容涵盖老年护理的基础理论、健康老人护理、老年人常见疾病护理、临终老人护理，以及相关的技能实践和临床岗位一体化训练，全面系统地介绍了老年人在衰老过程中面临的生理、心理和精神需求。通过学习，学生将深入理解老年人的特殊需求，掌握老年护理的专业知识和技能，帮助提升老年人的生命质量，助力实现健康老龄化的目标。

本教材的编写凝聚了众多护理教学专家和临床护理工作者的智慧与经验，力求为学生提供实用、前沿的学习体验。本教材编写分工如下：王银萍负责第一章的编写及教材统稿，李艳艳、颜圆圆、王彤彤、毕东军、魏国芳、陈婷婷负责第二章的编写及视频拍摄，刘嘉琪、叶茂、郑秀云、杨伟英、刘雪静、金霞霞负责第三章的编写及视频拍摄，牟丹辉、陈菲儿、严燕琴负责第四章的编写，洪凌、朱强负责情景导入、阅读专栏的审核，王玉洁负责整理课后习题。全书由吴建军主审。

感谢所有为本书编写和出版付出辛勤努力的专家老师。愿本教材能够为培养更多优秀的老年护理人才、促进老年人身心健康作出积极贡献。

编　者
2025 年 3 月

第四章　临终老人护理 **187**

参考文献 **202**

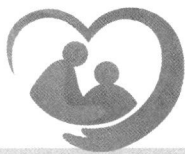

第一章
走进老年护理

第一节 绪 论

老年护理学课程概况

　　伴随着社会的不断进步、经济的蓬勃发展、生活环境的日益优化以及医疗卫生保健体系的逐步完善，人口老龄化已成为现代化社会发展中一道不可忽视的"风景线"，它既是社会进步的必然产物，也是时代发展的必然趋势。在全球范围内，老年人口的数量不仅持续增长，而且其内部结构也在不断老化，高龄化的浪潮正席卷而来，这对政治、经济、文化等多个领域都将产生深远的影响。老年人群，作为健康领域的弱势群体，他们对健康照护服务的需求呈现出多样化的特点。然而，现有的健康照护服务体系由于经济发展水平的差异、教育普及程度的限制以及专业划分的壁垒，导致服务资源呈现出片段性、不完整性的特征，难以有效满足老年人群多样化的健康照护需求。在此背景下，整合照护的理念应运而生。它致力于研究如何将这些"部分"的服务资源"一体化"，从老年人的实际需求出发，设计出更加贴心、更加高效的服务提供模式。通过整合照护，我们可以增进服务的可及性，提高服务质量，让每一位老年人都能享受到全面、连续、优质的健康照护服务。而老年护理学，正是针对老年人这一特殊群体而设立的一门学科。它深入研究老年人的健康状况和健康需求，致力于提升老年人的自我护理能力，并指导相关人员为他们提供优质的护理服务。通过老年护理，我们可以最大限度地提高老年人的健康水平和生活质量，让他们的晚年生活更加幸福、安康。

第二节 人口老龄化

学习目标

知识目标
- ◎ 掌握老化、人口老龄化、老龄化社会等概念。
- ◎ 掌握老年人年龄划分标准。
- ◎ 熟悉健康预期寿命、健康老龄化和积极老龄化的概念。
- ◎ 了解老年人口系数的常用指标、中国人口老龄化的发展现状及人口特点、人口老龄化带来的影响。

技能目标 ◉ 能应用人口老龄化、老化相关知识和理论分析个案和社会问题。

素质目标 ◉ 尊重老年人的文化与宗教信仰。
◉ 具备爱心、同理心和耐心。
◉ 具有为老龄事业奉献的职业理念。

情景导入

针对我国目前的人口老龄化趋势，国家卫生健康委等 15 个部门联合印发的《"十四五"健康老龄化规划》，旨在促进实现健康老龄化，提升老年人健康水平。目标是老年健康服务资源配置更加合理，综合连续、覆盖城乡的老年健康服务体系基本建立，老年健康保障制度更加健全，老年人健康生活的社会环境更加友善，老年人健康水平不断提升。

思考

1. 什么是人口老龄化？如何判断一个国家或地区的人口老龄化情况？

2. 人口老龄化的主要影响因素有哪些？对社会有哪些影响？

3. 作为健康服务从业人员，你如何看待"健康中国"战略？你认为在老龄事业发展中，你的作用是什么？

知识学习

一、老化及人口老龄化

（一）老化

对于橡胶、塑料等高分子化合物，老化是指其在光、热、空气、机械力等的作用下变得黏软或硬脆的现象。引申到生物体，老化则是指所有生物体从出生到成熟期后，随着年龄的增长，在形态和功能上所发生的进行性、衰退性变化。

目前将老化分为生理性老化（自然衰老）和病理性老化两种类型。生理性老化是符合自然规律的，即机体在生长过程中随增龄而发生的生理性、衰退性变化，是一种正常的老化现象。病理性老化即在生理性老化的基础上，因某些生物、心理、社会及环境等因素所致的异常老化。两者很难严格区分，往往结合在一起，从而加快了老化的进程。根据老化的丘比特（CUPID）标准，老化具有累积性（cumulative，C）、普遍性（universal，U）、渐进性（progressive，P）、内生性（intrinsic，I）、危害性（deleterious，D）等特征。有学者提出，老化只有快慢之分，应以衰老速度作为区分和界定老化类型的唯一指标，不能把老化作为疾病来处理。

（二）老年期

老年期，是人生的最后阶段，表现为身体各器官组织出现明显的退行性变化，心理方面也发生相应改变，衰老现象逐渐明显。衰老过程有明显的个体差异，与一般健康水平有关，不同时代、不同地区的人，衰老进度不尽相同。大多数人的衰老变化在 40 岁左右逐渐发展，60 岁左右开始显著。

1. 世界卫生组织（WHO）对老年期年龄的划分标准　世界卫生组织根据各国人口平均寿命的不同，政治经济情况的差异，采用两个标准来划分老年期，即发达国家将 65 岁及以上的人群定义为老年人，而在发展中国家，特别是亚太地区，则将 60 岁及以上的人群称为老年人。

2. 我国老年期的年龄划分标准　中华医学会老年医学分会于 1982 年根据中国国情及传统概念，建议规定 60 岁及以上的人群为老年人。现阶段我国老年人按时序年龄的划分标准为：45～59 岁为老年前期（中老年人），60～89 岁为老年期（老年人），90～99 岁为长寿期，100 岁及以上为寿星（长寿老人）。

（三）人口老龄化及常用评价指标

人口老龄化是指人口生育率降低和人均寿命延长导致的总人口中年轻人口数量减少、年长人口数量增加，从而导致老年人口比例相应增长的动态过程。包含两个含义：一是指老年人口相对增多，在总人口中所占比例不断上升的过程；二是指社会人口结构呈现老年状态，进入老龄化社会。

1. 常用的人口老龄化指标　常用指标有程度指标、速度指标和社会经济指标三类。其中程度指标为老年人口系数、年龄中位数、少儿人口比例和老少比，在衡量同一人口是老龄化还是年轻化时，建议四个指标全面考虑。

（1）老年人口系数　即既定年龄老年人口在某国家或地区总人口中所占的比例，是反映人口老龄化最直接、最常用的主要指标。这一比例上升也被称为人口金字塔的顶部老龄化。

（2）年龄中位数　是指将全体人口按照年龄大小顺序排列，居于中间位置的那个年龄就是年龄中位数，它将总人口分成了两半。年龄中位数反映某国家或某地区人口年龄的集中趋势和分布特征，是考察人口年龄构成类型的重要指标之一。

（3）少儿人口比例　即少年系数，指 14 岁及以下少儿人口占总人口的比例。这一比例下降时，也称人口金字塔的底部老龄化。一般情况下，少儿人口比例的下降，往往伴随着老年人口比例的上升，因此这一比例的变动可大致反映出人口是否老龄化。但当人口进入周期性出生高峰或人口老龄化发展到一定程度，需要调整生育水平时，老年人口比例和少儿人口比例可能同时增长。

（4）老少比　又称老龄化指数，指老年人口数与少年儿童人口数之比。老少比同时考虑了人口年龄构成中高、低两头年龄组的人口数。这个数值可用于分析人口老龄化是顶部老龄化还是底部老龄化。

另外，常用的测量人口老龄化的速度指标有老年人口比例的年平均增长率、老年人口达到某一水平所需的年数；常用的测量人口老龄化的社会经济指标有少儿人口抚养比、老年人口抚养比、总人口抚养比。

2. 老龄化社会　人口年龄的类型可反映人口年龄构成这一静态特征，即一定时期内各年龄组人口在全体人口中的比重。对于人口年龄类型的划分标准，《人口老龄化及其社会经济后果》（1956 年）和维也纳老龄问题世界大会（1982 年）给出如表 1-2-1 所示建议。

表 1-2-1　国家或地区人口年龄类型的划分标准

常用指标	年轻型	成年型	老年型
年龄中位数（岁）	<20	20～30	>30
65 岁及以上人口比重（%）	<4	4～7	>7
60 岁及以上人口比重（%）	<8	8～10	>10
0～14 岁人口比重（%）	>40	30～40	<30
老少比（%）	<15	15～30	>30

从表 1-2-1 可见，若一个国家或地区 60 岁及以上老年人口占人口总数的 10%，或 65 岁及以上老年人口占人口总数的 7%，这个国家或地区将步入老龄化。

二、人口老龄化带来的问题及应对策略

（一）人口老龄化的现状与发展

1. 世界人口老龄化的现状与发展　19 世纪后期，生育率持续下降，欧洲一些发达国家开始呈现老龄化现象。继法国之后，瑞典、挪威、英国等一批欧洲国家步入老龄化。20 世纪 70 年代以后，人口老龄化逐渐向亚洲和美洲地区扩散。目前人口老龄化为全球现象，呈现以下特点。

（1）全球人口老龄化速度加快　2015 年全球 60 岁及以上人口约 9.01 亿，占世界人口总数的 12.3%，2018 年增至 9.62 亿，占世界人口总数的 12.8%，预计到 2050 年全球人口数量将达到 98 亿，其中 60 岁及以上老年人约为 31 亿。

（2）发展中国家老年人口增长速度快　联合国人口报告显示，在老龄人口比例没有显著差异的情况下，人口大国就是老龄人口大国，因此中国、印度和美国是老龄人口最多的国家。其中，发展中国家老年人口的增长速度快于发达国家，不超过 30 年，全世界 3/4 的老年人将生活在发展中国家，且发展中国家的绝大多数老年人生活在农村。

（3）全球人口老龄化区域分布不平衡　世界各大洲之间的人口老龄化进展程度存在很大差异，其中欧洲比例最高，非洲地区（撒哈拉沙漠以南）老年人口比例相对较低。另外需注意的是，移民数量稳步上升，以及人口从欠发达地区往发达地区流动和移民人群年轻化，发达地区的人口老龄化趋势将因此得到一定程度的缓解。

（4）人口生育率的下降和平均预期寿命不断延长　《2015 全球老龄事业观察指数》指出，即使是在最不发达的国家，平均总和生育率（指该国家或地区的妇女在育龄期间，每个妇女的平均生育子女数）从 1950—1995 年的 6.44 下降到 2005—2010 年的 4.41，而同期平均出生预期寿命则从 37.2 岁上升到 56.9 岁。2018 年，世界卫生组织（WHO）公布的各国人口预期寿命，日本为 84.2 岁，位居全球第 1，其次为瑞士 83.3 岁，美国 78.5 岁，中国 76.4 岁。

（5）老年人口中多数是女性　女性的预期寿命高于男性，使女性成为老年人口中的大多数。2000 年，60 岁及以上的人口中，女性比男性多 6300 万人，为男性人口数的 2～5 倍；80 岁及以上老年人口中，女性占 65%；100 岁及以上人口中，女性占 83%。

（6）高龄老年人口增长快速　80 岁及以上年龄组是增长最快的，目前每年以 3.8%的速度增长，占老年人口总数的 10%以上，预计到 2050 年约 20%的老年人将在 80 岁及以上。

2. 中国人口老龄化的现状与发展　中国于 1999 年进入老龄化社会，是较早进入老龄化社会的发展中国家之一。目前我国正处于快速老龄化阶段，在未来的 30 年我国进入加速老龄化阶段，预计到 2050 年，我国老年人口将达到 4 亿，之后则为稳定的重度老龄化阶段，老年人口规模稳定，但高龄化情况会日益突出。我国的人口老龄化具有以下特征。

（1）老年人口绝对数量大，老龄化发展迅速　中国用了 27 年时间完成了 65 岁及以上人口的比例从 7%提升到 14%的历程，远远快于许多发达国家（大多 45 年以上），在今后的一个很长时期内，都将保持很高的递增速度。国家统计局公布的第七次人口普查数据显示，2020 年我国大陆总人口 14.1 亿，60 岁及以上人口 2.64 亿，占总人口数的 18.70%，其中 65 岁及以上人口为 1.90 亿，占 13.50%，相比于 2010 年分别上升 5.44 和 4.63 个百分点。

（2）地区间发展不平衡，城乡倒置　表现为"农村老于城市""东部老于西部"，一方面是 20 世纪 70 年代，受"少生优生，晚婚晚育"计划生育政策的影响，城镇生育率较农村生育率低；另一方面，农村大量年轻劳动力去一、二线城市发展，农村老年人口增多，尤其是空巢老人和独居老人居多，农村老龄化越来越严重，这些方面导致人口老龄化地区间发展不平衡，城乡倒置。

（3）高龄化趋势加剧　普查数据显示，2020 年我国 80 岁及以上人口 3580 万，占总人口的比例为 2.54%，比 2010 年增长 1485 万。预计到 2050 年我国高龄老年人的总数将达到 9448 万，即每 5 位老年人中有 1 位是高龄者。而高龄老年人是老年人中最为脆弱的群体，其病残率较其他老年人更高，需要的关心照护程度较其他老年人也更高。

（4）独居老人和空巢老人增速加快，比重增高　城市化进程加快、家庭模式向小型化转变、城市生活节奏加快，我国传统的家庭养老功能正在逐渐弱化。

（5）老龄化进程与经济发展之间的不平衡　发达国家基本上属于"先富后老或富老同步"，而我国是在经济社会不发达的情况下进入老龄社会的，即"未富先老"。2020 年中国人均 GDP 为 10484 美元，仍明显低于发达国家。

（二）人口老龄化所带来的问题和对策

1. 中国人口老龄化所带来的问题　人口老龄化对人类生活的所有方面，包括经济领域、社会层面和政治方面都有重大且深刻的影响。

（1）人口老龄化对保健服务需求的影响　随着年龄的不断增长，老年人的生理功能逐渐退化，疾病、伤残加速了自理能力的下降；另外，老年人自身健康状况和社会角色的改变，常容易产生悲观、抑郁、孤独和焦虑等一系列不良心理和情绪，他们需要社会的关心和理解。全国老龄办 2016 年发布的数据显示，我国失能、半失能老年人约为 4063 万，占老年人总数的 19%，其中完全失能占老年人总数的 6.4%。老年人群中慢性病患病率达 54.03%，远远高于总人口的慢性病患病率（17%），其中心血管疾病、失智症、糖尿病等成为影响老年人健康状况的主要原因，对医疗资源、照料护理资源的需求巨大。

（2）人口老龄化使家庭养老问题突出　解决中国老龄化问题，单靠一方面的力量是不够的，需要国家、社会和家庭相互结合。现阶段"4-2-1"的家庭结构模式，即四个老人，夫妻双方，一个孩子，意味着子女要承担赡养四个老人的义务，明显加重了家庭成员的养老负担，且我国传统的家庭观念逐渐淡化，家庭养老功能也在弱化，老年人的物质和情感需求得不到相应的满足，同时农村大量中青年劳动力去往经济更发达的一、二线城市发展，以及城市与农村之间资源配置的不均衡性，使农村高龄老人养老问题更为突出。

（3）人口老龄化加重社会经济负担　基于老龄人口的保障需求必须有足够的经济基础和社会条件来支撑，而我国当前仍不具备足够的经济基础和社会条件，人口老龄化速度的加快，会进一步加剧经济发展与人口老龄化之间的矛盾，在经济欠发达区域这个矛盾尤为突出。专家预测，我国在未来 40 年内会达到人口老龄化高峰，也是经济压力的高峰期，社会发展压力空前。

（4）人口老龄化对社会稳定的影响　城镇化进程促使我国农村劳动力不断向城市转移，大量人力资源的聚集虽然在很大程度上弥补了城市缺乏青壮年群体的不足，但同时也给城市带来了巨大的压力，资源紧张、就业压力、社会保障等各个方面都受到较大的冲击。而农村劳动力的大量转移，使农村劳动力日渐匮乏，呈现严重的空巢现象，且农村社会保障的不到位，很难有效解决农村老龄人口的赡养问题，导致社会贫富差距加大，对社会公共安全和农村社会稳定造成潜在的威胁。

（5）人口老龄化对文化的影响　我国文化自古推崇孝道，在中国传统文化中有着极其浓重的尊老思想。但随着人口老龄化程度的加剧，老龄人口日渐增多，青壮年在赡养、关怀老人方面普遍存在着力不从心的情况；同时受现代生活节奏加快，物质条件丰富的影响，传统家庭观念中赡养父母的思想逐渐从"用心"转变为"用物质、金钱供养老人"。这种情况的普遍存在使我国传统文化中"孝"的精髓与经济资源挂钩，导致我国 5000 年的"孝道"文化逐渐歪曲，遭受极大的挑战。

2. 人口老龄化的应对策略　联合国从 20 世纪 80 年代开始探索解决人口老龄化问题，在 1982 年召开的第一次老龄问题世界大会上通过了包括 62 项建议在内的《老龄问题国际行动计划》。1991 年，联合国大会《联合国老年人原则》确立了关于老年人地位五个方面的普遍性标准：独立、参与、照护、自我充实和尊严。在 2002 年第二次老龄问题世界大会上，积极老龄化观念被纳入各国发展框架。世界各国根据各自发展情况和人口老龄化情况提出应对政策，可分为两大类：一是针对改善人口年龄结构本身，包括鼓励生育和移民政策；二是应对人口老龄化带来的问题，包括推迟退休年龄在内的养老金改革、医疗保健改革等。我国人口老龄化进程快速发展，需借鉴世界各国的经验，积极探索解决人口老龄化问题的对策。

（1）实行与人口协调发展的经济战略　统筹处理经济社会发展与人口老龄化的关系，实施与人口老龄化相协调的经济发展战略。一是实施科技创新驱动发展战略，通过不断提高生产力来降低人口老龄化对经济发展的负面影响；二是拓展新的经济发展方式，通过调整经济结构、壮大实体经济、促进居民消费等方式来适应人口老龄化对经济社会的冲击。

（2）完善核心价值体系，倡导年龄平等文化　应将老龄社会建设纳入人文发展战略，不断完善社会主义核心价值体系，构建老龄社会的新文化，并大力倡导年龄平等文化。通过各种途径大力宣传传统道德文化，提升全社会敬老、爱老、助老的孝道文化，积极提倡家庭养老的重要方式，构建老龄社会的新型文化体系。

（3）转变关于人口老龄化问题的观念，加强对老年人的精神关怀　社会在满足老年人物质生活需求的同时，更应该关心关怀老年人的精神生活需求，注重老年人身心健康。通过为老年人进一步建设娱乐场所、老年大学，开展各种形式的老年群体活动，丰富老年人的精神文化生活，使老年人在交流中调整情绪，培养自己的爱好。重视老年人的心理和情感问题，为老年人提供情感支持，开展心理咨询，减轻他们的精神负担和内心压力。

（4）建立健全医疗保障制度，加强对老年人的医学人文关怀　医疗保障是一项非常重要的保障措施，尤其是对老年人。老年人群所患的疾病主要为慢性病，治愈率低且病程长，同时常伴有功能障碍问题，庞大的老年人群所带来的健康问题需要完善的长期医疗照护体系予以保障。根据老年人群的特点，除了为其提供医疗技术的服务和指导，更要给予情感和心理上的支持与慰藉，关注他们的身心健康。同时应借助各种手段加强老年群体健康知识宣传，普及老年保健和卫生科学知识，深入浅出地讲解相关常见病、多发病的预防和治疗，对生活行为进行适宜的干预。

（5）多方面筹集养老保障资金，实行新型养老保障制度　政府应根据我国经济社会的发展状况，增加养老补贴，加大对老年福利的投入。鼓励地方政府给经济困难老人和高龄老人适当的家庭补助和高龄津贴。采取以国家、集体、社会、个人等多渠道相结合的筹资模式，兴办养老服务机构，为老年人群提供更加全面、便捷以及高水准的养老福利机构。要鼓励社会资本成立更多公益慈善养老基金，充分发挥慈善组织作用，切实凝聚社会的力量，提高老年群体的生命质量和生活品质。

（6）开发老年人力资源，倡导积极老龄化　积极老龄化是2002年在马德里举行的第二次老龄问题世界大会上提出的应对人口老龄化的新思维。其内涵是"健康、保障、参与"三位一体。老年人是家庭和社会的重要资源，不仅要在机体、社会、心理方面保持良好的状态，同时要积极面对晚年生活，继续为社会做出有益的贡献。政府和社会各方面应致力于大力发掘老年人力资源，从宏观的制度、政策层面和公共财政倾斜等方面予以保障，让老年群体切实体会到社会的关怀。

第三节　衰老的相关理论

◁ **学习目标**

知识目标
- ◉ 掌握老年期感知觉减退、记忆减退的特点；熟悉老化的生物学、社会学和心理学理论。
- ◉ 了解老年期智力减退的特点、老年期人格特征和老年人的人格类型。

技能目标
- ◉ 能结合老年人的具体情况，应用老化的生物学、社会学和心理学理论进行分析并解释。

素质目标
- ◉ 具备爱心、同理心、耐心、细心，在老年人照护活动中得到体现。
- ◉ 尊重老年人的文化和宗教信仰，能够给老年人及时的鼓励与肯定。

李奶奶，今年 66 岁，退休 11 年了，退休后承担了家里的所有家务，将家里打理得井井有条，且有一手好厨艺。平时李奶奶和老伴，常常与一些朋友结伴短途旅游，一起游览山川美景；每到周末或节假日，出嫁的两个女儿都会带着一家子回家，外孙们对外婆的手艺非常捧场，家里欢声笑语不断。但不幸的是，前年李奶奶的老伴因意外去世了，李奶奶一下子老了很多，也不爱出去了。外孙们悄悄对他们的父母说："外婆烧的菜没有以前好吃了，还老是烧煳了。"

思考

1. 结合李奶奶的表现，她可能出现了什么问题？
2. 请简述人体老化的原因、特点以及老年期的生理和心理特点。

老年人生理变化特点

知识学习

一、老化理论

目前关于人体老化的理论有很多，包括遗传程序衰老学说、基因突变理论、自由基理论、细胞定时老化理论、神经-内分泌理论、免疫理论、细胞耗损理论等，多从生物学、心理学、社会学三方面探讨。

（一）老化的生物学理论

老化的生物学理论是应用生物学解释老化过程中的生理变化，包括两类：一是生理结构性损伤理论，这些理论认为老化是个体在出生后，人体在与生活环境互动过程中产生的生理结构的损伤，包括免疫理论、交联理论、细胞耗损理论、自由基理论等；二是基因理论，这些理论认为个体的老化与遗传基因有关，包括细胞定时老化理论、端粒酶假说、长寿基因理论等。其中细胞定时老化理论、自由基理论是目前最被广泛接受的两个理论。

1. 细胞定时老化理论　即海弗利克极限（Hayflick limit）理论。1962 年，海弗利克（Leonard Hayflick）通过研究观察到人体细胞的分裂能力有一个上限，大概在达到 50 次的分裂后，这些细胞的分裂次数减少并产生不规则的分裂现象，分裂产生的细胞出现形状扭曲及体积变化，紧跟着细胞死亡，此过程被认为是不可逆的。

海弗利克教授基于反复研究认为：生物有机体的寿命与"生物时钟"有关，在受孕时就由基因安排好了。例如人类细胞可以分裂 50 次，据此推算人体的最高寿命约为 120 岁。

2. 自由基理论　自由基（free radical）理论由美国哈曼（Denham Harman）于 1954 年提出，20 年后，自由基理论才逐渐被接受，成为科学界一致认同的老化理论。自由基理论认为所有生物的衰老和死亡是受遗传因素和环境因素共同作用的结果。正常的原子具有成对的电子，而自由基是含有不成对电子的物质，其结构是很不稳定的。自由基为了稳定自己的结构，会攻击细胞内其他正常的原子以抢夺它们的电子，所以对细胞具有强大的杀伤力。

人体内自由基来源有内源性和外源性两种。内源性自由基多在细胞的正常新陈代谢过程中产生，这些自由基对侵入体内的细菌有很强的杀伤力，具有清除炎症和化学物质的能力，在正常情况下，有 2%～5% 的多余内源性自由基会成为有害的物质；外源性自由基则源于各种环境污染、紫外线、放射线、吸烟、杀虫剂及许多化学药品，尤其是环境污染会导致体内有害自由基的大量增加。

体内有害自由基对人类细胞的攻击可分成细胞膜损害和 DNA 损害两种。一是自由基攻击细胞膜上的不饱和脂肪酸，然后形成脂肪过氧化酶，导致血管内壁的低密度脂蛋白（LDL）被氧化并且抑制了具有保护作用的酶，这是造成动脉硬化、冠状动脉疾病、糖尿病、关节炎、白内障、老化的原因。二是自由基深入到细胞核攻击 DNA，引起遗传信息改变，导致基因突变，诱发肿瘤的发生，或诱导老化基因的出现，促进老化的进展。

科学家们推测有 80%～90% 的老化性、退行性疾病与体内过剩的自由基有关，如肿瘤、失智症、帕金森病、肺气肿、脑卒中、类风湿关节炎、多发性硬化、皱纹形成等。

由细胞合成的各种抗氧化酶［如过氧化物歧化酶（SOD）］以及体内自然产生的一些物质（如尿酸）等组成了人体对抗自由基的防线，但由于年龄增长、体质改变、环境因素等影响，人体内的抗氧化酶可能出现供应不足的情况。人类通过呼吸吸入大量的正常氧及单氧，或摄入如维生素 E、维生素 C、β-胡萝卜素等物质保持体内有足够的抗氧化物质，以确保体内自由基产生系统与抗氧化系统保持平衡，避免过剩的自由基对人体产生伤害。

（二）老化的社会学理论

老化的社会学理论着重于了解和解释社会互动、社会期待、社会制度与价值观对老化过程适应的影响。

1. 退隐理论　Cumming 和 Henry 于 1961 年提出退隐理论。该理论主张社会平衡状态的维持，取决于社会发展与老年人退出相互作用所形成的彼此有益的过程，是一种有制度、有秩序、平稳的权利和义务的转移。

对于老年人来说，随着健康状况的恶化与体力的衰退，逐渐无法适应现在社会中的角色、人际关系、价值体系等，继而采取退隐的策略来保护自己；从社会功能角度来说，则是老年人已无力继续为社会做出贡献，退出社会，让年轻人取而代之，才能维持社会的新陈代谢与均衡。

2. 活动理论　Harvighurst 等于 1963 年提出活动理论。该理论认为"活动"是人类生存和发展的基本形式，是人类与周围事物交流与改造的过程。主张老年人与中年人一样，有活动的心理性和社会性需求，而社会活动是生活的基础，是老年人认识自我、寻找生活意义的主要途径，老年人继续参与社会活动，有利于带来满意的生活。认为老年人放弃他们从前的角色时，会感到失落、被排除、自尊消失等。

3. 持续理论　Neugarten 等于 1968 年提出持续理论。该理论认为个体会为了适应人生不同阶段的生活而适时改变人格，以便成功地适应老化过程。个体的人格行为特征是由环境影响与社会增强结果塑造出来的，从成熟期至老年期会发展成较稳定的价值观、态度、标准及习惯，这些是人格形成的一部分，即使个体进入老年期，仍依照一般生活形态而老化，不断适应而继续到人生终点。

（三）老化的心理学理论

老化的心理学理论着重于解释老化过程对老年人的认知思考、心智行为与学习动机的影响。

1. 埃里克森（Erikson）的人格发展理论　该理论强调文化与社会环境在人格发展中的重要作用，认为人的发展包括生物、心理和社会三方面八个阶段的变化过程，每一个阶段都有这个阶段应该完成的任务（表 1-3-1），若能顺利完成或胜任该任务，个体将呈现正向的自我概念及对生命的正向态度；相反，人生则出现失败的停滞或扭曲发展现象。处于第八个人生阶段的老年人，回顾过去，思考生命的意义与重要性，如果对自己过去所做的选择与结果感到满足，则怀着充实感情与世告别；若是对自己的一生不满意，则会对已经失去的机会感到惋惜，对即将来临的生命结束感到无奈与失望。

表 1-3-1　埃里克森（Erikson）人格发展理论各阶段的发展任务

阶段	发展任务-心理社会危机	心理社会品质
婴儿期（0～1.5 岁）	信任-不信任	希望
幼儿期（1.5～3 岁）	自主-害羞或怀疑	意志力
学龄初期（3～6 岁）	主动-内疚	目标，勇气
学龄期（6～12 岁）	勤奋-自卑	能力
青春期（12～18 岁）	自我同一性-角色混乱	忠诚
成年早期（18～25 岁）	亲密-孤独或隔离	爱
成年期（25～65 岁）	生育-停滞或自我专注	关心
成熟期（65 岁及以上）	自我调整或完整-遗憾或绝望	睿智

2. 人的基本需要层次理论　马斯洛于 1954 年提出人的基本需要层次理论。该理论的中心论点是：人类受许多基本需要的支配，这些需要指导人类发生行为，直至需要获得满足。这些需要有先后层次的倾向，一般当较低层次的需要获得满足后，才会出现对高层次的需求，人一生中的需要在各层次中不断变化，总体是向高层次的需要发展。马斯洛提出人的基本需要包括生理需要、安全需要、归属和爱的需要、尊重需要和自我实现需要 5 个方面。

在此基础上，卡利什提出在生理与安全需要之间加入一个新的层次，即刺激的需要，包括活动、操纵、探险、好奇以及性。

（四）老化理论对照护工作的指导意义

老化是一个复杂的过程，老化理论从生物、社会、心理不同层面揭示了老化现象和原因，有助于照护者为老年人提供完整且个性化的照护措施。

照护者要明确不同的理论是从不同角度以及不同老年人群来研究的，理论有其适用范围与局限性。因此，照护者应对需要照护的老年人进行全面的综合评估，以理论为依据进行分析、理解和解释老年人的老化表现、发展状况、行为表现的可能原因，协助老年人适应这些变化，促进老年人的心理健康发展，正确面对老化甚至死亡，提高老年人的生活质量。

二、老年期退行性变化

老化是一种正常且不可逆的持续性过程，是人体结构及功能随时间流逝而累积的变化。

正常的老化并不是疾病，但老化会造成身体很多功能的改变，因而产生某种程度的障碍。

细胞、组织甚至器官的老化，使人体产生结构及功能的持续衰退，在生理、心理和社会方面均有相应的改变。生理功能改变表现为：心肺功能降低，肾及膀胱功能降低，消化系统运作速度减慢，葡萄糖耐受力下降，性激素分泌减少，生殖系统功能减退及性征改变，神经系统全面衰退，肌力下降，骨密度下降，关节稳定性及灵活性变差。心理方面改变表现为：知觉、记忆、认知、思考、情绪、学习动机等能力与人格的改变等。社会方面改变表现为：老年人的社会角色、地位、权势与义务等随着老年人生理、心理的改变而变化。下面主要阐述老年期常见的退行性变化。

（一）老年期感知觉减退

人进入50岁以后，各种感知觉都开始出现退行性变化，60岁以后，随着年龄的增长，感知觉衰退现象越来越明显，最明显的是视觉和听觉。

1. 视觉减退　表现为视觉敏锐度下降，即在正常距离内看清物体的能力减弱；视野缩小，与中央视觉相比，边缘视觉明显衰弱；聚焦能力减弱，距离变化时，双眼聚焦于物体的能力衰减；暗适应所需时间延长。

2. 听觉减退　随着年龄的增长，老年人听觉的敏锐度逐渐丧失，其中以对高音的听力减退更明显。研究发现，近65%的老年人存在听力减退或听力缺陷，50～60岁是中国人听力减退的转折期，60岁以后听力逐渐下降，80岁以后下降尤为明显。

3. 味觉嗅觉减退　味觉最灵敏的时期是20～50岁，50岁以后逐渐减退，70岁急剧减退。由于味蕾萎缩，在60岁以后对咸、甜、苦和酸等刺激物的感受性明显减退，最早一般发生在舌尖，逐渐蔓延到舌后部。而在60～80岁的老年人中，约有20%的人失去嗅觉。

4. 触觉痛觉减退　55岁以后触觉急剧减退。对脸和手的触觉实验指出，65岁时触觉判断的错误率明显增加。老年人的痛觉逐渐迟钝，其身体各部位痛觉减退快慢不一，额部和手臂一般比腿部严重。

（二）老年期记忆衰退

研究表明，个体记忆的"黄金时期"是少年期到成年期，在40～50岁期间可出现较为明显的衰退，其后维持相对稳定，70岁之后便进入更加明显的记忆衰退时期。

1. 老年期记忆衰退特点　记忆老化并非记忆的各个方面全面或同时衰退，衰退的速度和程度因记忆过程和影响因素等的不同而呈现出老年人的特殊性。①老年人机械记忆衰退明显，意义记忆较机械记忆衰退慢；②再认能力表现出逐渐老化现象，但再认比回忆保持较好；③识记和回忆"姓氏"最难。研究表明，"姓氏"的回忆在50岁后就出现衰退趋势，60岁以后衰退日益明显，80岁组的成绩仅仅是20岁组的30%。所以，识记和回忆人的姓名是老年人最常见的烦恼。

2. 老年期记忆障碍的影响因素　老年期记忆障碍主要表现在信息提取困难，可能是编码储存和提取过程困难相互作用的结果。研究表明，老年人的学习记忆较多依赖于长时记忆，难以建立与过去经验无关的全新联系，而这种现象与老年人较少主动地运用记忆策略和方法有关。另外，文化因素对记忆影响显著。

3. 老年期记忆衰退的机制　关于记忆随年龄的增长而衰退的机制，代表性理论主要有以下两种。

（1）加工速度理论　该理论认为，加工速度减慢是老年人认知（记忆）衰退的主要原因。加工速度包括反应速度、感觉运动速度、知觉速度和认知速度。随着年龄的增长，中枢神经系统的功能老化，老年人的反应速度越来越慢，这导致记忆加工速度变慢。

（2）工作记忆理论　该理论认为，老年人发生认知（记忆）功能衰退是因为他们缺乏信息加工资源，即缺少一种"自我启动加工"的能力。研究表明，成人的工作记忆随年龄的增长而下降。因此，工作记忆容量随年龄增长而变小是老年期记忆衰退的另一根本原因。

4. 老年期记忆延缓弥补　老年人记忆的变化具有可塑性，可借助有意识地干预及发掘记忆潜能来改善老年人的记忆。①应采取耳听、眼看、口诵、手写等多种感知动作加强记忆；②建立良好的日常生活秩序，如必做的事情可以写备忘录（如按时服药）、规定事项提示注意等；③放缓学习和做事情的节奏，按适合自己的速度从容地处理各项工作；④有意识地进行改善记忆的训练，提醒自己注重运用记忆策略，如运用复述、背诵、归类、创编联系、联想、组合、想象等有效记忆方法以加强记忆效果；⑤增强记得住的信心，不能背"遗忘"的包袱，以顽强的意志改善记忆，延缓记忆衰退。

（三）老年期智力减退

智力是综合心理特征，由很多因素构成，老年人智力减退并不意味着各因素以同一速度衰减，其变化存在不平衡性。霍恩和卡特尔将智力分成液态智力和晶态智力两类。

1. 液态智力　指获得新观念，洞察复杂关系的能力，主要与人的神经系统的生理结构和功能有关，如知觉整合能力、近事记忆能力和注意力等。液态智力随年龄增长而减退较早，老年人下降更为明显。

2. 晶态智力　与后天的知识、文化及经验的积累有关，如词汇、理解力和常识等。健康成年人晶态智力并不随增龄而逐渐减退，随着后天的学习、经验的积累，有的甚至还有所提高。

（四）老年期人格特征

研究表明，老年人的人格表现出基本稳定的倾向，一般具有以下共同特点。

老年人心理变化特点

1. 不安全感　体现在身体健康和经济保障两个方面。老年人身体各系统和器官逐渐发生器质性和功能性变化，所以他们担心自己的健康状况，对身体功能非常敏感。经济方面，则表现为老年人对生活保障以及疾病的医疗护理保障产生担忧。

2. 孤独感　各方面的原因导致老年人产生孤独感，最普遍的是老年人在家庭关系中的失落感。老年人希望能享受天伦之乐。但是目前的家庭结构改变、子女工作忙碌等，往往使老人的希望落空，表现出内心孤独；离退休老人则可因为权势失落或对退休生活的不适应，诱发孤独、失落感以及信息缺乏。

3. 适应性差　老年人较少主动地体验和接受新的生活方式，表现为对周围环境的态度较为被动，依恋已有的习惯，不容易适应新环境和新情境。学习新东西有困难，对意外事件的应变性相对较差。

4. 拘泥刻板性　有研究发现，人到53岁以后刻板性就逐渐增强。老年人在解决问题时

为了判断结果的准确性而使决断速度减慢。同时老年人经验丰富，并希望子女接受自己处事的经验方式，对由此而引发的矛盾不易理解，从而加剧矛盾。

5. 回忆往事 老年人的心理世界逐渐表现出由主动向被动，由朝向外部世界转为朝向内部世界。因此很容易回忆往事，遇事容易联想到往事，年龄越大，这种趋势越明显。

Reichard（1962）将老年人的人格分成五种类型。①成熟型，能积极面对事实，悠闲自在，理解衰老、死亡；②安乐型，在物质或精神上期待别人援助，外表悠闲自得，不喜欢工作；③防御型，观念上固执、刻板，自我防御机制较强，不喜欢依赖他人、不服老，以不停地活动抑制对衰老的恐惧；④愤怒型，不满现状，不承认衰老的事实，把失败归咎于客观，并表示出敌意和攻击性；⑤自我谴责型，把不幸全归咎于自己，对人、事、物持悲观、沮丧、失望甚至绝望的态度。

案例讨论

方伯伯，61岁，3年前从中学校长岗位上退下来，1年前退休，曾经是一位物理教师，平时生活非常讲究，擅长厨艺。退休至今一直闷闷不乐，老伴问他，他只说"感觉很失落"。

【思考】

1. 请分析方伯伯目前的情况和面临的问题，并应用适宜的老化理论进行解释。
2. 协助家人拟订干预措施。

阅读专栏

百里负米

春秋时期鲁国，孔子的得意弟子子路早年家境贫寒，生活十分艰难，但他对父母极为孝顺。为了能让父母吃上白米，不顾路途遥远和辛劳，经常翻山越岭徒步到百里之外的市集买米，再徒步背着白米给父母亲做饭。无论春夏秋冬，子路都坚持不懈地为父母负米。冬天，他顶着鹅毛大雪，踏着河面上的冰，一步一滑地往前走；夏天，烈日炎炎，汗流浃背，他也不停下来歇息一会，只为了能早点回家让父母吃上白米。遇到大雨时，他宁可自己淋湿，也要保护好米袋不让雨水淋湿。

后来，子路的父母相继去世，他也因才华出众被楚王聘为官员，过上了富足的生活。然而，每当他坐在垒叠的锦褥上，吃着丰盛的筵席时，心中却充满了对父母的思念和愧疚。他常感叹："即使我天天吃着山珍海味，也没有父母陪伴在身边来得开心，更没有我去百里之外负米给二老做饭来得快乐。"

故事启示："百里负米"故事体现了中华民族尊老敬老的传统美德和孝道精神。子路用自己的实际行动诠释了什么是真正的孝行——不仅在物质上满足父母的需求，更在精神上给予他们关爱和陪伴。

？ 课后习题

1. 老年护理主要关注的是哪一年龄段的人群？（　　　）

A. 0～18 岁　　　　　　　B. 19～45 岁　　　　　C. 46～60 岁

D. 60 岁及以上　　　　　E. 30～45 岁

2. 下列哪一项不是老年护理的主要目标？（　　　）

A. 延长老年人的寿命　　　　　　　　　B. 提高老年人的生活质量

C. 促进老年人的健康　　　　　　　　　D. 仅仅治疗老年人的疾病

E. 促进老年人的心理健康

3. 老年人生理变化中，哪一项对护理工作影响最大？（　　　）

A. 视力下降　　　　　　B. 听力减退　　　　　C. 记忆力衰退

D. 抵抗力下降　　　　　E. 所有选项都对护理工作有重要影响

4. 在老年护理中，如何体现对老年人的尊重？（　　　）

A. 只关注老年人的身体健康

B. 忽视老年人的个人意愿和选择

C. 充分尊重老年人的个人意愿、隐私和选择

D. 只满足老年人的物质需求

E. 只带老年人旅游

5. 下列哪种老年疾病对护理工作构成较大挑战？（　　　）

A. 感冒　　　　　　　　B. 慢性胃炎　　　　　C. 阿尔茨海默病

D. 轻微皮肤擦伤　　　　E. 骨质疏松

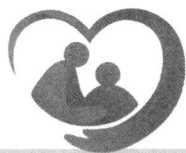

第二章
健康老人护理

第一节 老年人身体健康评估

学习目标

知识目标
- ◉ 掌握老年人身体评估的内容。
- ◉ 掌握老年人身体评估的一般原则。
- ◉ 熟悉老年人身体评估的方法。

技能目标
- ◉ 学会结合老年人健康史、一般状况及一些辅助检查等对老年人的身体状况做出准确的评估。

素质目标
- ◉ 具备关心、尊重老年人的职业素养。
- ◉ 尊重老年人，注意保护老年人隐私。

情景导入

叶奶奶，83 岁，独居，早晨时分邻居发现其跌倒在家门外，当即不能站立，老人诉右髋部疼痛异常，立即送往医院。主诉有高血压病史 20 余年，一直服用两种降压药物，具体药名不详。有慢性青光眼病史，视力较差。双膝关节炎 10 余年，前一次跌倒是在 2 个月前的如厕后，当时可站立和行走，其他无不适。体格检查：体温 37.1℃，脉搏 80 次/分，呼吸 20 次/分，血压 140/85mmHg，全身体检未见明显异常。X 线摄片检查，显示老人股骨颈头下段骨折，完全移位。

思考

1. 跌倒对老年人的影响有哪些？

2. 试述发生跌倒的主要护理诊断与防治原则。

3. 叶奶奶出院后，护理员应该如何给她提供个体化的日常照护？

知识学习

随着生活条件和医疗条件的提高和改善，人的寿命也越来越长，全球人口逐渐呈现老龄化状态，老年人口本身也在持续老化，即呈现高龄化的趋势，因此老年人的健康问题也受到越来越多人的重视与关注。

老年人群作为健康弱势群体，对健康相关照护服务方面的需求呈现多样化，而目前的健康照护服务体系受经济发展、教育普及、专业划分等因素影响，服务资源呈现片段性、不完整性，不能有效满足老年人群多样化的健康照护需求。因此对老年人的身体、心理、社会健康进行准确的评估，显得尤为重要。

一、健康史

（一）基本情况

姓名、性别、年龄、婚姻状况、民族、职业、籍贯、家庭住址、联系方式、文化程度、宗教信仰、医疗费用的支付方式、入院时间。

（二）健康状况

1. 既往健康状况　既往疾病史、手术史、外伤史、食物与药物等过敏史、药物使用情况、参与日常生活和社会活动的能力。

2. 目前的健康状况　目前有无急慢性疾病；疾病发生时间，主要症状有无加重，治疗情况及恢复程度；目前疾病对日常生活和社会活动的影响。

二、体格检查

体格检查是检查者运用自己的感觉器官或借助检查器具了解被检查者的健康状况，方法有视诊、触诊、叩诊、听诊、嗅诊。

（一）一般状况

身高、体重、生命体征、意识状态、智力、营养状态、体位、步态。

1. 生命体征　包括体温、脉搏、呼吸、血压。

（1）体温　老年人基础体温较成年人低，70岁以上的患者感染常无发热的表现。如果午后体温比清晨高1℃以上，应视为发热。

（2）脉搏　测脉搏的时间不应少于30s，注意脉搏的不规则性。

（3）呼吸　老年人正常呼吸频率为16～25次/分。呼吸频率>25次/分，可能是呼吸道感染，充血性心力衰竭或其他病变的信号。

（4）血压　高血压和体位性低血压在老年人中较为常见。平卧10min后测定血压，然后直立后1、3、5min各测定血压一次，如直立时任何一次收缩血压比卧位降低≥20mmHg。

2. 营养状态　评估老年人每日活动量、饮食状况以及有无饮食限制。

例：阿婆喜欢吃什么？阿公，每天还能自己到外面走走不？

3. 身高、体重　正常人从 50 岁起身高可缩短，男性平均缩 2.9cm，女性平均缩 1.9cm。由于肌肉和脂肪组织的减少，80～90 岁的老年人体重明显减轻。

4. 智力、意识状态　意识状态主要反映老年人对周围环境的认识和对自身所处状况的识别能力，有助于判断有无颅内病变及代谢性疾病。通过评估老年人的记忆力和定向力，有助于早期痴呆的诊断。

例：阿公，您知道现在在哪里吗？　阿公，这是您的什么人？

5. 体位、步态　心、肺功能不全的老年患者，出现强迫坐位。慌张步态见于帕金森病，醉酒步态见于颅脑病变。

6. 老年人的生理特点

（1）形体的变化　身高体重下降，头面部及皮肤的改变，头发变白，脱发甚至秃顶，肌肉松弛，牙齿脱落。

（2）感官的变化　视力下降，听力障碍，嗅觉减退，味觉敏感性降低，痛觉迟钝。

（3）呼吸系统　桶状胸，胸式呼吸减弱，肺容量和肺动脉血氧分压下降。

（4）循环系统　心脏重量增加，心肌肥厚，传导阻滞，心功能减退，血管壁可伸张能力下降。

（5）消化系统　味蕾减少，食管老化，胃酸减少，咀嚼能力下降。

（6）生殖系统　性激素分泌量减少，生殖器官萎缩。男性：雄激素分泌不足，睾酮分泌量减少，精液质量减弱，精子活力减弱。女性：卵巢功能衰退，不再周期性地分泌雌激素和孕激素，激素平衡下降。

（7）泌尿系统　尿液稀释，夜尿频繁，肾脏排出代谢物能力减弱。

（8）神经系统　脑体积变小、萎缩，外周神经传导速度降低。

（9）免疫系统　免疫系统功能下降，防御功能低下，免疫监护系统失调，自我识别能力异常。

（10）运动系统　骨的大小及外形不变，但重量减轻，易发生骨质疏松症、骨软化与骨折，易产生疲劳。

（11）皮肤颜色、温度、湿度，皮肤的完整性与特殊感觉　老年人的皮肤干燥、皱纹多，缺乏弹性，没有光泽，常伴有皮损。常见的皮损有老年色素斑、老年疣、老年性白斑等，40 岁后常可见浅表的毛细血管扩张。卧床不起的老年人要全面检查易于发生破损的部位，观察有无压疮发生。

（二）头面部与颈部

1. 头面部

（1）头发　灰白，变细，稀疏，脱发。

（2）眼睛及视力　眼窝内的脂肪组织减少，眼球凹陷；眼睑下垂；瞳孔反应变慢；泪腺分泌减少，易出现眼干；角膜周围有类脂性浸润，随着年龄的增大，角膜上出现白灰色云翳。老年人晶状体柔韧性变差，睫状肌肌力减弱，眼的调节能力逐渐下降，迅速调节远、近视力的功能下降，出现老花眼。老年人因瞳孔缩小、视网膜紫质的再生能力减退，区分色彩、暗适应的能力有不同程度的衰退和障碍。异常病变可有白内障、斑点退化、眼压增高或青光眼、血管压迹。

（3）耳　听力随着年龄的增加逐渐减退，对高音量或噪声易产生焦虑，常有耳鸣，特别在安静的环境下明显。检查耳部时，应注意取下助听器，可通过询问、控制音量、手表的滴答声以及耳语来检查听力。

（4）鼻腔　鼻腔黏膜萎缩变薄，且变得干燥。

（5）口腔　由于毛细血管血流减少，唇周失去红色，口腔黏膜及牙龈显得苍白；唾液分泌减少，使口腔黏膜干燥；味蕾的退化和唾液的减少使味觉减低。常有义齿。牙齿颜色发黄、变黑及不透明。评估口腔时，应检查有无出血或肿胀的齿龈、松动和断裂的牙齿、经久不愈的黏膜白斑和癌的体征。

2. 颈部　颈部结构与成年人相似，无明显改变。常有颈部强直的体征。

（三）胸部

1. 乳房　随年龄的增长，女性乳房变长和平坦，乳腺组织减少。如发现肿块，要高度疑为癌症。

2. 胸、肺部　老年人尤其是患有慢性支气管炎者，常呈桶状胸改变。由于生理性无效腔增多，肺部叩诊常示过清音。胸部检查发现与老化相关的体征有：胸腔前后径增大，胸廓横径缩小，胸腔扩张受限，呼吸音强度减轻。

3. 心前区　老年人因驼背或脊柱侧弯引起心脏下移，可使心尖搏动出现在锁骨中线旁。胸廓坚硬使得心尖搏动幅度减小。听诊第一及第二心音减弱，心室顺应性减低，可闻及第四心音。静息时心率变慢。主动脉瓣与二尖瓣的钙化、纤维化、脂质堆积，导致瓣膜僵硬和关闭不全，听诊时可闻及异常的收缩期或舒张期杂音，并可传播到颈动脉。

（四）腹部

老年肥胖常常会掩盖一些腹部体征；消瘦者因腹壁变薄松弛，腹膜炎时也不易产生腹壁紧张，而肠梗阻时则很快出现腹部膨胀。由于肺扩张，膈肌下降致肋缘下可触及肝脏。随着年龄的增大，膀胱容量减少，很难触诊到膨胀的膀胱。听诊可闻及肠鸣音减少。

（五）泌尿生殖器

老年女性由于雌激素缺乏，外阴发生变化，阴毛稀疏，呈灰色，阴唇皱褶增多，阴蒂变小；由于纤维化，阴道变窄，阴道壁干燥苍白，皱褶不明显。子宫颈变小，子宫及卵巢缩小。男性外阴改变与激素水平降低相关，表现为阴毛变稀及变灰，阴茎、睾丸变小；双阴囊变得无皱褶和晃动。随着年龄增长，男性前列腺逐渐发生组织增生，增生的组织引起排尿阻力增大，导致下尿道梗阻，出现排尿困难。

（六）脊柱与四肢

老年人肌张力下降，腰脊变平，导致颈部脊柱和头部前倾。椎间盘退行性改变使脊柱后凸。关节炎及类似的损害，致使部分关节活动范围受限。评估四肢时，应检查各关节及其活动范围、浮肿及动脉搏动情况。注意有无疼痛、畸形、运动障碍。下肢皮肤溃疡、足冷痛、坏疽以及脚趾循环不良等，常提示下肢动脉供血不足。

（七）神经系统

随着年龄的增长，神经的传导速度变慢，对刺激反应的时间延长。老年人精神活动能力下降，如记忆力减退、易疲劳、注意力不易集中，反应变慢，动作不协调，生理睡眠时间缩短。

三、功能状态评估

评估内容：日常生活能力、功能性日常生活能力、高级日常生活能力。

（一）一般原则

客观评价、避免主观判断的偏差、避免霍桑效应。霍桑效应指那些意识到自己正在被别人观察的个人具有改变自己行为的倾向。

（二）评估方法

自然法和观察法。

（三）评估工具

日常生活能力量表、日常生活功能指数评价表、Pfeffer 功能活动问卷、高级日常生活活动能力评估量表。

四、辅助检查

（一）实验室检查

1. 常规检查　血常规、尿常规、红细胞沉降率（血沉）。
2. 生化检查　电解质、血脂、血糖。
3. 功能检查　肝功能检查、肾功能检查、肺功能检查。

（二）心电图检查

【情景模拟演练】

李爷爷在公园散步时不小心跌倒，王阿姨看到后立即联系李爷爷家人把他送到医院救治，入院后，护士询问李爷爷的一般情况，进行相应的体格检查，评估李爷爷的日常生活能力、功能性日常生活能力和高级日常生活能力。

背景：老人住在医院病房里。

模拟：三人一组，轮换担任"李爷爷""护士""观察员"角色，完成以下任务：①询问"李爷爷"一般情况并评估功能状态；②进行相应体格检查。

第二节　老年人心理健康评估

学习目标

知识目标
- ◉ 熟悉老年人各种认知状态及其评估方法。
- ◉ 熟悉老年人各种情绪情感及评估方法。
- ◉ 掌握老年人人格变化及评估方法。

技能目标
- ◉ 学会结合老年人的各种认知状态、情绪情感变化、人格变化，应用其对应的评估方法，对其进行准确的判断和相对应的心理安慰与支持。

素质目标
- ◉ 具备关心、尊重老年人的职业素养。
- ◉ 能够对老年人的心理提供一定的支持与帮助。

情景导入

徐奶奶，69岁，退休工人，初中文化程度。一生经历坎坷，总觉得身不由己，厄运缠身。初中毕业时，一场大病剥夺了她上高中的机会。26岁，丈夫另觅新欢，离她而去。进入老年以后，丈夫突发脑出血，没有留下一句话就撒手人寰。丈夫去世的第二年，独生女儿在上班的途中，惨遭车祸。从此，徐奶奶变得情绪低落，忧郁沮丧，一生的挫折总是萦绕心头，觉得自己似乎是家人的煞星，感到前途渺茫，悲观厌世。不愿与朋友来往，别人的欢乐反而增添自己的痛苦。常常独坐一隅，暗自伤心落泪。长期情绪低落使徐奶奶的思维变得迟钝，记忆力明显下降。

思考

1. 徐奶奶目前存在哪些情绪情感问题？原因是什么？
2. 根据徐奶奶的特点和需求，护理员应给她提供怎样的心理照护？
3. 徐奶奶目前的认知状态如何？在日常照护活动中应如何贯彻照护原则？请举例说明。

知识学习

一、认知状态评估

（一）认知评估

即个体推测和判断客观事物的思维过程，反映个体的思维活动。包括感觉、知觉、注意、记忆、思维等心理活动。

1. 感觉　当前直接作用于感觉器官的客观事物的个别属性在人脑中的反映。包括视觉、听觉、味觉、嗅觉、皮肤觉、平衡觉等。老年人的感觉器官随增龄发生敏感性变化，导致其感觉反应异常。

2. 知觉　出现知觉反应相对减慢，知觉正确性一般较低，常发生定向力障碍，影响其对时间、地点、人物的辨别。

3. 记忆

（1）初级记忆，指对刚听过或看过、当时还在脑子里留有印象的事物的一类记忆。次级记忆，指对已听过或看过一段时间的事物，经过编码储存在记忆仓库，以后需要时加以提取的记忆。老年人初级记忆保持得较好，次级记忆减退比较明显。

（2）再认，指当以前感知过的事物或场景重新呈现时，能够辨认出曾经感知过。回忆，指以前感知过的事物或场景不在眼前，而要求将此重新呈现出来。老年人再认能力的保持远比回忆能力好。

（3）机械记忆，指依照识记材料的外部联系，采用重复方法的记忆。逻辑记忆，指对概念、公式、判断和推理等抽象内容的记忆。老年人机械记忆较差，逻辑记忆较好。

4. 智力　液态智力，指获得新观念、洞察复杂关系的能力。晶态智力，与后天的知识、文化及经验的积累有关。液态智力随增龄而减退，晶态智力不随增龄而减退，有的甚至提高。

5. 思维　老年人精力不易集中，思维迟钝，联想缓慢，计算力减退。

（二）评估方法

简易智力状态检查和简易操作智力状态问卷。

二、情绪情感评估

（一）老年人的情感变化

特点：难以控制自己的情感；在害羞及恐惧情绪的控制方面没有明显的年龄差异；在描述喜悦时用词少于中青年；老年人的忧郁更多起源于对健康的关注；就气愤情绪而言，主要取决于个人得失；老年女性的疑病倾向比老年男性明显。

（二）评估方法

1. 焦虑

（1）定义　是个体对环境中的某些刺激感受到威胁时的一种不愉快的情绪状态。表现为紧张、不安、急躁、失眠等。

（2）评定方法　汉密尔顿焦虑量表、状态特质焦虑问卷。

2. 抑郁

（1）定义　是个体在失去某种其重视或追求的东西时产生的情绪体验。

（2）特征　情绪低落，出现失眠、悲哀、自责、性欲减退等。

（3）评定方法　汉密尔顿抑郁量表、老年抑郁量表、抑郁自评量表等。

（三）老年抑郁症病因

（1）生理因素。

（2）社会与心理因素。

（3）其他　如老年人退休后角色转变，交往圈子变窄，缺乏情感支持，亲友的离世，特别是配偶的去世，个人的人格因素。

（四）老年抑郁症的防治

1. 关于预防

（1）尽量把已有的身体疾病治疗好，对不可治愈的疾病设法减轻其痛苦。

（2）调理好离退休后的心理状态，克服自身的性格缺陷，保持一种积极向上的精神生活，培养兴趣和爱好，扩大人际交往，多参加一些社会活动。

（3）改善家庭环境，丧偶的老人如条件允许的可以考虑再婚，再婚对缓解老年人的抑郁心理有较大的帮助，当然，子女晚辈对老年人也应给予充分的关心和照顾。

2. 关于治疗

（1）心理治疗　在本病治疗中的地位十分重要，家属通过倾听、理解、疏导、鼓励、保证等方式，使患者产生安全感，树立自信，帮助患者扩大活动能力，增强适应社会的能力。

（2）药物治疗　对于抑郁症的有效率可达80%，常用的药物有三环及四环类抗抑郁药，但要特别注意用药的剂量及其副作用。

三、人格评估

（一）老年人人格的变化

以自我为中心、性格内向、适应能力下降、缺乏灵活性、猜疑与妒忌心理、办事谨小慎微。

（二）评估方法

投射法、问卷法。

【情景模拟演练】

刘奶奶，退休在家半年多了，最近家人发现她表情淡漠，对什么都提不起兴趣，记忆力也明显地下降，刚和她说的话转头就记不清了，东西刚放没多久就找不到了，有一次在家做饭，刘奶奶去做别的事儿，就忘记厨房里还在煮东西，差点酿成大祸。

背景：老人居住在家里。

模拟：三人一组，轮换担任"刘奶奶""照护员""观察员"角色，完成以下任务：评估"刘奶奶"①认知状态；②情绪情感。

第三节　老年人生活质量评估

学习目标

知识目标
◎ 掌握生活质量的含义。
◎ 熟悉一些常用的评估方法。

技能目标
◎ 学会应用一些常用的评估工具来对老年人的生活质量进行评估。

素质目标
◎ 具备关心、尊重老年人的职业素养。
◎ 关心老年人的生活状况及对生活质量的满意度。

情景导入

75岁的石奶奶从心内科出院回到了家里。她丈夫去年刚去世，几个子女大学毕业后均在其他城市生活，她独自一人靠一笔很少的低保金和丈夫留下来的一些钱生活。石奶奶回到家里时，身体非常虚弱，而且很抑郁，对自己将来的生活起居非常担心，她的身体也由于心脏病而日趋衰弱。孙阿姨是她的邻居，也为石奶奶的情况感到担心。她决定替石奶奶联系一家当地的服务机构。

思考

1. 试运用生活质量评定表对石奶奶的生活质量进行评定。
2. 假如你是当地服务机构的工作人员，请你根据石奶奶的生活状况对其提出相关建议，帮助石奶奶提高生活幸福度。

知识学习

一、生活质量的内涵

（一）生活质量的概念

生活质量是指不同文化和价值体系中的个体，对其生存目标、期望、标准及所关心的事情相关生存状态的感受。

中国老年医学会给出的定义：老年人生活质量是指60岁或65岁以上的老年人群身体、精神、家庭和社会生活满意的程度和老年人对生活的全面评价。

（二）生活质量的特点

（1）生活质量是一个包含生理、心理、社会功能的综合概念，从单一地强调个体生活的客观状态发展到同时注意其主观感受。

（2）生活质量具有文化依赖性，其评价是根植于个体所处的文化和社会环境中的，既测量个体健康的不良状态，又反映健康良好的方面。

（3）老年人生活质量测量中公认的是躯体健康、心理健康、社会功能、综合评价四个维度。

二、生活质量的评估

常用评估工具包括生活满意度量表（见表 2-3-1）、生存质量测定量表（见表 2-3-2）、幸福度量表（见表 2-3-3）、WHO 生存质量测定量表（见表 2-3-4）。

（一）生活满意度的评估

生活满意度是指个人对生活总体的观点以及现在实际情况与希望之间、与他人之间的差距。生活满意度指数是老年研究中的一个重要指标，用来测量老年人心情、兴趣、心理、生理主观完美状态的一致性。它从对生活的兴趣、决心和毅力、知足感、自我概念、情绪等方面进行评估，通过问题反映对生活的满意程度。

（二）主观幸福感的评估

主观幸福感是反映某一社会中个体生活质量的重要心理学参数，包括认知和情感两个基本方面。Kozma 于 1980 年制定的纽芬兰纪念大学幸福度量表，作为老年人精神卫生状况的恒定的间接指标，已经成为老年人精神卫生测定和研究的有效工具之一。

（三）生活质量的综合评估

生活质量是一个带有个性的且易变的概念，老年人的生活质量不能单纯从躯体、心理、社会功能等方面获得，评估时最好以老年人的体验为基础进行评价，即不仅要评定受试者生活的客观状态，同时还要注意其主观评价。常用的适合老年人群生活质量评估的量表有生活质量综合评定问卷和老年人生活质量评定表。

表 2-3-1　生活满意度量表

项目	完全不符合	大部分不符合	有些不符合	说不清	有些符合	大部分符合	完全不符合
我生活中的大多数方面接近我的理想	1	2	3	4	5	6	7
我的生活条件很好	1	2	3	4	5	6	7
我对自己的生活感到满意	1	2	3	4	5	6	7
迄今为止我在生活中得到了想得到的重要东西	1	2	3	4	5	6	7
如果我能回头重走人生路，我几乎不想改变任何东西	1	2	3	4	5	6	7

注：31～35 非常满意；26～30 满意；21～25 有点满意；20 中立；15～19 有点不满意；10～14 不满意；5～9 非常不满意。

表 2-3-2　生存质量测定量表

项目	一点也不	有一点	有些	相当	非常
您对自己的疼痛或不舒服担心吗	根本不担心	很少担心	担心（一般）	比较担心	极担心
您在对付疼痛或不舒服时有困难吗	根本没困难	很少有困难	有困难（一般）	比较困难	极困难
您觉得疼痛妨碍您去做自己需要做的事情吗	根本不妨碍	很少妨碍	有妨碍（一般）	比较妨碍	极妨碍
您容易累吗	根本不容易累	很少容易累	容易累（一般）	比较容易累	极容易累
疲乏使您烦恼吗	根本不烦恼	很少烦恼	烦恼（一般）	比较烦恼	极烦恼
您睡眠有困难吗	根本没困难	很少有困难	有困难（一般）	比较困难	极困难
睡眠问题使您担心吗	根本不担心	很少担心	担心（一般）	比较担心	极担心
您觉得生活有乐趣吗	根本没乐趣	很少有乐趣	有乐趣（一般）	比较有乐趣	极有乐趣
您觉得未来会好吗	根本不会好	很少会好	会好（一般）	会比较好	会极好
在您生活中有好的体验吗	根本没有	很少有	有（一般）	比较多	极多
您能集中注意力吗	根本不能	很少能	能（一般）	比较能	极能
您怎样评价自己	根本没价值	很少有价值	有价值（一般）	比较有价值	极有价值
您对自己有信心吗	根本没信心	很少有信心	有信心（一般）	比较有信心	极有信心
您的外貌使您感到压抑吗	根本没压抑	很少有压抑	有压抑（一般）	比较压抑	极压抑
您外貌上有无使您感到不自在的部分	根本没有	很少有	有（一般）	比较多	极多
您感到忧虑吗	根本没忧虑	很少有忧虑	有忧虑（一般）	比较忧虑	极忧虑
悲伤或忧虑的感觉对您每天的活动有妨碍吗	根本不妨碍	很少妨碍	有妨碍（一般）	比较妨碍	极妨碍
忧郁的感觉使您烦恼吗	根本不烦恼	很少烦恼	烦恼（一般）	比较烦恼	极烦恼
您从事日常活动时有困难吗	根本没困难	很少有困难	有困难（一般）	比较困难	极困难
日常活动受限制使您烦恼吗	根本不烦恼	很少烦恼	烦恼（一般）	比较烦恼	极烦恼
您需要依靠药物的帮助进行日常活动吗	根本不需要	很少需要	需要（一般）	比较需要	极需要
您需要依靠医疗的帮助进行日常活动吗	根本不需要	很少需要	需要（一般）	比较需要	极需要
您生存质量依赖于药物或医疗辅助吗	根本不依赖	很少依赖	依赖（一般）	比较依赖	极依赖
生活中您觉得孤独吗	根本不孤独	很少孤独	孤独（一般）	比较孤独	极孤独
您性方面的需求得到满足吗	根本不满足	很少满足	满足（一般）	多数满足	完全满足
您有性生活困难的烦恼吗	根本不烦恼	很少烦恼	烦恼（一般）	比较烦恼	极烦恼
日常生活中您感觉安全吗	根本不安全	很少安全	安全（一般）	比较安全	很安全
您觉得自己居住在一个安全和有保障的环境里吗	根本没安全保障	很少有安全保障	有安全保障（一般）	比较有安全保障	极有安全保障
您住的地方舒适吗	根本不舒适	很少舒适	舒适（一般）	比较舒适	极舒适
您喜欢自己住的地方吗	根本不喜欢	很少喜欢	喜欢（一般）	比较喜欢	极喜欢
您有经济困难吗	根本不困难	很少困难	困难（一般）	比较困难	极困难
您为钱财担心吗	根本不担心	很少担心	担心（一般）	比较担心	极担心

项目	一点也不	有一点	有些	相当	非常
您容易得到好的医疗服务吗	根本不容易得到	很少容易得到	容易得到（一般）	比较容易得到	极容易得到
您空闲时间享受到乐趣吗	根本没乐趣	很少有乐趣	有乐趣（一般）	比较有乐趣	极有乐趣
您的生活环境对健康好吗	根本不好	很少好	好（一般）	比较好	极好
居住地的噪声问题使您担心吗	根本不担心	很少担心	担心（一般）	比较担心	极担心
您有交通上的困难吗	根本不困难	很少困难	困难（一般）	比较困难	极困难
交通上的困难限制您的生活吗	根本不限制	很少限制	限制（一般）	比较限制	极限制
您有充沛的精力去应付日常生活吗	根本没精力	很少有精力	有精力（一般）	比较有精力	极有精力
您认为自己的外形过得去吗	根本过不去	很少过得去	过得去（一般）	多数过得去	完全过得去
您能做自己日常生活的事情吗	根本不能	很少能	能（一般）	多数能	完全能
您依赖药物吗	根本不依赖	很少依赖	依赖（一般）	多数依赖	完全依赖
您能从他人那里得到您所需要的支持吗	根本不能	很少能	能（一般）	多数能	完全能
当您有需要时您的朋友能依靠吗	根本不能	很少能	能（一般）	多数能	完全能
您住所的质量符合您的需要吗	根本不符合	很少符合	符合（一般）	多数符合	完全符合
您的钱够用吗	根本不够用	很少够用	够用（一般）	多数够用	完全够用
在日常生活中您需要的信息齐备吗	根本不齐备	很少齐备	齐备（一般）	多数齐备	完全齐备
您有机会得到自己所需要的信息吗	根本没机会	很少有机会	有机会（一般）	多数有机会	完全有机会
您有机会进行休闲活动吗	根本没机会	很少有机会	有机会（一般）	多数有机会	完全有机会
您能自我放松和自找乐趣吗	根本不能	很少能	能（一般）	多数能	完全能
您有充足的交通工具吗	根本没有	很少有	有（一般）	多数有	完全有
您对自己的生存质量满意吗	很不满意	不满意	既非满意也非不满意	满意	很满意
总的来讲，您对自己的生活满意吗	很不满意	不满意	既非满意也非不满意	满意	很满意
您对自己的健康状况满意吗	很不满意	不满意	既非满意也非不满意	满意	很满意
您对自己的精力满意吗	很不满意	不满意	既非满意也非不满意	满意	很满意
您对自己的睡眠状况满意吗	很不满意	不满意	既非满意也非不满意	满意	很满意
您对自己学习新事物的能力满意吗	很不满意	不满意	既非满意也非不满意	满意	很满意
您对自己做决定的能力满意吗	很不满意	不满意	既非满意也非不满意	满意	很满意
您对自己满意吗	很不满意	不满意	既非满意也非不满意	满意	很满意

续表

项目	一点也不	有一点	有些	相当	非常
您对自己的能力满意吗	很不满意	不满意	既非满意也非不满意	满意	很满意
您对自己的外形满意吗	很不满意	不满意	既非满意也非不满意	满意	很满意
您对自己做日常生活事情的能力满意吗	很不满意	不满意	既非满意也非不满意	满意	很满意
您对自己的人际关系满意吗	很不满意	不满意	既非满意也非不满意	满意	很满意
您对自己的性生活满意吗	很不满意	不满意	既非满意也非不满意	满意	很满意
您对自己从家庭得到的支持满意吗	很不满意	不满意	既非满意也非不满意	满意	很满意
您对自己从朋友那里得到的支持满意吗	很不满意	不满意	既非满意也非不满意	满意	很满意
您对自己供养或支持他人的能力满意吗	很不满意	不满意	既非满意也非不满意	满意	很满意
您对自己的人身安全和保障满意吗	很不满意	不满意	既非满意也非不满意	满意	很满意
您对自己的经济状况满意吗	很不满意	不满意	既非满意也非不满意	满意	很满意
您对得到卫生保健服务的方便程度满意吗	很不满意	不满意	既非满意也非不满意	满意	很满意
您对社会福利服务满意吗	很不满意	不满意	既非满意也非不满意	满意	很满意
您对自己学习新技能的机会满意吗	很不满意	不满意	既非满意也非不满意	满意	很满意
您对自己满意吗	很不满意	不满意	既非满意也非不满意	满意	很满意
您对自己获得新信息的机会满意吗	很不满意	不满意	既非满意也非不满意	满意	很满意
您对自己使用空闲时间的方式满意吗	很不满意	不满意	既非满意也非不满意	满意	很满意
您对周围的自然环境（比如：污染、气候、噪声、景色等）满意吗	很不满意	不满意	既非满意也非不满意	满意	很满意
您对自己居住地的气候满意吗	很不满意	不满意	既非满意也非不满意	满意	很满意
您对自己的交通情况满意吗	很不满意	不满意	既非满意也非不满意	满意	很满意
您与家人的关系愉快吗	很不愉快	不愉快	既非愉快也非不愉快	愉快	很愉快
您怎样评价您的生活质量	很差	差	不好也不差	好	很好
您怎样评价您的性生活	很差	差	不好也不差	好	很好
您睡眠好吗	很差	差	不好也不差	好	很好
您怎样评价自己的记忆力	很差	差	不好也不差	好	很好
您怎样评价自己可以得到的社会服务的质量	很差	差	不好也不差	好	很好
您有疼痛吗	没有疼痛	偶尔有疼痛	时有时无	经常有疼痛	总是有疼痛
您通常有满足感吗	没有满足感	偶尔有满足感	时有时无	经常有满足感	总是有满足感

项目	一点也不	有一点	有些	相当	非常
您有消极感受吗（如情绪低落、绝望、焦虑、忧郁）	没有消极感受	偶尔有消极感受	时有时无	经常有消极感受	总是有消极感受
您能工作吗	根本不能	很少能	能（一般）	多数能	完全能
您觉得您能完成自己的职责吗	根本不能	很少能	能（一般）	多数能	完全能
您对自己的工作能力满意吗	很不满意	不满意	既非满意也非不满意	满意	很满意
您如何评价自己的工作能力	很差	差	不好也不差	好	很好
您行动的能力如何	很差	差	不好也不差	好	很好
行动困难使您烦恼吗	根本不烦恼	很少烦恼	烦恼（一般）	比较烦恼	极烦恼
行动困难影响您的生活方式吗	根本不影响	很少影响	影响（一般）	比较影响	极影响
您对自己的行动能力满意吗	很不满意	不满意	既非满意也非不满意	满意	很满意
您的个人信仰能增添您生活的意义吗	根本没增添	很少有增添	有增添（一般）	有比较大增添	有极大增添
您觉得自己的生活有意义吗	根本没意义	很少有意义	有意义（一般）	有比较大意义	有极大意义
您的个人信仰能给您力量去对待困难吗	根本没力量	很少有力量	有力量（一般）	有比较大力量	有极大力量
您的个人信仰能帮助您理解生活中的困难吗	根本没帮助	很少有帮助	有帮助（一般）	有比较大帮助	有极大帮助
家庭摩擦影响您的生活吗	根本没影响	很少有影响	有影响（一般）	有比较大影响	有极大影响

注：如果让您综合以上方面（生理健康、心理健康、社会关系和周围环境等方面）给自己的生存质量打一个总分，您打多少（　　　）分？（满分为100分）

表 2-3-3　幸福度量表

指标	从没	很少	有时	经常	一直
我对未来持乐观态度	1	2	3	4	5
我觉得自己是有用的	1	2	3	4	5
我觉得放松	1	2	3	4	5
我对别人感兴趣	1	2	3	4	5
我并不觉得筋疲力尽	1	2	3	4	5
遇到的问题，我都处理得很好	1	2	3	4	5
我思维清晰	1	2	3	4	5
我自我感觉良好	1	2	3	4	5
我觉得我与别人相处得不错	1	2	3	4	5
我觉得有信心	1	2	3	4	5
我能自己拿主意	1	2	3	4	5
我觉得自己是有人爱的	1	2	3	4	5
我对新事物感兴趣	1	2	3	4	5
我觉得高兴	1	2	3	4	5

注：大多数人在这个问卷上的得分为45～56。

表 2-3-4 WHO 生存质量测定量表

指标	很差	差	不好也不差	好	很好
您怎样评价您的生存质量	很差	差	不好也不差	好	很好
您对自己的健康状况满意吗	很不满意	不满意	既非满意也非不满意	满意	很满意
您觉得疼痛妨碍您去做自己需要做的事情吗	根本不妨碍	很少妨碍	有妨碍（一般）	比较妨碍	极妨碍
您需要依靠医疗的帮助进行日常生活吗	根本不需要	很少需要	需要（一般）	比较需要	极需要
您觉得生活有乐趣吗	根本没乐趣	很少有乐趣	有乐趣（一般）	比较有乐趣	极有乐趣
您觉得自己的生活有意义吗	根本没意义	很少有意义	有意义（一般）	比较有意义	极有意义
您能集中注意力吗	根本不能	很少能	能（一般）	比较能	极能
日常生活中您感觉安全吗	根本不安全	很少安全	安全（一般）	比较安全	极安全
您的生活环境对健康好吗	根本不好	很少好	好（一般）	比较好	极好
您有充沛的精力去应付日常生活吗	根本没精力	很少有精力	有精力（一般）	多数有精力	完全有精力
您认为自己的外形过得去吗	根本过不去	很少过得去	过得去（一般）	多数过得去	完全过得去
您的钱够用吗	根本不够用	很少够用	够用（一般）	多数够用	完全够用
在日常生活中您需要的信息都齐备吗	根本不齐备	很少齐备	齐备（一般）	多数齐备	完全齐备
您有机会进行休闲活动吗	根本没机会	很少有机会	有机会（一般）	多数有机会	完全有机会
您行动的能力如何	很差	差	不好也不差	好	很好
您对自己的睡眠情况满意吗	很不满意	不满意	既非满意也非不满意	满意	很满意
您对自己做日常生活事情的能力满意吗	很不满意	不满意	既非满意也非不满意	满意	很满意
您对自己的工作能力满意吗	很不满意	不满意	既非满意也非不满意	满意	很满意
您对自己满意吗	很不满意	不满意	既非满意也非不满意	满意	很满意
您对自己的人际关系满意吗	很不满意	不满意	既非满意也非不满意	满意	很满意
您对自己的性生活满意吗	很不满意	不满意	既非满意也非不满意	满意	很满意
您对自己从朋友那里得到的支持满意吗	很不满意	不满意	既非满意也非不满意	满意	很满意
您对自己居住地的条件满意吗	很不满意	不满意	既非满意也非不满意	满意	很满意
您对得到卫生保健服务的方便程度满意吗	很不满意	不满意	既非满意也非不满意	满意	很满意
您对自己的交通情况满意吗	很不满意	不满意	既非满意也非不满意	满意	很满意
两周来您有消极感受吗（如情绪低落、绝望、焦虑、忧郁）	没有消极感受	偶尔有消极感受	时有时无	经常有消极感受	总是有消极感受

三、老年人能力评估的步骤

（1）设置体征数据采集区　主要用于体征数据的测量和采集，一般需有体温表、听诊器、血压计、视力表、听力工具、体重秤、手电筒等器具，必要时需要覆盖老年人四肢、关节、心肺等所有体征数据的记录和测量，为定性、定量服务提供依据。

（2）设置日常起居评估区　主要评估老年人穿衣、修饰、取物、床上起卧、床椅转移等日常生活起居的活动能力，一般需有上衣、裤子、鞋袜；床、柜、椅（轮椅）、穿鞋凳等器具。

（3）设置行走评估区　主要测试老年人行走、上下楼梯等行走活动能力。一般需要行走45 m的标尺/地贴；上下阶梯（图2-3-1）等。

（4）设置洗漱评估区　主要测试老年人洗澡、洗漱、如厕、大小便控制等日常生活活动能力。一般需要洗手盆、牙刷、牙膏、梳子、适老马桶、淋浴花洒、洗澡椅等（图2-3-2）。

（5）设置饮食评估区　主要测试老年人日常进食的生活能力。一般需要餐具包括筷子、汤勺、碗、盘、水杯，必要时可配置适老餐具，如可折弯勺、叉以及吸盘、防滑碗盘等。

（6）设置精神状态、感知觉与沟通及社会参与的评估区　主要测试老年人认知、沟通、社交等能力。一般需要能完成模拟老年人社交、认知等场景，从而完成对应指标的测试。

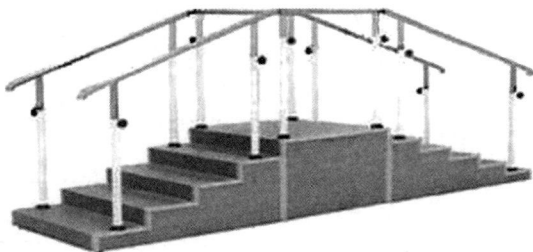

图2-3-1　上下阶梯示意图

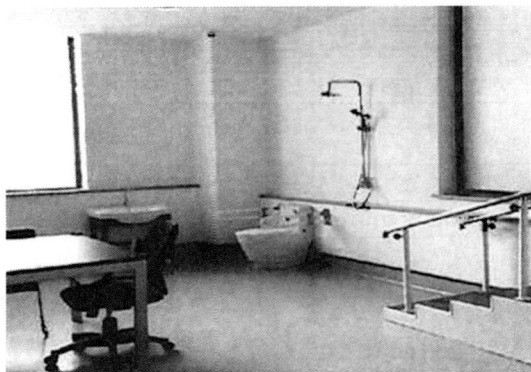

图2-3-2　评估区示意图（局部）

阅读专栏

罗爷爷的退休生活

　　83岁的罗爷爷住在一家养老院里，他每天独自静坐，不与人交流，不思饮食，身体一天天消瘦，身体状况也一天比一天差。养老院的护理人员联系了罗爷爷的儿子，想更多了解罗爷爷的情况，也希望通过他儿子说服他好好吃饭。

　　据罗爷爷的儿子介绍，罗爷爷是一位退休教师，原来是非常自信开朗的人，而且和蔼可亲、通情达理。但退休后，罗爷爷长期在家没事做，性格也开始发生变化，特别是在三年前老伴去世后，情绪变得低落，罗爷爷患有高血压、糖尿病和风湿性关节炎，经常发病，深受疾病的困扰。子女工作都比较忙，白天罗爷爷一人在家无人照顾，子女商量讨论后，将罗爷爷送到了养老院，想着养老院有专门的照护员照顾老人，一日三餐也按时供应，生病了也会及时安排去医院救治，比较放心。

护理人员在了解罗爷爷的相关情况后，也想听听罗爷爷自己的看法，罗爷爷表示退休后没有朋友一起玩，也没有人关心自己，老伴也走了，家里的子女没有征求自己的意见就把他送养老院，他其实更想住在家里和家人生活在一起，他认为子女把他送到养老院是把自己当累赘，不要自己了，活在世上已经没有意思，产生还不如自生自灭、一死了之等消极悲观的想法。

现代社会，像罗爷爷这样的情况有很多，作为护理人员，我们应该如何从专业的角度帮助他们呢？如何进行个性化的心理护理呢？如何让他们在晚年生活得更加快乐呢？

？ 课后习题

1. 下列不属于老年照护服务工作内容的是（　　　）。

A. 生活照护　　　　　B. 技术护理　　　　　C. 培训与指导

D. 心理护理　　　　　E. 康复护理

2. 下列不属于老年照护服务职业守则的是（　　　）。

A. 尊老敬老，以人为本　　　　　　　　B. 服务第一，爱岗敬业

C. 遵章守法　　　　　　　　　　　　　D. 尊重个性，任其发展

E. 自律奉献

3. 保持积极的工作态度，时时应对衰老、疾病、死亡等情况带来的压力，是在考验照护人员（　　　）。

A. 道德素质　　　　　B. 心理素质　　　　　C. 人文素质

D. 技能素质　　　　　E.可持续发展素质

4. 照护人员对护理服务过程进行高效控制需要具备（　　　）。

A. 专业护理服务能力　　　　　　　　　B. 人际沟通与合作能力

C. 组织与管理能力　　　　　　　　　　D. 教育与咨询指导能力

E. 法律意识与维权能力

5. 下列不属于老年照护服务职业操守的是（　　　）。

A. 接纳　　　　　　　B. 同情　　　　　　　C. 自决

D. 同理心　　　　　　E.个别化

第四节　老年人居住环境与安全

◁ 学习目标

知识目标　◎ 掌握老年人居住环境的布置。

◎ 熟悉老年人居住环境现状与要求。

情景导入

小王最近买了一套三室两厅的新房子，准备把其中一间给 70 岁的母亲居住，由于母亲身体不太好，行动不便，小王想选一间对母亲健康有利的房间，并进行装修改造使母亲住着方便。

思考

你作为照护人员，能给出哪些建议？为了老年人家庭安全，还应该注意些什么？

知识学习

居室环境是老年人日常活动、休闲的主要场所，应"以人为本"，做到设施较齐全、功能较完善、配置较合理、经济适用，能够满足失能老年人的基本需求。要规避或消除居室环境中的危险因素，保证老年人居住安全和使用方便。舒适安全的居住环境有利于提升老年人的安全感和幸福指数，让老年人能够顺利颐养天年。

一、老年人居住环境的硬件要求

（一）相关概念

（1）老年人居住建筑　专为老年人设计，供其起居生活使用，符合个人生理、心理及服务要求的居住建筑特指按套设计的老年人住宅、老年人公寓，及其配套建筑、环境、设施等。

（2）老年人住宅　以老年人为核心的家庭居住使用的专用住宅。

（3）老年人公寓　供老年夫妇或单身老年人居家养老使用的专用建筑，配备相对完善的生活服务设施用品，一般集中建设在老年人社区中，也可在普通住宅区中配建。

（二）老年人居住环境设计基本规范

（1）老年人居住建筑设计应符合现行国家标准《民用建筑设计统一标准》的相关规定。

（2）老年人居住建筑应根据老年人口规模配备相应的养老服务设施。养老服务设施宜与社区医疗卫生、社区服务等公共服务设施综合建设。

（3）老年人居住建筑设计应严格执行国家现行相关防火、防灾标准。在紧急疏散方面，应符合老年人的生理、心理特点，并进行优化设计。

（4）老年人居住建筑设计应与所在社区的养老服务、运营模式相适应，为居住者、服务者、管理者提供良好的生活条件。

（5）老年人居住建筑应合理选择信息化和智能化养老服务系统，并为其预留安装条件。应选择操作简单、性能可靠、安装维护方便的系统，并充分考虑其发展需要。

（6）新建老年人居住建筑应采用全装修设计，应通过室内装修完善和加强老年人居住建筑的特殊功能，并应保证老年人使用安全、便利。

二、老年人居住环境公共空间的要求

（1）出入口应采用无障碍出入口，多用平坡出入口。

（2）出入口的门洞口宽度不应小于 1.20m，门扇开启端的墙垛宽度不应小于 0.40m，出入口内外应有直径不小于 1.50m 的轮椅回转空间。

（3）出入口的上方应设置雨篷，雨篷的出挑长度宜超过台阶首级踏步 0.50m。

（4）出入口不应采用旋转门，宜设置推拉门或平开门，设置平开门时应设闭门器。出入口宜设置感应开门或电动开门辅助装置。

（5）老年人公寓出入口应设门厅及管理用房。门厅内应设置通往各功能空间及设施的标识指示牌，门厅内宜设置供老年人交往的休息空间。出入口的地面、台阶、踏步和轮椅坡道均应选用防滑、平整的铺装材料，妥善解决排水问题，防止表面积水。设置排水沟时，水沟盖不应妨碍轮椅的通行和手杖（拐杖）等其他代步工具的使用。

（6）公用走廊的净宽不应小于 1.20m。当走廊净宽小于 1.50m 时，应在走廊中设置直径不小于 1.50m 的轮椅回转空间，每间隔 20m，就要设置轮椅回转空间，且宜设置在户门处。

（7）公用走廊内部以及与相邻空间的地面应平整无高度差。

（8）墙面应设置明确的标识，说明楼层、房间号及疏散方向等信息，不同楼层的墙面宜通过颜色或字体、字形变化进行区别以增强识别性。

（9）墙面 1.80m 以下不应有影响通行及疏散的突出物。

（10）当户门外开时，户门前宜设置净宽大于 1.4m，净深大于 0.90m 的凹空间。

（11）老年人居住建筑严禁采用螺旋楼梯或弧线楼梯。

（12）楼梯踏步踏面宽度不应小于 0.28m，踏步踢面高度不应大于 0.15m。同一楼梯梯段的踏步高度、宽度应一致，不应设置非矩形踏步或在休息平台区设置踏步。

（13）楼梯踏步前缘不宜突出。楼梯踏步应采用防滑材料。楼梯起点、终点处应采用不同颜色或材料区别楼梯踏步和走廊地面。

（14）12 层及 12 层以上的老年人居住建筑，每单元设置电梯不应少于两台，其中应设置一台可容纳担架的电梯。

（15）候梯厅深度不应小于多台电梯中最大轿厢深度，且不应小于 1.8m，候梯厅应设置扶手。

（16）轮椅坡道应设置连续扶手，轮椅坡道的平台、轮椅坡道至建筑物的主要出入口宜设置连续的扶手。出入口台阶两侧应设置连续的扶手。

（17）老年人公寓楼梯梯段两侧均应设置连续扶手，老年人住宅楼梯梯段两侧宜设置连续扶手。

（18）老年人居住建筑层数不宜超过 18 层。

（19）共用走廊、楼梯间、候梯厅和门厅等公共空间均应设置疏散导向标识、应急照明装置，宜设置音频呼叫装置；辅助逃生装置应与消防监控系统相连。

（20）公共空间中的疏散门宜在两侧安装电动开门辅助装置，应配置应急照明和呼叫装置。

三、老年人居住环境的舒适要求

（一）室内环境

1. 室内温度、湿度、采光及通风　室内温度、湿度、采光及通风应适宜，使老年人感受到安全与舒适。老年人的体温调节能力降低，室温应以 22～24℃较为适宜；室内湿度以 50%～60%为宜；老年人视力下降，因此应注意室内采光适度，尤其要注意老年人的暗适应能力低下，一定要保持适度的夜间照明，如保证走廊和厕所的灯光，在不妨碍睡眠的情况下安装地灯等。但老年人对色彩感觉的残留较强，故可将门涂上不同的颜色以帮助其识别不同的房间，也可在墙上用各种颜色画线以指示厨房、厕所等的方位；应注意及时清理排泄物及被污染的衣物，居室要经常通风以保证室内空气新鲜，消除房间内的异味。

2. 室内设备　老年人居室内的陈设应尽量简洁，一般有床、柜、桌、椅即可，且家具的转角处应尽量用弧形，以免碰伤。对于能离床活动的老年人来说，床的高度应便于老年人上下床及活动，其高度应使老年人膝关节成直角坐在床沿时两脚足底全部着地，一般以从床褥上面至地面 50cm 为宜，老年人的座椅选择高度相同。用能抬升床背板而抬高上身的床，或可调节靠背高度的多功能护理床则更好。床上方应设有床头灯和呼唤铃，床的两边均应有活动的护栏。室内不用煤油炉或煤气炉；使用热水袋要防止烫伤；避免长时间使用电热毯，以免引起脱水。

3. 厨房与卫生间　厨房地面应注意防滑，水池与操作台的高度应适合老年人的身高，灶台开关应尽可能便于操作，用按钮即可燃着较好。厕所应设在卧室附近，且两屋之间地面不要有台阶或其他障碍物，有条件时两侧墙壁应设扶手以防跌倒。夜间应有适当的照明以看清便器的位置，对于使用轮椅的老年人还应将厕所改造成适合其个体需要的样式；老年人身体的平衡感下降，因此浴室周围应设扶手，地面铺防滑砖。如果用浴盆，应带有扶手或放置浴板，浴盆底部还应放置橡皮垫。对于不能站立的老年人也可用沐浴椅。沐浴时浴室温度应保持在 24～26℃，并设有排风扇以便将水蒸气排出，以免因温度过高而影响老年人的呼吸。

（二）室外环境

（1）满足无障碍要求　无障碍环境是专为老年人和残疾人等群体创造的良好无障碍环境。无障碍环境的基本依据是轮椅者活动方式和其对空间的要求，以促进老年人生活的独立。老年人感知功能减退，需采取环境弥补措施，用明确的视觉中心、放大的字体、增强的色彩对比度、熟悉的符号，提供能面对面交谈的扶手、斜度合适的坡道（高度与长度的比例为1∶12）等，使老年人的行动无障碍。

（2）要具有易识别性　视力和记忆的衰退和建立新概念的困难，使老年人在一个不熟悉的环境里很难确认方位。可通过空间的层次和个性来创造老年人室外居住环境，以合理的空间序列，并利用熟悉的道路形式等方法提高识别性。各种处理，如材料、质感、色彩和形式的变化，也可突出空间的特征和个性。竖立标志物是另一个加强景观环境可识别性的辅助手段，如以适当的高度起到导向作用，或运用对比协调的手法，将不同于周围环境的形象突显出来，有助于加强老年人室外居住环境的可识别性。

（3）应易于控制和选择　有边界限定和细部处理的空间有助于空间的使用和控制。老年人对小空间有着特殊意义的偏好，一些大而非限定的空间使用率较低，老年人进入此类空间后易失去空间自我感和控制感。对老年人而言，充分满足老年人小群体交往需要的小空间，不被完全隔离，具有相互联系和通透性，在这些小空间内活动，保持着相对独立，有较强的安全感；同时又能吸引其他老年人的参与。可设置适当的座位区和活动区，座位区可设在屋檐下、太阳下、树荫下或亭廊内等不同位置。

（4）具有易达性和易交往性　老年人需要与家庭成员、与邻里、与外界社会交往，而户外活动场所是老年人与外界交往的主要场所，其位置宜选择在老年人易于相聚、交通便利的地方，如居住单元入口处、专用活动场地、绿地、文化中心等。

四、居室环境安全的评价方法

居家环境是老年人最主要的活动场所，也是跌倒等意外最高发的地方。因此，重视老年人的居家安全尤为重要。北京市市场监督管理局颁发的《居家养老服务规范第 3 部分：助医服务》（DB11/T 1598.3—2019），公布了居家危险因素评估量表（home fall hazards assessments，HFHA）。该量表有室内灯光、地面（板）、卫生间、厨房、客厅、楼梯与梯子、衣服和鞋子、住房外环境、卧室 9 项评估项目，细分为 53 个条目。量表各项评估结果，勾选"是"得 1分，"否"不得分，将各项分值相加，理论总得分 0～53 分，得分总值越大，说明居家环境越安全，不然，要进行居家环境改造。

五、居家老年人跌倒的干预

跌倒是指突发、不自主的、非故意的体位改变，倒在地上或更低的平面上。可分为两类跌倒：从一个平面至另一个平面的跌倒；同一平面的跌倒。老年人跌倒发生率高，后果严重，是老年人伤残、失能和死亡的重要原因。老年人跌倒多数发生在家中，因此对居家养护的老年人开展有效的跌倒干预，具有重要的社会意义。居家养护的老年人都需要进行跌倒风险评估，尤其是有跌倒史的老年人。

1. 居家养护老年人的自我干预

① 采用跌倒风险评估工具自我评估，了解自己跌倒的风险级别。

② 技能学习：加强防跌倒知识的学习，增强防跌倒的意识。

③ 坚持锻炼：需进行整合了平衡、肌力及步态项目的锻炼，灵活性和耐力的训练也需进行。适合老年人的运动包括太极拳、散步、八段锦、跳舞等。运动要适度。

④ 合理用药，按医嘱服药。所有的药物均需重新评估，尽量减少个人用药的数量和剂量。精神类药物（包括镇静、催眠、抗焦虑、抗抑郁药）应减量甚至停用。

⑤ 加强膳食营养，适当补充维生素 D 和钙剂，防治骨质疏松。

⑥ 衣服要合身宽松，鞋子要低跟和防滑。

⑦ 选择适当的行走、视力、听力辅助工具。

⑧ 熟悉社区及家庭内部的生活环境。

⑨ 调整不良的生活方式，减少跌倒隐患。

⑩ 保持健康、乐观的心理状态。

2. 家庭照护者的干预

① 根据个人情况接受专业的居家老年人跌倒干预的养护培训。

② 采用居家危险因素评估工具评估家庭环境风险。

③ 根据家庭环境风险评估结果改善居室环境，消除环境隐患。

④ 对老年人进行良好的日常生活护理，如厕、淋浴时予以重点看护。

⑤ 营造和谐快乐的环境，尽量减少老年人的不良情绪。

⑥ 帮助老年人选择合适的行走、视力、听力辅助工具。

⑦ 熟悉老年人服用的每种药物的作用、不良作用和服用方法，严格按医嘱辅助老年人正确用药。

六、预防跌倒的护理措施

评估导致老年人跌倒的内、外因，有针对性地加强预防，降低跌倒的风险。

（一）针对内因的预防措施

1. 预防视听觉减退所致的跌倒　居室内光线充足，应有足够的照明灯且开关易于触摸；避免用眼过度疲劳，看电视、读书报时间不宜过长；定期检查听力和清除耳垢，指导正确使用助听器；外出活动最好在白天，必要时有人陪伴。

2. 预防平衡功能差所致的跌倒　对患有内耳眩晕症、小脑功能不全、脑血管疾病后遗症等所致平衡功能障碍的患者，应在医师的协助下，对其平衡能力进行评估，使用合适的辅助工具，进行康复功能训练。

3. 预防肌肉力量减退所致的跌倒　坚持锻炼身体，以增强老年人的肌肉力量、柔韧性、和协调性，可减少跌倒的发生。适合老年人锻炼的项目有步行、慢跑、打太极拳、游泳、园艺等，还可有意识地增加腰腿部肌力的锻炼，如蹬自行车活动。

4. 预防疾病所致的跌倒　对高血压、心脏病、糖尿病、体位性低血压、颈椎病患者应积极治疗原发疾病，了解发病前驱症状、掌握发病规律。如稳定血压、增强心功能、预防低血糖的发生、变换体位时要慢；对有关节炎者应注意保暖，根据医嘱给予止痛、消炎治疗；对于阿尔茨海默病、帕金森病除给予药物治疗延缓疾病外，还应有专人照顾。

5. 预防药物所致的跌倒　服用镇静、催眠药的老年人，应做好晚间护理、上床后再服药，以免上床前药物起作用而引起跌倒，睡前应将便器放于老年人易取处。应用降压、降糖及利尿药的老年人，应注意用药后的反应。教育老年人不乱用药、不滥用药，避免药物的不良反应。

（二）针对外因的预防措施

1. 安全、舒适的居住环境　房间设施简洁、实用，家具摆放稳妥，卫生间紧邻卧室，对于行动不便的老年人可将便器放于易取处。地面平整、不滑，通道宽敞、明亮、无障碍物。盥洗池、坐便器、浴盆旁应有扶手，其周围地面应铺防滑地砖或铺有防滑垫。楼梯应设扶手、台阶高度适宜（一般不超 15cm）、上下台阶分明；睡床高度要适当，一般从床垫面至地面 45～48cm 较适宜。床垫不宜太松软。

2. 指导日常生活　对于有不服老或有不愿麻烦别人心理的老年人，要多做卫生宣教，做到量力而行。衣、裤、鞋穿着要合适，避免穿过长或过宽的衬衫、长裤、长裙，防止衣袖、裤脚、裙摆绊手绊脚而跌倒，穿脱鞋、袜、裤时应坐着进行。行走、活动与变换体位时，应有个准备过程，如上下床、便后起身、转身、上下楼梯、低头弯腰拾物的动作要慢，日常起居应遵守"3 个 30 秒"，即醒后躺 30 秒再起床，起床后坐 30 秒再站立，站立 30 秒后再行走。高龄老年人日常活动如起床、散步、如厕、洗澡时，需有人照顾，外出时要有人陪伴，活动不便者，应借助安全的辅助器具，如轮椅、助步器、拐杖等。避免从事重体力劳动和危险性活动。

七、养老机构院内感染防控的原则

对养老机构中所有入住老年人的血液、体液、排泄物、分泌物，无论是否被确认感染，均视其具有感染性，应采取相应隔离预防措施。根据需要洗手、戴手套、戴口罩、戴护目镜、穿隔离衣、小心利器扎伤、妥善处理污物、保持环境卫生以及安全注射，必要时接种疫苗等。在实施上述防护措施基础上，可根据疾病的主要传播途径，采取隔离措施，包括接触隔离、空气隔离、飞沫隔离。

在老年人的房间装修上，要考虑家具的选材、装修风格等，并从光线、温湿度、整洁、防止辐射、安全用电、防跌倒等方面，调控居住环境细节，保障老年人安全。

阅读专栏

第一次住养老院的戴奶奶

戴奶奶今年 79 岁，她终于决定要去养老院，这个决定并不容易。老伴儿去世后，戴奶奶带着两个女儿一路走过四十个春秋。

现在，她年纪大了，身边离不开人，但两个女儿都有自己的家庭和工作，她不得不考虑是留在家请个保姆，还是找一家好点儿的养老院。两者比较起来，她觉得后者可能比前者好些。当然，这是个艰难的决定。她顾虑重重，只把这个决定告诉了两个女儿，没有告诉其他人。

一方面，她不想让别人对她的女儿有所非议，认为子女不孝顺；另一方面，在他们那代人的观念里，住养老院并不是件光彩的事，虽然戴奶奶选择的是一家很高端的养老公寓，她想着要是住不习惯养老院，再悄悄回家。

在去养老院之前，戴奶奶特意去了她熟悉的那家理发店。她说她已经习惯了来这里做发型，这样做出来的发型，是她延续了几十年的形象，她希望以最美的姿态住进养老院。

戴奶奶也很舍不得自己的家，家里有她熟悉的一切。她笑着说，她很会买东西。可是现在，她能带的东西并不多。

挑挑拣拣之后，偌大的行李箱和她想带到养老院的东西比起来，还是显得小了。

现代社会，像戴奶奶这样的情况有很多，作为护理人员，应该如何从专业的角度帮助他们呢？如何让他们安享晚年呢？

？ 课后习题

1. 老年人居家环境布局的首要原则是（　　　）。

A. 美观大方　　　　　　　　　　B. 便于清洁

C. 安全性与无障碍设计　　　　　D. 节省空间

2. 以下哪项措施可有效降低老年人跌倒风险？（　　　）。

A. 使用柔软的地毯　　　　　　　B. 在卫生间安装扶手

C. 增加室内台阶以增强锻炼　　　D. 采用昏暗灯光营造舒适氛围围

3. 老年人卧室的适宜床高应为（　　　）。

A. 30～35cm　　　　　　　　　　B. 40～50cm

C. 60～70cm　　　　　　　　　　D. 根据个人喜好随意选择

4. 为方便轮椅使用者，居家通道的宽度至少应为（　　　）。

A. 50cm　　　　　　　　　　　　B. 80cm

C. 100cm　　　　　　　　　　　 D. 120cm

5. 以下哪项不属于老年人厨房安全改造内容？（　　　）

A. 使用防滑地砖　　　　　　　　B. 燃气灶加装自动熄火装置

C. 选用高脚凳以方便取物　　　　D. 将常用物品放在易取位置

第五节　老年人日常生活保健

◀ 学习目标

知识目标
- ◉ 掌握老年人的日常生活照护原则。
- ◉ 熟悉老年人常见的生活障碍和原因。

技能目标
- ◉ 学会照护老年人日常生活起居的技能，能合理安排老年人的生活作息。
- ◉ 能根据老年人特点进行合理计划并能有效实施。

素质目标
- ◉ 具备关心、尊重老年人的职业素养，体现在老年人日常生活照护活动中。
- ◉ 具有以人为本的理念和跨专业团队合作的意识。

◎ 情景导入

刘爷爷，86岁，有高血压病史10年，目前意识清醒，情绪稳定，生活基本自理。由于家人工作繁忙，无法照护刘爷爷，将其转入养老院疗养。

💡 **思考**

1. 刘爷爷生活自理能力存在哪些问题？原因是什么？
2. 根据刘爷爷的特点和需求，护理员应怎样给他提供个体化的日常照护？
3. 在日常照护活动中应如何贯彻照护原则？请举例说明。

🧩 **知识学习**

一、日常生活照护原则

为老年人提供日常生活照护，应在日常生活活动能力评估的基础上进行规划，遵循以下原则。

（1）个性化原则　应动态评估老年人的日常生活活动能力，以确定老年人能力现状和动态变化，发现有哪方面的能力需要协助，并通过谈话、观察等方法充分了解老年人的偏好、习惯与需求，以此制订和调整照护方案。

（2）能力发挥原则　仔细分析老年人的日常生活活动能力评估结果，挖掘老年人尚存的、还没有退化的生活能力，与团队成员共同商讨，制订康复训练或者功能辅助方案，在日常照护中尽量鼓励老年人自行完成可以做的事情，不断发挥肢体的残存功能，以维系或提高老年人生活活动能力。

（3）自尊和自信原则　在日常生活照护中尊重老年人，支持老年人对生活的自我掌控，做到不包办、不替代，积极维护和促进其正常功能，帮助提高个人生活独立性。

（4）环境友好化原则　安全、舒适、便利的生活空间是减少老年人意外安全事故、维持或促进老年人日常生活活动能力的硬件保障，在生活环境布置过程中应遵循"安全性、无障碍性、便利性"三原则，充分发挥并提升环境对老年人日常生活的辅助作用。

二、老年人日常生活障碍及照护

失能老年人的日常生活障碍，主要表现在衣、食、住、行等方面。从老年人的日常生活需求来看，主要包括清洁卫生、睡眠照护、饮食照护、排泄照护、活动照护等内容。

（一）着装照护与技能

1. 着装照护要求

（1）由于疾病或者身体原因，老年人不能自己穿脱衣裤，需要他人帮助完成。

（2）照护者着装得体大方，具备为失能老年人更换衣裤的相关知识及操作能力。

（3）在为老年人更换衣裤前要充分了解老年人的情况，选择合适的衣裤，以棉质、柔软、宽松为宜。

2. 着装照护技能

（1）做好解释和准备　准备合适的衣物，携带至床前，保持双手干净温暖；向老年人说明更换衣裤的目的和配合要点，取得同意与配合；调节室温至合适温度，关闭门窗、拉床帘保护老年人隐私。

（2）卧位脱衣服　①脱套头衫。老年人取床上平卧位，照护者将老年人的上衣拉到胸部，帮助老年人举起双手至头部，协助老年人屈肘，另一手向上提拉衣袖将袖口脱下；同法脱对侧衣袖，最后托住老年人头部脱出衣领。②脱开襟衫。老年人取平卧位，先解开纽扣或者拉开拉链，脱下近侧衣袖，并将衣服垫在老年人身体下方，协助老年人翻身面向照护者，侧卧，脱下对侧衣袖。一侧肢体功能有障碍时，应遵循先脱健侧、后脱患侧的原则。

（3）皮肤检查和压疮预防　仔细检查老年人的皮肤完整性，必要时按摩受压部位。

（4）卧位穿衣服　①穿套头衫。先穿对侧衣袖，取出清洁上衣，一手从衣服袖口处穿入衣袖中握住老年人手臂，另一只手将衣袖向肩部拉，将衣袖穿好；同法穿近侧衣袖，再将衣领套入头部。②穿开襟衫。先穿对侧袖子，并将衣服垫在老年人身体下方，然后将老年人翻身背朝照护者，穿近侧袖子；整理衣领，扣好纽扣或者拉上拉链。若一侧肢体功能有障碍，则先穿患侧，再穿健侧。

（5）脱裤子　解开腰带或纽扣，一手托起老年人臀部，另一手将裤子褪到臀下，脱下两条裤腿。若一侧肢体功能有障碍，则同脱衣服。

（6）穿裤子　取出清洁裤子套好双脚，拉至老年人臀部，托起老年人臀部，穿裤子至腰部。若一侧肢体功能有障碍，则同穿衣服。

（7）整理衣物和床单位等　拉平衣服，整理棉被，将换下的衣物送去清洗；开窗通风，洗净双手，记录老年人皮肤情况等。

（二）饮食照护与技能

1. 饮食照护要求

（1）由于疾病或身体原因，老年人的进食方式发生改变，需要他人帮助完成。

（2）照护者着装得体大方，具备协助失能老年人进食的相关知识及操作能力。

（3）充分了解老年人能否自行从床上坐起，以及能坐起多长时间；双手的握持力度，能否自行使用餐具，能否自行将食物送入口中；视力、视野情况，是否认识食物；有无吞咽障碍以及障碍程度，是否存在吞咽固体食物有困难、进食液体食物有困难或呛咳、吞咽时有疼痛感、食物容易哽在喉咙里或有哽噎感、食物由鼻部逆流等表现。

（4）根据了解的情况为老年人选择合适的餐具、食物等（见图2-5-1）。

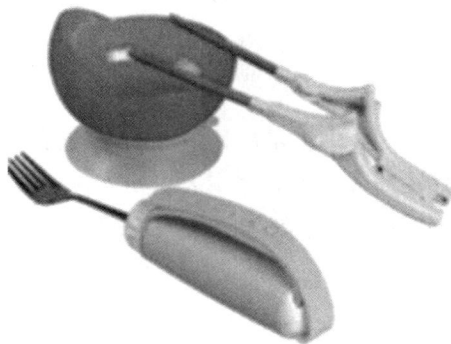

图 2-5-1　身体残障者使用的餐具

2. 饮食照护技能

（1）做好解释和准备 向老年人做好解释，根据需要协助老年人排净大小便，做好准备；环境宽敞明亮，无异味，室内温度适宜。如情况允许可安排几个人同时到桌边用餐。

（2）摆放正确的进食体位 根据老年人的失能程度和身体状况，选择合适的进食体位。能离床的老年人可以取床边坐位或者轮椅坐位；能坐起但不能下床的老年人，可以采取床上半坐卧位或坐位；不能坐起的卧床老年人则可以采取右侧卧位。

（3）协助老年人进食 介绍食物，增进老年人食欲；用前臂掌侧测试食物的温度，以温热、不烫手为宜；在进食前可让老年人先喝口水滋润口腔，促进唾液分泌。用汤匙喂饭，应从健侧进入，每次量以汤匙的 1/3～2/3 为宜。遵循一口固体一口液体的原则，等老年人咽下后再进行下一勺喂饭。

（4）做好进食后的照护 进食结束后，嘱咐老年人保持原有进餐体位 30 分钟；协助老年人做好口腔清洁，有活动性义齿的老年人进餐后应取下清洗；清洁餐具，必要时进行消毒处理。做好老年人进餐前、中、后的记录（见表 2-5-1）。

指导老年人
进食进水

表 2-5-1 进食帮助操作步骤

操作步骤	操作程序	注意事项
操作前		
1. 评估与沟通		
（1）评估	评估环境：环境清洁、整齐、明亮、舒适，适合进餐	
	评估老年人：病情、吞咽反射情况	
	评估食物：食物种类、软硬度、温度符合老年人的饮食要求	
（2）沟通	向老年人说明进食时间和本次进餐食物，询问有无特殊要求	
2. 准备		
（1）老年人准备	询问老年人进食前是否需要大小便，根据需要协助排便，协助老年人洗净双手	
（2）物品准备	根据需要准备轮椅或床上支架（或过床桌）、靠垫、枕头、毛巾等	
操作中		
1. 沟通	照护人员向老年人解释操作的目的，进食时需要配合的动作等，取得老年人的配合	
2. 摆放体位	根据老年人自理程度及病情采取适宜的进食体位（如轮椅坐位、床上坐位、半坐位、侧坐位等）。为老年人带上围裙或将毛巾垫在老年人颌下及胸前部位	
	（1）轮椅坐位：轮椅与床呈 30°夹角，固定轮子，抬起脚踏板。叮嘱老年人将双手环抱照护人员脖颈，双手环抱老年人的腰部或腋下，协助老年人坐起，双腿垂于床下，双脚踏稳地面，再用膝部抵住老年人的膝部，挺身带动老年人站立并旋转身体，使老年人坐在轮椅中间，后背贴紧椅背，将轮椅上的安全带系在老年人腰间	适用于下肢功能障碍或行走无力的老年人
	（2）床上坐位：按上述环抱方法协助老年人在床上坐起，将靠垫或软枕垫于老年人后背及膝下，保证坐位稳定舒适。床上放置餐桌	

续表

操作步骤	操作程序	注意事项
2. 摆放体位	（3）半卧位：使用可摇式床具时，将老年人床头摇起，抬高至与床具水平面呈 30°～45°。使用普通床具时，可使用棉被或靠垫支撑老年人背部使其上身抬起。采用半卧位时，应在身体两侧及膝下垫软枕以保证体位稳定	适用于完全不能自理的老年人
	（4）侧卧位：使用可摇式床具时，将老年人床头摇起，抬高至与床具水平面呈 30°。照护人员双手分别扶住老年人的肩部和髋部，使老年人面向照护人员侧卧，肩背部垫软枕或楔形垫。一般宜采用右侧卧位	
3. 协助进餐	（1）照护人员将已准备好的食物盛入老年人的餐具中并摆放在餐桌上，鼓励能够自己进餐的老年人自行进餐。指导老年人上身坐直并稍向前倾，头稍向下垂，叮嘱老年人进餐时细嚼慢咽，不要边进食边讲话，以免发生呛咳	食物温度适宜。食物温度太高，则会发生烫伤；温度太低，则会引起胃部不适。对于咀嚼或吞咽困难的老年人，可将食物打碎成糊状，再协助进食
	（2）对于不能自行进餐的老年人，由照护人员喂饭。先用手触及碗壁感受并估计食物温热程度，以汤匙喂食时，食物量为汤匙的 1/3 为宜，等看到老年人完全咽下后再喂食下一口	
	（3）对于视力障碍但能自己进食的老年人，照护人员将盛装温热食物的餐碗放入老年人的手中（确认食物的位置），再将汤匙递到老年人手中，告知食物的种类，叮嘱老年人缓慢进食。进食带有骨头的食物，要特别告知小心进食，进食鱼类要先协助剔除鱼刺。如老年人要求自己进食，可按时钟平面图放置食物，并告知方法、名称，有利于老年人按顺序摄取	老年人进食中如发生呛咳、噎食等现象，立即急救处理并通知医护人员或家属
操作后	照护人员协助老年人进餐后漱口，并用毛巾擦干口角水痕。叮嘱老年人进餐后不能立即平卧，保持进餐体位 30 分钟后再卧床休息	老年人进餐后不宜立即平卧，以防止食物反流
	整理用物，照护人员撤去毛巾等用物，整理床单位。使用流动水清洁餐具，必要时进行消毒	

（三）排泄照护与技能

1. 排泄照护要求

（1）由于疾病或者身体原因，老年人会发生排泄方面的问题，如自己不能下床大小便，甚至不能自行控制大小便，需要他人帮助完成。

（2）照护者着装得体大方，具备协助失能老年人排泄的相关知识及操作能力。

（3）协助老年人排泄前要全面了解老年人的失能程度和排泄习惯，针对老年人失能情况和不同的排泄问题进行照护。

2. 排泄照护技能

（1）了解规律　了解老年人的大小便习惯，定时询问老年人排泄需求。

（2）及时识别需求　观察老年人是否有排泄需求，如出现老年人睡卧不安、拉扯衣裤、试图自行起床等现象，应马上询问，是否有排泄需求。

（3）准备良好的排泄环境　根据老年人的具体情况，采用最合适的方式协助排泄，保持环境清洁、宽敞、干燥、安全、照明充足，注重隐私保护。

（4）对大小便能控制的卧床老年人照护应注意以下几点。

① 在床上放便盆：仰卧位法，适用于臀部能自行抬起的老年人。照护者协助老年人脱裤子至膝盖，一手抬起老年人臀部，一手将一次性护理垫和便盆分别垫于老年人臀部下方，

在会阴上方再放一张一次性护理垫。侧卧位放置便盆法，适用于臀部抬起无力的老年人，协助老年人脱裤子至膝盖，协助翻身侧卧，将一次性护理垫铺于臀下，将便盆扣于老年人臀部，再协助老年人恢复平卧位，覆盖另一张护理垫。具体使用步骤见表 2-5-2。

表 2-5-2 便盆使用步骤

操作步骤	操作程序	注意事项
操作前		
1. 评估与沟通		
（1）评估	评估环境：清洁、安静、安全 评估老年人：老年人的腰部活动情况	
（2）沟通	询问老年人是否需要排便，取得合作	
2. 准备		
（1）老年人准备	老年人平卧于床上	
（2）物品准备	便盆（加温后或加垫子）、便盆里放卫生纸、橡胶布或一次性护理垫、卫生纸、屏风、尿壶（男性）。必要时，备水盆、毛巾	
（3）照护人员准备	服装整洁、温暖双手	
操作中		
1. 协助平卧	照护人员关闭门窗，必要时遮挡屏风；轻轻掀开下身盖被放于老年人的对侧；协助老年人取仰卧位	老年人排便时注意保暖，注意保护隐私
2. 铺橡胶布（或护理垫）	一手托起老年人的臀部，另一手将橡胶布（或一次性护理垫）垫于老年人腰及臀部下	使用前检查便盆完整性，预防老年人皮肤受损
3. 脱裤	脱裤子至膝部，将老年人两腿屈膝（肢体活动障碍者用软枕垫于膝下） 一手托起老年人的臀部，臀部抬高 20～30cm，另一手将便盆放置于老年人的臀下（开口向足部）	
4. 放置便盆	腰部不能抬起的老年人，应先协助老年人取侧卧位，腰部放软枕，便盆扣于臀部，再协助老年人平卧，调整便盆位置	及时与老人沟通，了解并满足老人的合理需求
5. 防止尿液飞溅	女性为防止尿液飞溅，在阴部盖上卫生纸。男性放上尿壶，膝盖并拢，盖上毛巾被	
6. 取出便盆	老年人自己借助身旁扶托物支撑身体（或照护人员协助老年人）起身，老年人自己（或照护人员协助）穿好衣服	
7. 擦肛门	为老年人擦净肛门。将卫生纸在手上绕三层左右，把手绕至臀部后，从前至后擦肛门，污物较多者反复擦 2～3 次	
8. 清洗	用温水清洗肛门，擦干	
操作后	照护人员开窗通风，倾倒污秽物，清洗坐便器或坐便椅 协助老年人洗手，照护人员洗手 记录排泄的次数、量、颜色	注意观察排便的性质、量。发现异常通知医护人员并按需要及时记录

② 留给老年人独立空间：放置好便盆后，做好隐私保护工作，将呼叫装置放于老年人旁边，让老年人自行排便，照护者暂时回避，直至结束。排便结束后取出便盆，注意避免拖拉。协助做好清洁工作。

（5）对大小便失禁老年人的照护应注意以下几点。

① 心理照护：向老年人解释大小便失禁的原因，主动关心老年人，使老年人能理解并主动参与照护活动。做好居室环境清洁，定期开窗通风，保持室内空气新鲜。

② 做好防护：大便失禁老年人可于臀下垫透气性好且柔软的一次性护理垫；尿失禁者可使用成人纸尿裤。

③ 皮肤护理：保持局部皮肤的清洁干燥，及时用温水清洁。及时更换污染的护理垫、纸尿裤、被套、床单及衣裤等。

④ 重建正常功能：仔细观察老年人的排便时间，寻找规律，及时给予便器，如对尿失禁老年人，为其制订一份个性化的如厕时间表，并记录他容易出现尿失禁的时间，照护者提前 15 分钟或半小时就开始引导他如厕等。指导老年人养成良好的习惯，注意睡前少喝水等，尿失禁老年人可以指导其进行膀胱功能锻炼。

（四）移位照护与技能

1. 移位照护要求

（1）由于疾病或者身体原因，老年人自己不能自行移动体位，需要他人帮助完成。

（2）照护者着装得体大方，具备为失能老年人活动提供照护的相关知识及操作能力。

（3）帮老年人移位前要充分了解老年人的情况，选择合适的移位工具和方法。

2. 移位照护技能

（1）选择合适的方法和工具　评估老年人的活动能力，根据评估结果、老年人病情、移位的距离等选择合适的辅助工具。

（2）床与轮椅之间的移位　首先要检查轮椅的性能，并根据此次活动目的准备好用物。

① 床上移位到轮椅：轮椅与床头或床尾呈 45°，老年人坐起后健侧靠近轮椅，照护者面向老年人站立，协助老年人双手交叉（患侧拇指在上）放于照护者肩上，照护者两手拉老年人裤腰，一脚固定老年人患侧下肢，协助老年人站起。老年人站稳后，照护者另一脚原地旋转，一边扶住老年人，一边慢慢移动至轮椅方向，协助老年人慢慢坐下，并调整体位。

② 从轮椅移位到床：轮椅放置的位置为老年人健侧靠近床。照护者站在老年人前方，双下肢屈曲下蹲，双手扶住患者的腰背部，利用身体向后倾的力量使患者臀部离开座位，以健侧下肢为轴，旋转身体，在床边坐下。

（3）移位滑垫水平移位　移位滑垫的材质要求能维持身体的稳定度，内层设计可相互滑动减少摩擦阻力，避免产生剪切力。移位滑垫可用于不同平面和同一平面间的移位。床与平车、洗澡床、卧式轮椅等的移位属于不同平面间的移位，可以借助长形硬式移位滑垫（图2-5-2）；同一平面间的左右或水平移动，可以借助短形软式移位滑垫（图 2-5-3）。

① 不同平面移动：多选长形硬式移位滑垫。移位前，调整病床与其他平面同高，确认床、轮椅等固定牢固并尽可能互相靠近；协助老年人翻身到对侧，将移位滑垫置于躯干下方，横跨于两个平面（如床与洗澡床、卧式轮椅）之间；协助老年人恢复平卧位，安全移位；移位结束后，协助老年人翻身取出移位滑垫。反向将老年人由推床、轮椅、洗澡床移到病床时，亦同上述步骤。

② 同一平面移动：多选短形软式移动滑垫。将病床或推床、轮椅、洗澡床恢复水平位置，确认固定牢固；协助老年人翻向对侧，将移位滑垫放于躯干下方，协助上下左右水平滑动。移位结束后协助老年人翻身取出短形软式移位滑垫。

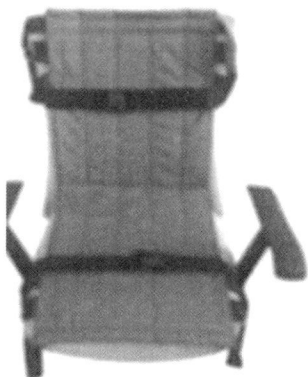

图 2-5-2　长形硬式移位滑垫

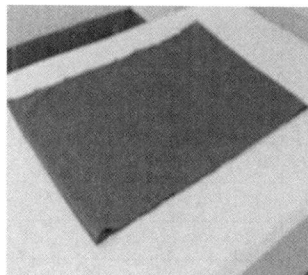

图 2-5-3　短形软式移位滑垫

（4）移位转盘　分为站立式和坐式移位转盘两种（图 2-5-4）。放置在地面、床上、车上、椅子上等，照护者转动转盘，就可以轻松将老年人转运到各种角度，避免因为不恰当转位导致照护者职业损伤以及老年人的二次伤害。

（5）移位机　适用于重度瘫痪或者全身无行动能力者（图 2-5-5）。可以保护照护者和老年人的安全，照护者可以独立完成移位，并且可以避免腰背部的损伤。将移位机推至床旁，移位吊篮放于老年人身下，固定躯干，控制机器根据需要进行移位。

图 2-5-4　移位转盘

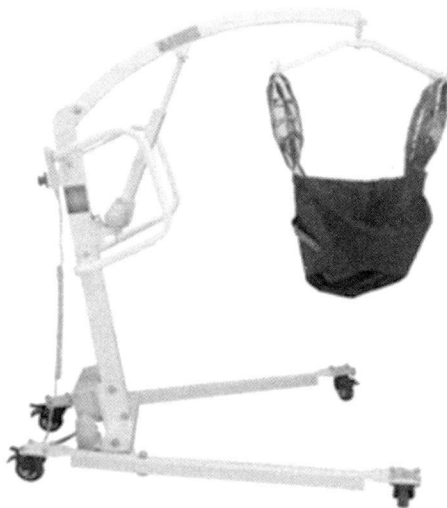

图 2-5-5　移位机

（五）睡眠照护与技能

老年人常有入睡难、失眠、早醒、睡眠周期颠倒等问题，为了避免对病情产生影响，应在全面了解老年人的睡眠情况，明确其睡眠问题的基础上，应用相应技能进行睡眠照护。

（1）根据老年人自身情况合理安排时间，可以制订一张作息时间表（表 2-5-3）。

睡眠照护理论

表 2-5-3　老年人一天作息时间表

时间		内容	完成情况	老年人反应
上午	7:00	起床、洗漱、整理床单位、吃早餐		
	8:00	活动		
	9:00	吃点心、水果		
	10:00	聊天、看报纸等		
中午和下午	11:00	吃中饭		
	12:00	午睡		
	13:00	整理房间		
	14:00	参加活动		
	15:00—16:00	吃点心、水果；聊天、看报纸等		
晚上	17:00	吃晚饭		
	18:00	活动		
	19:00	看电视、听音乐、泡脚、按摩等		
	20:00	睡觉		

（2）白天安排老年人进行力所能及的活动。傍晚及入睡前，避免老年人过多活动，以防止神经过度兴奋而影响睡眠。

（3）注意晚间的进食，饮水适量，忌喝咖啡和浓茶，晚饭忌过饱。

（4）睡前做些有利于睡眠的事情，如泡脚、按摩、喝杯热牛奶、听听轻音乐、睡前排便等，并养成习惯，有助于老年人入睡。

睡眠照护实操

（5）为老年人创造一个舒适、安全、温馨的睡眠环境，做到温度适宜、寝具温暖舒适、房间环境安全安静、夜间照明适宜等（见表 2-5-4）。

表 2-5-4　老年人睡眠环境布置操作步骤

操作步骤	操作程序	注意事项
操作前		
1.评估与沟通		
（1）评估	评估环境：清洁、安静、舒适、安全、光线充足，适合操作。 评估老年人：照护人员应评估老年人的意识状态、自理能力及身体状况，睡眠环境情况等	
（2）沟通	对于能够有效沟通的老年人，照护人员应询问老年人床号、姓名，了解老年人以往睡眠习惯及睡眠环境要求，并向老年人讲解即将准备的睡眠环境，以取得老年人的同意及配合	对于不能进行有效沟通的老年人，应核对老年人的房间号、床号、床头卡姓名
2. 准备		
（1）照护人员准备	仪表端庄，着装整洁，修剪指甲，洗手	
（2）物品准备	手消毒液、记录单、笔，必要时备毛毯	
（3）环境准备	清洁、安静、舒适、安全，夏季调节室温至 25～28℃，冬季调节室温至 18～22℃，相对湿度 60%	
（4）老年人准备	排便、排尿、洗漱完毕	

操作步骤	操作程序	注意事项
操作中		
1. 通风	睡前将老年人卧室窗户打开，通风 10 分钟，然后关闭窗户	老年人睡前，卧室适当通风换气，避免空气浑浊或异味影响老年人睡眠
2. 调节温湿度	调节室内空调或暖气开关，调整温湿度，夏季调节室温至 25～28℃，冬季调节室温至 18～22℃，相对湿度 60%	
3. 拉好窗帘，关闭电视	拉好窗帘，避免光线的进入，影响老年人的睡眠 关闭电视，减少声音的刺激影响老年人的睡眠	
4. 协助其上床就寝，盖好被子	协助老年人上床，不能自理的老年人，照护人员扶着老年人坐在床上，协助老年人脱掉鞋子及相关衣物，协助老年人在床上平躺好 不能自理（坐轮椅）的老年人：见轮椅的转运 	床铺高矮以适合老年人上下床为宜 被褥厚薄随季节调整 枕头不宜太高或太低，软硬度适中
5. 调节光线	打开夜间地灯，关闭房间大灯	
6. 询问需求，退出房间	呼叫器放置于老年人枕边，依据老年人需要，床旁放置便器，询问老年人需求，及时满足，问候晚安 照护人员退出房间，轻轻关门	
操作后	整理用物 洗手 记录老年人睡眠时间及情况，根据晚上巡视情况及时记录好老年人睡眠时间及情况 晚上巡视期间发现老年人有任何异常情况及时处理	异常情况及时准确记录并处理

案例讨论

刘大爷，75 岁，脊髓手术后，双下肢肌肉渐进性萎缩，现在卧床不能行走，大小便能够控制，平时睡眠不是很好。以前刘大爷很喜欢唱歌、散步、读报纸。

【思考】

1. 作为照护者，应如何照护刘大爷？

2. 请为刘大爷制订一天作息表。

3. 准备将刘大爷转移到洗澡床上洗澡，用哪种移位方法比较妥当？

三、常见意外情况的预防和处理

机体功能衰退、多种疾病共存是大部分老年人的特点，在日常生活中可能会发生一些意外或紧急情况，如果处理不当，往往会造成老年人身心伤害，甚至危及生命。常见意外有跌倒、走失、噎食等，照护者应掌握老年人常见意外情况的预防和处理。

跌倒的预防及处理

（一）跌倒的预防和处理

跌倒是指一种不能自我控制的意外事件，个体被迫改变正常的姿势停留在地上或者更低的地方。跌倒是一种常见的老年综合征，调查数据显示：我国65岁及以上的老年人每年跌倒一次或多次的达30%，80岁及以上的老年人每年跌倒发生率更是高达50%。在老年人的意外伤害死因中，跌倒居首位，因此跌倒的预防非常重要。

1. 跌倒的危险因素

（1）内部因素　包括年龄、罹患疾病、药物应用及心理认知等因素。①年龄≥65岁：随着年龄的增大，个体肌肉骨骼系统、感觉系统、中枢神经系统的功能退化，老年人步态、平衡功能及四肢协调能力出现障碍，表现为步幅变小、行走不连续、身体摇摆较大、重心不稳等；另外，老年期泌尿系统的改变如前列腺肥大、膀胱容积变小、尿急及憋尿能力差，使老年人较频繁地上洗手间。②罹患疾病：患有脑卒中、帕金森病、高血压、冠心病、糖尿病、眼部疾病、腿部疾病、失智或抑郁症等。③服用的药物直接或相互作用：正在服用镇静安眠药、降压药、利尿剂、血管扩张剂等药物。④心理及认知因素：老年人在没有帮助的情况下没有发生过跌倒，使其从事危险行为的自信心增加或者高估自己的能力，低估自己不良行为的后果。

（2）外界因素　①环境因素：近40%的老年人跌倒的发生与环境有关，例如，房间灯光昏暗、地面湿滑不平、家具摆放不合理等。②家庭因素：家庭成员之间的关系、陪护的责任心、家庭经济基础、受教育程度都与老年人跌倒有一定关系。

2. 跌倒的预防

（1）评估跌倒的风险　从年龄、罹患疾病、行动功能、服药情况、心理活动、跌倒史等方面进行评估。有以下情况者为跌倒的高危人群：①年龄>65岁，无人照护；②曾有过跌倒史，害怕再次跌倒；③肢体功能障碍、步态不稳；④罹患各种疾病，如白内障、青光眼、肌无力、严重关节炎、脊柱病、高血压、直立性低血压、帕金森病、癫痫等；⑤有特殊服药史，如降压药、镇痛药、安眠药等。

（2）设置安全环境　不良的环境因素是引起老年人跌倒的重要危险因素。家庭环境的改善，尤其是进行居家适老化改造，可以有效减少老年人跌倒的发生。改造前，首先需要对家庭环境进行评估，可使用居家危险因素评估工具（home fall hazards assessments，HFHA）。该工具评估内容包括居室内灯光、地面（板）、厨房、卫生间、客厅、卧室、楼梯与梯子、衣服和鞋子、住房外环境9个方面共计53个危险因素条目，并且对每个条目都给出干预的建议。

应做到：①保持地面干燥，湿滑处、地面不平处有警示标志；②光线充足，在走廊、房间、卫生间开启照明灯；③走廊、楼梯、浴室设置高度合适的扶手；④卫生间、浴室放置防滑垫，配置淋浴椅或合适的浴盆，有条件的可配置为老年人设计的边进式浴缸，要有足够的空间，最好能容纳轮椅进入；⑤房间物品摆放整齐，地面无杂物；⑥常用物品放在固定、易拿到的位置；⑦为老年人选择带扶手的座椅等。

（3）合适着装　①衣裤长短、肥瘦合身；②活动时穿柔软、鞋底牢固合脚的防滑鞋子，不得穿拖鞋活动；③外出阳光刺眼应做好遮阳措施，如戴墨镜、遮阳帽，防止光线改变影响老年人视觉造成跌倒。

（4）饮食护理　①多食含钙丰富的食物，如牛奶、虾皮等；②老年人根据身体情况适量饮酒，不得醉酒、酗酒；③睡前不宜过多饮水，防止夜间频繁去卫生间，减少安全隐患；④少喝浓茶和咖啡，以免影响睡眠。

（5）合理用药　全面掌握老年人服药情况及药物副作用，协助老年人定时服药，不得自行随意加减药物，并做好预防措施，如：①服用镇静安眠药应在睡前，叮嘱老年人服药后减少下床活动次数，并在床旁放置好呼叫器、眼镜、尿壶、水杯等必需品；②服用降压药要定时监测血压变化；③服用降糖药物监测血糖波动情况，观察老年人有无头晕、出冷汗情况；④服用精神类、麻醉镇痛等药物，在服药者意识未完全清醒的情况下照护者不得离开。

（6）心理护理　①劝诫老年人适应身体逐渐衰老的规律，摒弃不服老、不愿意麻烦别人的思想；②对于有跌倒史的老年人，应鼓励其借助辅助工具或在照护者的帮助下适当活动，克服恐惧心理；③因老年人存在性格多样化的特点，会出现偏执、易怒、抑郁等不同类型，照护者对老年人进行心理护理时态度要温和，应反复多次地耐心解释。

（7）安全活动　①日常起居活动要缓慢，动作幅度要小，注意力要集中；②活动不便的老年人一定要使用适当的辅助工具，所有辅助工具均要定期专人检修，以防止器械磨损、零件松动等导致安全隐患；③起床时采用"三步法"，即清醒后平卧1分钟，坐起后在床边坐1分钟，站起后适应1分钟，无头晕、腿软等症状再行走，特别是有心脑血管疾病、口服镇静或安眠药物的老年人；④老年人可根据自身情况选择合适的活动，如散步、太极、园艺、书法等；⑤活动时间尽量选择在9:00—11:00，15:00—17:00，冬天晨起温度过低，夜间视线不好的情况下避免外出活动；⑥多晒太阳，促进维生素D的合成及钙吸收，使骨骼中的钙质增加，从而提高骨硬度。

（8）健康宣教　①从饮食、环境、着装、跌倒时自我保护等方面进行宣教；②宣教方式可采用一对一、集体面授、典型代表讲授、网络短片等形式。

3. 跌倒时保护措施　指导老年人学会跌倒时自我保护措施，把跌倒的伤害降到最低。

（1）当行走或站立时，感到头晕、眼前发黑或有预感要跌倒时，应立即降低身体重心，尽量保持下蹲状，再跌坐到地面，可起到缓冲作用。

（2）尽量顺应身体姿势，顺着惯性跌倒，不可逆势而为，或用四肢用力去支撑身体，以免四肢骨折。

（3）如跌倒不可避免，尽可能采取身体蜷缩、双手抱头的姿势，以保护头部不受伤害。

4. 跌倒的急救

（1）跌倒自救　此方法适用于跌倒后神志清楚、身体各部位活动无障碍的老年人。在自救过程中，原地休息时可利用身边的衣物、床单覆盖身体来保暖，自行站立后及时联系家人或照护者到医院诊治、检查。①背部着地：肢体无活动障碍的情况下，翻身呈侧卧位，以一侧上肢为支撑点，先缓慢坐起后休息片刻，再借助支撑物站立，或翻身向有固定支撑物方向侧卧，体力恢复后，缓慢挪动至支撑物旁借力站立。切不可仰卧时用力抓扶支撑物或电话，以免引起腹部用力导致头晕、心前区不适。②胸腹部着地：在确定体力允许的前提下，双手支撑身体、双腿屈膝、缓慢站立，也可借助面前的椅子、沙发、墙面等物体支撑站立。③身体一侧着地：方法同背部着地自救法。④跌坐着地：原地休息片刻后借助支撑物站立，或身体向前倾双手撑地站立。

（2）跌倒他救　①发现老年人跌倒后，先不要随意搬动其身体，评估其意识和全身情况后再进行处理。②如跌倒者出现头痛、昏迷、呼之不应、口角歪斜、手脚无力、对答不切题，就地等待，采取保暖措施并迅速拨打急救电话送医院。③如跌倒者神志清楚、对答切题，让其按要求活动四肢，观察有无疼痛、关节异常、骨折等情况，如无异常才可缓慢扶起跌倒者，使用轮椅或平车送至医院检查。④跌倒者有局部出血、扭伤，应止血、包扎伤口或用冰袋冷敷患处。⑤搬运跌倒者时，应采用3～4人平抬法，必要时应先固定头颈部再搬运，防止二次伤害。搬运时需随时观察老年人有无疼痛、胸闷等情况。

（二）走失的预防和处理

老年人的记忆力尤其是近期记忆明显减退，可能导致其无法辨认时间、地点、人物等，容易出现判断失误，从而引起走失事件。近年来老年人走失已经成为社会的热点问题，走失事件的发生，在给老年人造成身心伤害的同时，给家庭也带来极大的压力和负担。

1. 老年人走失的原因

（1）疾病因素　任何引起老年人大脑功能损害的疾病，都可能引起老年人空间记忆、时间空间定向、导航能力及其他执行行为功能衰退，尤其是罹患失智症的老年人，在疾病早期，老年人可在不熟悉的环境中存在定向障碍，随着疾病的发展，在熟悉环境中也会迷失方向。

（2）外界因素　①照护者的因素：照护者思想上不重视，未能按照要求及时巡视，未能预见老年人走失的风险。②管理因素：机构（医院、养老院、社区照护中心等）出入管理不够严谨，没有制订走失事件处理预案，或家中大门未及时关闭或老年人自行开门离开等。③环境因素：老年人所处的环境或场所过于复杂，缺少醒目、明确的指路标识，容易迷路。

2. 走失的预防措施

（1）随身携带身份识别卡片或装置　为老年人制作身份识别卡片，标明老年人的姓名、年龄、家庭住址、简要病史、常用联系人的姓名和联系电话等信息，将卡片放在密封的防水袋中，让老年人佩戴或缝在老年人外套上；或者佩戴储存有老年人信息的有GPS定位功能的手表、手环等。

（2）配置通信设备　通信设备内预存家庭地址、子女以及属地派出所联系电话，把老年人基本情况以短信方式预存机内。

（3）提高老年人的"辨识度"　①根据老年人喜好准备合适的颜色鲜亮、醒目的外套，一是走失后找寻"特点"，二是单独出行时有"亮点"，方便车辆辨识老年人，确保交通安全。②平时多拍摄照片，外出时一定要有专人陪同，一旦发生走失，有近期照片可以提供以便寻找。③平时让老年人背诵电话号码，外出时应反复强调一旦找不到人或者迷路了应该在原地等待，或者和他约定在某个他喜欢的地点等待，陪同人员会来寻找。

（4）构建安全的居住环境　医院、养老院、社区照护中心等机构应增加醒目、简明标识，要特别标注与其日常生活密切相关的设施，在老年人房间门口做特殊、容易记忆的标识，让老年人反复熟悉。家中尽量不要让老年人独居，门锁可设置为密码锁等，防止失智老年人自行开门外出。

（5）加强门卫管理，岗位不离人　制定严格的老年人外出制度，自理老年人外出或非自理老年人家属陪伴外出均应进行详细登记；有条件的机构可在出入口、通道等必经之路安装监控或人脸识别装置等，实行人防技防并重的管理模式。

3. 走失后的处理　一旦发生走失事件，根据事件发生地点的不同，参考以下流程处理。

（1）立即启动走失事件处理预案　以机构内发生走失为例，须启动机构的紧急反应系统，由机构负责人组织人员进行院内的仔细寻找，关闭机构的各个通道，防止老年人离开机构；调出相应时间段的录像等，寻找线索；通知家属或其监护人，告知目前情况；联系公安部门，协助进行搜索。

（2）重点区域有目的搜索　提供老年人相关信息，划定老年人可能出现的地点，进行搜索。根据老年人携带的通信工具或手环等发送回来的信息，立即进行追踪、定位，确定老年人活动的范围；携带老年人近期照片到救助站、经常活动的场所或者老年人时常念叨的地方寻找。

（3）借助媒体的力量全面铺开查找　在重点区域查找的同时，可编辑推送寻人微信或印制寻人启事迅速扩散，扩大查找范围，也可利用报纸、电视、广播等媒体辅助查找。

（4）做好后续处理　①老年人方面：当找到走失的老年人后，不要指责，立即安顿老年人，让他好好休息，恢复体力，然后耐心地与老年人进行沟通，了解"走失"的原因，尽可能帮助他解决问题，有必要时送医院做相应检查。②管理方面：集中所有相关人员，梳理走失事件的处理流程，分析事件处置过程中存在的组织、管理、制度等方面的问题，加以完善和改进。

（三）噎食的预防和处理

噎食是指进食时，食物误入气管或卡在食管第一狭窄处压迫呼吸道，引起严重呼吸困难，甚至窒息。噎食是老年人猝死的常见原因之一。

1. 噎食发生的原因　噎食的发生可能与以下因素有关：①老年人咀嚼功能下降，咽喉部在结构及功能上发生退行性变化；②老年人患有影响吞咽或呼吸的疾病，如颅脑疾病、神经肌肉的病变、咽喉的病变、食管的病变、心肺功能不全等；③年老或行动不便的卧床者，平卧于床上进食易引发噎食；④进食过快或进食大块的干、黏食物，如馒头、鸡蛋、排骨、汤圆、果冻等。

2. 噎食的临床表现　在现实生活中，许多噎食的老年人被误判为冠状动脉粥样硬化性心脏病（简称冠心病）发作而延误了最佳抢救时期，因此熟知噎食的临床表现、快速辨别噎食非常重要。噎食可分为以下三个阶段。

（1）早期表现　因大量食物积存于口腔、咽喉前部，阻塞气管，老年人面部涨红，并有呛咳反射。由于异物吸入气管时，老年人感到极度不适，大部分老年人常有一些特殊的表现，不由自主地一手呈"V"字状紧贴于颈前喉部，表情痛苦。

（2）中期表现　食物卡在咽喉部，老年人有胸闷、窒息感，食物吐不出，双手乱抓，两眼发直。

（3）晚期表现　老年人出现满头大汗、面色苍白、口唇发绀、昏倒在地，提示食物已误入气管；重者出现大小便失禁、鼻出血、抽搐、呼吸停止、全身发绀等。

3. 噎食的预防　主要从食物准备、进食管理等方面采取预防措施。

（1）食物准备　食物宜清淡，易于消化，块状食物以"一口大"为宜，必要时可将食物打碎成糊状，食物温度要适宜，减少供应容易引起噎食的食物。

（2）进食管理　①进餐速度宜慢，不急躁，不催促，要细嚼慢咽；②卧床的老年人进食应取半坐卧位，进食后休息 30 分钟再平卧；③老年人进食前、后饮水，不可边吃饭边说话，进食时不要分散注意力；④对咀嚼或吞咽困难的老年人，进食要严密观察，可安排照护者喂饭或遵医嘱鼻饲。

4. 噎食的急救处理　关键在于争分夺秒，尽快畅通呼吸道，排出异物，并立即拨打急救电话。

（1）清醒状态下噎食的急救　通常采用海姆立克急救法，步骤如下：①照护者帮助老年人站立，并站在老年人背后，用双手臂由腋下环绕老年人腰部；②一手握拳，将拳头的拇指方向放在老年人脐上二横指的腹部；③用另一手抓住拳头，肘部张开，用快速向上向内的冲击力挤压老年人腹部，重复多次，直至异物吐出。

气道异物梗阻
急救及预防

（2）无意识状态下噎食的急救　①迅速置老年人于平卧位，头侧向一边，行卧位腹部冲击；②如老年人呼吸、心跳停止，立即进行心肺复苏。

案例讨论

王爷爷，68 岁，退休后和女儿一起住，每天都会去家附近的公园散步、锻炼，还会和公园里的其他老年人一起下棋、聊天、打太极拳，每天都会按时回家。近一年来，女儿发现父亲经常晚回家，而且一脸的疲倦，问他去干什么了，他说去公园下棋了，女儿也就没在意。一周前的一天，王爷爷早上出门后一直未回，到了晚上是民警送他回家的。根据民警描述，有人看见王爷爷在公园里着急地走了一整天，问他从哪里来、到哪里去、家人的联系方式等，他都回答不出。于是，好心的市民担心王爷爷有危险，便报了警。回家后，女儿发现父亲的双脚都是水疱，问父亲去哪里了，他说："去中山公园了，可后来不知道怎么回来了，又着急又累，走得腿都拖不动。"后来，家人带王爷爷去医院检查，诊断为失智症。

【思考】

1. 王爷爷发生了什么情况？

2. 有可能导致王爷爷发生意外的危险因素有哪些？

3. 如何预防和处理这些意外情况？

第六节　老年人日常康复保健

知识目标
◎ 掌握失能老年人的躯体功能康复训练的知识。
◎ 熟悉辅助器具使用；熟悉吞咽障碍的表现，吞咽功能训练相关知识。
◎ 了解吞咽障碍评估方法、流程和康复策略。

技能目标
◎ 能根据老年人情况进行必要的躯体康复、吞咽功能训练。

素质目标
◎ 具备关心、尊重老年人的职业素养，具有良好的团队合作精神。
◎ 尊重老年人的文化与宗教信仰，尊重老年人有接受和拒绝照护的自主性和权利。
◎ 遵循健康、安全、卫生的标准及规则，遵守相关法规。
◎ 能够给老年人及时的鼓励与肯定。

情景导入

王爷爷，今年 70 岁，退休在家，患高血压 10 余年，服用抗高血压药物，但血压波动较大。2 个月前突发脑出血，致左侧肢体偏瘫。目前卧床，生活不能自理，内心十分着急。

思考

1. 根据老年人目前的情况，可以从哪几个方面对其进行康复功能训练？
2. 康复训练对老年人有什么帮助？

知识学习

一、康复指导目的及方法

（一）康复指导目的

老年人群常存在多病共存、慢性病患病率高的情况。许多疾病如脑血管意外、失智症、帕金森病，会导致老年人在躯体、认知、心理等方面存在功能障碍，这些功能障碍不仅会降低老年人生活独立性和社会参与度，还会造成失用，甚至间接影响老年人寿命。康复指导可以运用康复的手段，鼓励老年人主动参与，训练失能老年人的残存功能，提高其功能水平，同时加强其生活自理能力，提高晚年生活质量，减轻其家属和照护者的负担，节约社会养老资源，是失能老年人照护中非常重要的环节。

（二）康复指导的方法

由于疾病可导致多种功能障碍，如中枢神经系统疾病，会导致老年个体的运动、感觉、认知、言语、日常生活活动能力、社交心理功能出现不同程度的受限，因此康复指导需要多方面介入。

1. 躯体功能康复训练　躯体功能康复训练的内容很广，包括关节活动训练、肌力训练、平衡功能训练、感觉功能训练、心肺功能训练等，但许多项目专业性较强，应由专业的康复治疗师来执行，这里着重介绍适宜照护者掌握的几个训练项目。

（1）不同体位康复训练　也就是体位的转换，通过训练老年人的翻身、坐起、站起、步行、上下楼梯等功能，增加老年人的活动范围，也是从事其他功能性活动的基础。

（2）辅助器具的使用　许多老年人的失能程度较重，即便进行了必要的躯体功能康复训练也无法完全独立完成功能活动，或有一些老年人虽可以基本完成上述功能活动，但由于年老体弱，耐力较差，还是会不同程度地依赖辅助器具，以提供辅助和安全防护。可供老年人使用的辅助器具很多，本节着重讲述助行器和轮椅的使用方法。

2. 言语功能康复训练　许多老年疾病除了引起躯体运动、感觉和认知功能的障碍外，还可能导致言语功能的障碍，如失语症、构音障碍等，这些障碍会影响老年人的沟通、交流，因此需要对其进行必要的言语功能训练，包括口唇训练、舌部训练、呼吸发音训练、听力理解等。

3. 吞咽功能康复训练　吞咽障碍指由多种原因引起的，发生于不同部位的吞咽时咽下困难。吞咽障碍可影响摄食及营养吸收，还可导致食物误吸入气管引发吸入性肺炎，严重者可危及生命。老年人中发生吞咽障碍的概率比较高，而吞咽康复训练是改善老年人吞咽障碍的必要措施。常用的方法包括基础性训练、直接摄食训练以及其他训练方法。

二、躯体功能康复训练

（一）不同体位康复训练

人的生活中离不开行、走、坐、卧等活动，失能老年人会面临无法完成体位转换的困境，从而活动范围受限，进一步加重功能障碍或不利于功能恢复。因此，应尽快进行不同体位的康复训练，具体如下。

1. 翻身

（1）向患侧翻身　照护者向老年人解释大致训练过程，嘱老年人头部向患侧转动，健侧上肢向患侧前伸，健侧下肢跨到对侧，头部、肩胛带和骨盆同时运动，完成向患侧翻身（图2-6-1）。

老年人从患侧卧位回到仰卧位的过程基本跟翻身过程相反，嘱息者头部向健侧转动；健侧上肢甩向健侧；健侧下肢摆回健侧，回到仰卧位。

（2）向健侧翻身　照护者向老年人解释大致训练过程，嘱患者用健手握住患手，可采用Bobath握手法，即双手交叉相握，患侧拇指在上，或者握住患手腕关节，用健侧腿插到患侧腿下，钩住患腿。嘱老年人头部转向健侧，健手拉动患手，将肩胛带转动，同时用健侧下肢将患侧下肢钩向健侧，完成翻身动作（图2-6-2）。

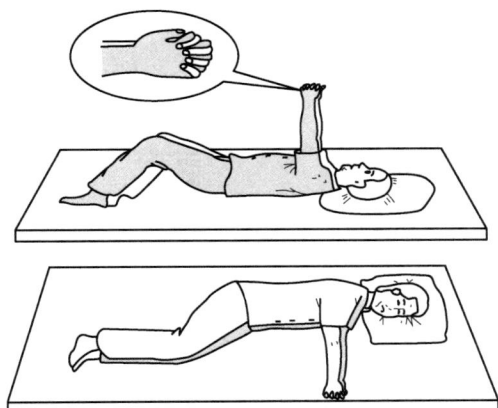

图 2-6-1　向患侧翻身

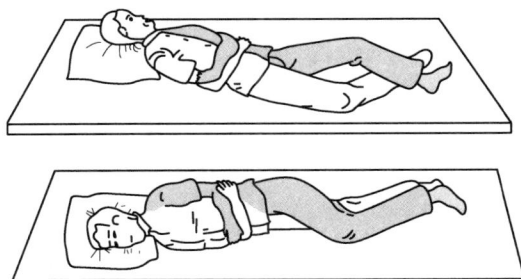

图 2-6-2　向健侧翻身

老年人从健侧卧位回到仰卧位的过程基本跟翻身过程相反，嘱老年人头部向患侧转动，健侧上肢带动患侧转向患侧，健侧下肢将患侧下肢钩回，回到仰卧位。

2. 坐起

（1）健侧翻身坐起　嘱老年人采用上述方法先翻身成健侧卧位，健侧下肢足背处钩住患侧下肢于床下，然后分开双腿。嘱老年人健侧上肢屈肘，前臂旋前，肘及手部支撑身体坐起。调整坐位姿势，患手放在大腿上，双足与地面接触，完成坐起（图2-6-3）。

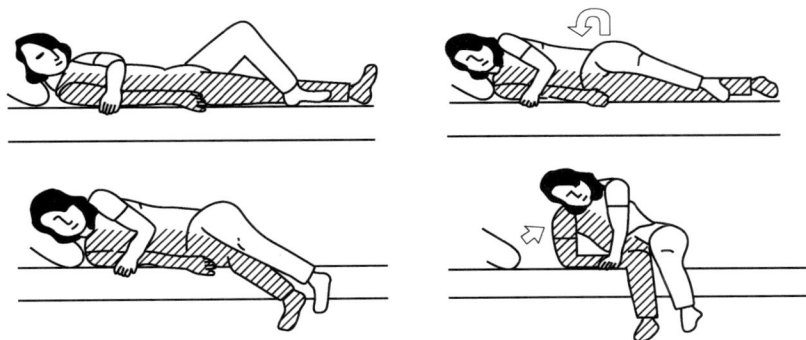

图 2-6-3　健侧翻身坐起

老年人从坐位回到卧位，顺序与坐起相反。健侧身体向床面倾斜，肘及前臂支撑床面，慢慢将躯干转移到床上，健足插入患侧小腿，同时健足将患腿抬起，移动到床上，从侧卧位翻成仰卧位，调整好卧位姿势。

（2）患侧翻身坐起　嘱老年人采用上述方法先翻身成患侧卧位，健侧下肢足背处钩住患侧下肢于床下，然后分开双腿。嘱老年人用健手撑在患侧肩膀下的床面上，通过伸直健侧上肢把肩和身体从患侧撑起。健侧躯干肌肉收缩，同时双下肢像钟摆一样下"压"，协同躯干坐到直立位。健侧上肢和手应一步步地向患侧身体靠近，保持平衡直至其能稳定地坐于直立位（图2-6-4）。

老年人从坐位回到卧位，顺序与坐起相反。健侧上肢撑住床面，健侧上肢慢慢移向头部，慢慢将躯干转移到床上，健足插入患侧小腿，同时健足将患腿抬起，移动到床上，从侧卧位翻成仰卧位，调整好卧位姿势。

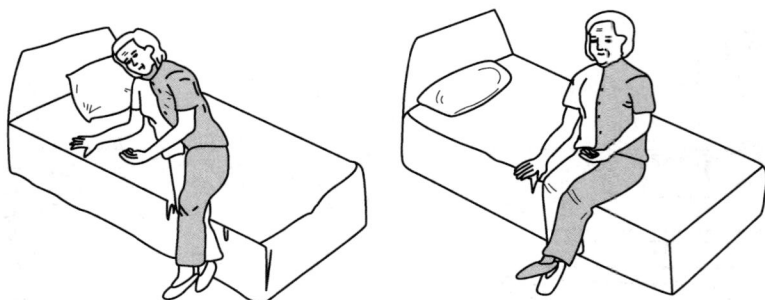

图 2-6-4　患侧翻身坐起

3. 坐位　老年人能够坐起后，由于躯干控制力弱以及感觉功能减退等，坐位平衡能力差，坐起后容易倾倒，因此在坐位，最主要的训练任务是提高老年人的平衡能力，一般按照静态平衡、自动态平衡和他动态平衡三个层次进行训练。

（1）静态平衡　对偏瘫老年人，一般取端坐位进行平衡训练，刚开始时，可通过增大接触面积降低平衡训练的难度，例如让老年人双手支撑于床面上，躯干伸展，目视前方，维持尽量久的时间；渐渐地可以让老年人单手支撑，一手放于膝上，再过渡到双手不支撑完成坐位平衡；时间由短到长。

（2）自动态平衡　自动态平衡训练，对老年人在坐位上完成各项功能活动尤其重要。可给老年人设计在坐位上的多种活动，例如让老年人在坐位的基础上，左右侧屈，旋转躯干；去够取地上或者身后的东西；照护者伸手，让老年人触碰，并不断变换位置；在稍微远一点的地方从各个方向向老年人抛软球，让老年人接住。

（3）他动态平衡　他动态平衡主要是指在坐位情况下，遇到外力破坏，能够维持平衡的能力。照护员跪坐在老年人身后，轻轻地朝着各个方向去推动老年人的肩部，嘱其努力维持坐位平衡；照护者跪坐在老年人身前，双手与老年人相握，轻轻引导老年人朝各个方向转动；照护者站在老年人身侧，指导老年人独自端坐，尝试屈膝、摆手等动作训练。在做此项训练前，要跟老年人解释清楚，并做好保护（图 2-6-5）。

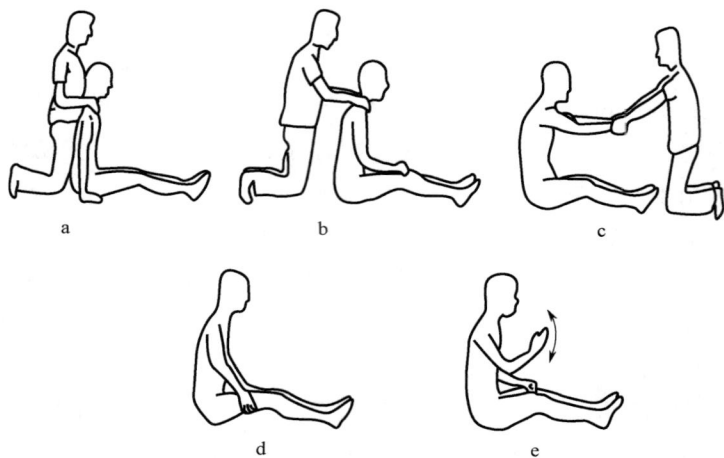

图 2-6-5　坐位训练

4. 站起　站起训练是老年人进行站立和步行训练的基础。待老年人具备一定的站立位负重能力后，可以从辅助下站起训练开始，逐渐过渡到患者独立完成站起。

（1）辅助下站起训练　嘱老年人坐在椅子前缘或床上，双足平放在地面，用健侧脚将患侧脚往后钩，使得双足位于膝关节之后，即屈膝大于90°。照护者面向患者站立，将患者上肢放在自己肩上，嘱患者尽量靠住照护者，将部分体重放在照护者身上。照护者双手放置在骨盆后缘，或拉住患者皮带或裤带，双膝夹住患膝两侧或用自己的膝关节抵住患膝，以防患膝无力打软，足放在患足外侧，从内往外方向固定患侧下肢。嘱老年人身体前倾，重心移到双膝之间，双足不动，尽量用双下肢发力，照护者双手向前、向上引导，同时发出口令"站起来"，顺势将患者拉起。站起后，调整好站立位姿势，保持抬头、挺胸，体重均匀分布在双侧下肢上，完成站起训练（图2-6-6）。

（2）独立站起训练　嘱老年人坐在椅子前缘或床上，双足平放在地面上，用健侧脚将患侧脚往后钩，使得双足位于膝关节之后，即屈膝大于90°。嘱老年人双手交叉而握（可采用Bobath握手方式），用健侧带动患侧上肢向前，躯干尽量前倾，重心移到足前方。嘱老年人双上肢向上抬起，躯干伸展，双下肢努力伸展，抬头，目视前方直到站立，保持抬头、挺胸，体重均匀分布在双侧下肢上，完成站起训练（图2-6-7）。

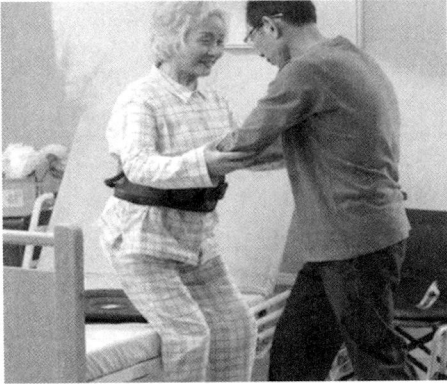

图2-6-6　辅助下站起训练

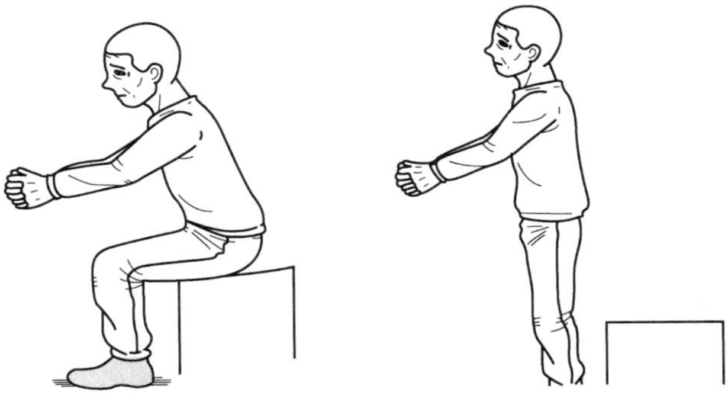

图2-6-7　独立站起训练

5. 立位　站立位是老年人训练步行的基础，主要任务也是训练立位的平衡功能，从静态平衡、自动态平衡和他动态平衡三个层次进行训练。

（1）静态立位平衡　老年人刚开始进行立位平衡训练时，为防止其站立不稳跌倒，应该在有防护的环境下进行，例如可以选择墙角处或平行杠。初期可允许老年人挂拐或者扶持平行杠或照护者扶持其进行平衡训练，双侧均匀负重，抬头挺胸，目视前方，时间由短到长；慢慢撤掉辅助，嘱老年人独自站立，进行静态立位平衡训练。

（2）自动态立位平衡　进行自动态立位平衡训练，主要是让老年人在立位情况下完成姿势的变化和各种功能活动，例如照护者可设计老年人在立位的时候，进行侧屈身体、旋转躯干、够取物品以及给患者抛接球训练等。训练时要给予老年人防护，比如在平行杠中进行。

（3）他动态立位平衡　进行他动态立位平衡训练时，最好也是在平行杠中进行，照护者站在老年人身后，嘱老年人尽量保持平衡，从各个方向轻推老年人肩部。要做好解释说明工作，不要造成老年人的恐惧。

6. 上下楼梯　偏瘫老年人在进行上下楼梯训练时，大致要遵循健侧先上、患侧先下的原则。上下楼梯训练时需要老年人的患侧有一定的抓握功能，或者利用拐杖进行支撑。

（1）上楼梯训练　嘱老年人面朝楼梯站立，患侧手抓握住楼梯扶手，或健手挂拐向上一个台阶；健侧腿向上迈一个台阶，将重心转移到健侧腿；健侧腿及上肢同时用力支撑，患侧腿用力迈上台阶；随后按照这个步骤交替进行，完成上楼梯训练（图2-6-8）。照护者应该在患者的患侧后方给予防护。

（2）下楼梯训练　嘱老年人健手挂拐向下一个台阶，患侧手可支撑楼梯扶手；患侧腿先向下将重心转移到患侧；患侧腿和上肢同时用力支撑，健侧腿向下一个台阶；随后按照这个步骤交替进行，完成下楼梯训练（图2-6-9）。照护者应该在患者的前方给予保护。

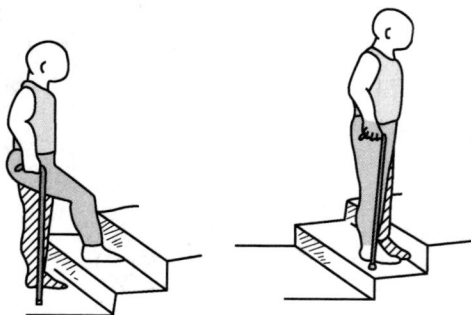

图 2-6-8　上楼梯训练

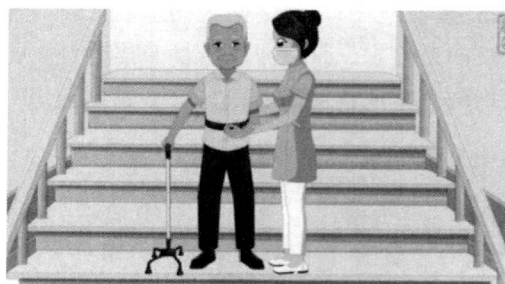

图 2-6-9　下楼梯训练

7. 步行　老年人具备一定的单侧负重能力和患侧迈步能力即可进行步行训练。起初训练时还是需要提供相应的防护，例如可以让老年人在平行杠中或者依靠拐杖和照护者的扶持进行训练。以下以挂拐为例，嘱老年人健手挂拐，先出拐杖，接着迈患侧腿，重心转移到患腿，用患侧腿和拐杖支撑，再迈健侧腿，交替进行（图2-6-10）。手杖具体操作步骤见表2-6-1。

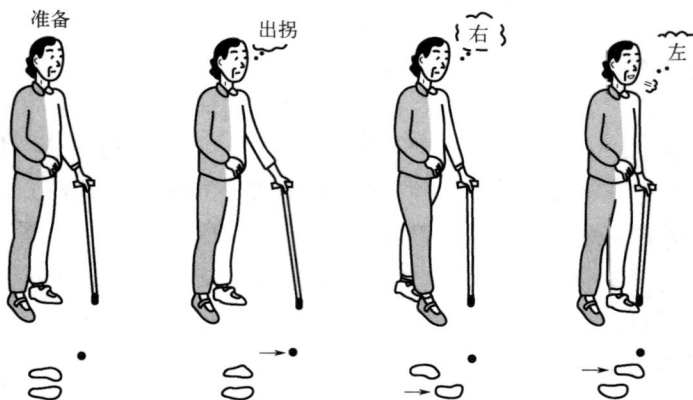

图 2-6-10　步行训练

表 2-6-1　手杖操作步骤

操作步骤	操作程序
操作前	
（1）环境准备	环境安静，光线充足，无障碍物，地面干燥，没有水迹、油渍
（2）照护人员准备	着装整洁，了解老年人一般情况、活动能力及疾病诊断
（3）老年人准备	有行走的意愿，身体状况允许，穿合适长度的裤子以及防滑的鞋子
（4）物品准备	合适的助行器具
操作中	
1. 手杖的使用	
（1）检查手杖	照护人员携带手杖来到老年人面前，检查手杖是否完好备用 边演示边讲解检查手杖方法，检查手杖高度是否合适
（2）演示讲解	照护人员边演示边讲解使用手杖步行方法及上下台阶方法，向老年人说明配合要点，取得配合 站立：站立时两手杖并到一起，立于患侧，一手握住手杖把手，另一手按住椅子扶手或床面，双手用力将身体撑起，依靠健侧下肢完成站立，将一支手杖交于健侧手中，两手杖平行放置于身体前方，开始行走 三点步：先伸出手杖，再迈出患足，最后迈出健足或先伸出手杖，再迈出健足，最后迈出患足。要求患足努力做到抬腿迈步，避免拖拉 二点步行：伸出手杖同时抬腿迈出患足，再迈出健足 上下台阶的训练：正确上下台阶的原则是上台阶先上健腿，后上患腿；下台阶先下患腿，再下健腿可以将手杖放在扶手上，一同向上挪动坐下 患者想要坐下时，将双拐并在一起，立于患侧，一手抓住手杖把手，另一只手按住椅子扶手或床面，健侧下肢用力，重心下移，同时患肢不要碰触地面
（3）保护行走	照护人员搀扶老年人手挂手杖站起视前方，按照三点步（或二点步），戴好特制的保护腰带保护行走
2. 行走时注意事项	患足努力做到抬腿迈步，避免拖拉 看护行走前，避开路线上的水渍及障碍物，行走过程中，保障老年人安全，避免跌倒，观察老年人有无劳累，询问感受，如果出现疲乏，立即休息 行走中避免拉、拽老年人胳膊，以免造成老年人跌倒和骨折
操作后	行走结束，记录训练过程及结果

（二）辅助器具的使用

老年人由于疾病和年龄原因，往往会出现多种功能受限，而辅助器具可以通过代偿，促进其独立性提高，在失能老年人的康复方面是不可或缺的。本小节主要介绍老年人常用的两类辅助器具，即助行器和轮椅。

1. 助行器　助行器是指辅助肢体障碍患者支撑体重、保持平衡和行走的器具，也可称为步行器，其主要作用是保持身体平衡，减少下肢承重，缓解疼痛，改善步态，改进步行功能等。

（1）手杖　手杖为一只手扶持以助行走的助行器，适合症状较轻的下肢功能障碍者辅助行走，一般可分担小于 25% 的体重。使用手杖时，老年人的上肢及肩的肌力必须正常。常见的手杖包括单足手杖（图 2-6-11）和多足手杖（图 2-6-12），前者适用于握力好、上肢支撑力强的患者，如偏瘫患者、老年人等，后者适用于平衡能力欠佳、臂力较弱或上肢有震颤麻痹的患者，但不适合地面不平坦的情况。

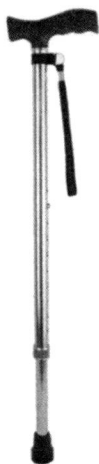

图 2-6-11　单足手杖

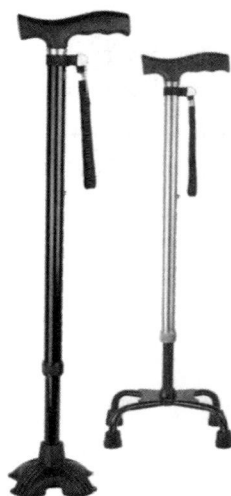

正确使用手杖

图 2-6-12　多足手杖

手杖使用技巧包括：①在使用手杖的过程中，肘关节屈曲 20°～30°，双肩保持水平，一般情况下手杖应握于健侧手；②行走时不能看着地面，应目视前方，要鼓励其用正常步态；③行走时，手杖不能靠老年人太近；同时为避免手杖着地负重时向内倾倒，也不要离老年人太远。

（2）腋杖　腋杖是支托在腋下的杖类助行器，可支持和加强腕部力量，为下肢提供较大支持，因此当患者力量和平衡严重受累导致步态不稳定，手杖无法提供足够稳定时应选择腋杖辅助行走。使用腋杖需注意：①腋杖相对笨拙，老年人需要反复练习使用方法；②腋杖的长度要适合，直立支撑于体侧时，最高点要与腋窝之间留有缝隙，不然会卡压腋神经；③长期使用腋杖的老年人，建议在腋托上包上海绵，以免长期使用，磨破皮肤。

常用的步态有摆至步、摆过步、四点步、三点步、二点步等。

摆至步：是开始步行时常用的方法，步行稳定，具有实用性，但速度较慢，适用于道路不平、人多、拥挤的场合。具体方法：①同时伸出两支腋杖；②支撑并向前摆动身体使双足同时拖地向前，到达腋杖落地点附近（图 2-6-13）。

摆过步：摆过步步幅较大、速度较快，适用于路面宽阔及人少的环境，但对功能要求较高。具体方法：①同时伸出两支腋杖；②老年人支撑把手，使身体重心前移，利用上肢支撑力使双足离地，下肢向前摆动，使双足在拐杖着地前方着地（图 2-6-14）。

四点步：此种方式步行速度较慢，但稳定性好，训练难度小，适用于恢复早期。具体方法：①伸出右侧腋杖；②迈出左足；③再伸出左侧腋杖；④最后迈出右足（图 2-6-15）。交替进行完成步行。

三点步：此种步行方式步行速度快，稳定性良好，适用于一侧下肢不能负重的老年人。具体方法：①将双侧腋杖同时伸出先落地；②迈出不能负重的足；③最后将对侧足伸出。

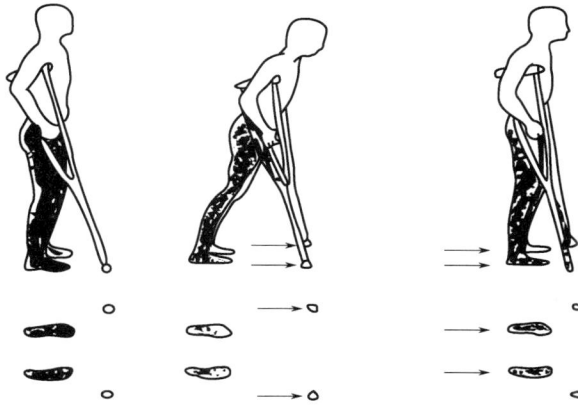

图 2-6-13　摆至步

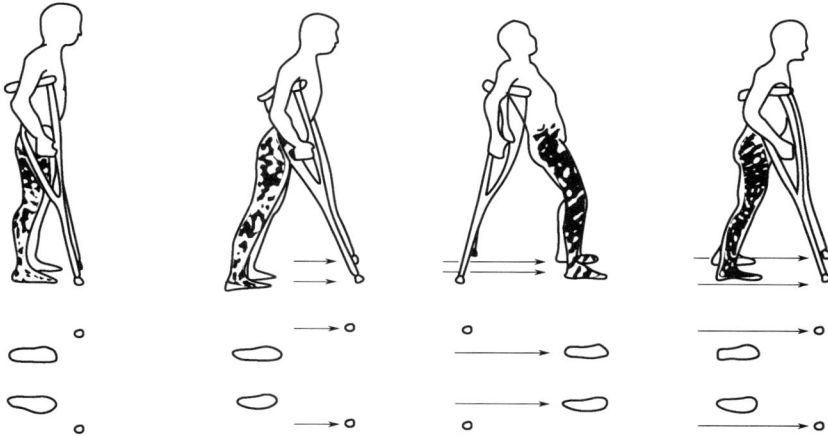

图 2-6-14　摆过步

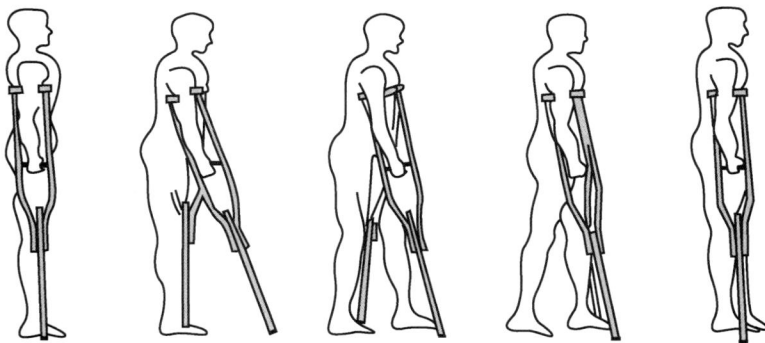

图 2-6-15　四点步

二点步：常在掌握四点步后训练，稳定性不如四点步，但步行速度比四点步快。具体方法：①一侧腋杖和对侧足同时伸出作为第一着地点；②另一侧腋杖和另一侧足再向前伸作为第二着地点（图 2-6-16）。

（3）助行架　助行架支撑面积大、稳定性好，但比较笨重，比较适合：①单侧下肢无力或截肢，需要比杖类助行器更大的支持力，如老年性骨关节炎、关节置换手术或股骨骨折愈合后；②全身或双下肢肌力降低或协调性差，需要独立、稳定站立者，如多发性硬化症、帕金森病、不完全脊髓损伤、脑卒中；③体能减弱，需要广泛支持，如心肺疾病患者、长期卧床或患病的老年人。

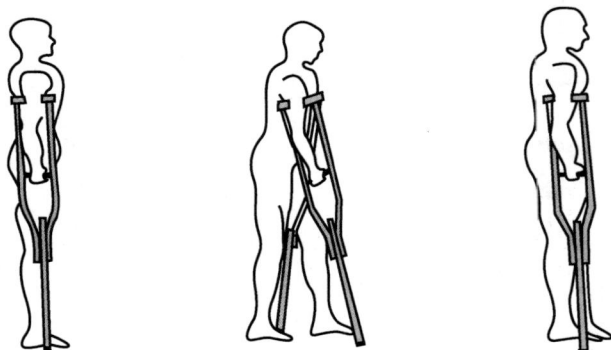

图 2-6-16　二点步

具体使用方法如下。

① 步行时，应将助行架放在老年人前方适当位置。如助行架离患者太远，使四足不能牢固地放在地面上负重，助行架容易倾倒，影响平衡。

② 助行架基本步态模式为提起助行架向前一步；双上肢支撑助行架，弱侧下肢先迈一步；最后迈另一侧下肢。

③ 助行架摆至步为将助行架两侧同时前移，再将双足同时迈至前移后的助行架双足连线处。使用助行架时需要注意的事项包括：由于助行架体积相对较大，因此在训练时应选择比较宽阔的场地进行；如遇到路面不平整的时候，使用助行架要小心，必须确保支撑面平衡才可以迈步。

2. 轮椅　轮椅是常用的辅助移动工具之一。当患者步行功能减退或丧失，或为了减少活动时的能量消耗时，可选用轮椅作为代步工具，对于下肢截肢者来说轮椅还发挥着与假肢相同的作用。随着社会文明的进步与发展，轮椅已不仅仅是肢体病伤残者的代步工具，更重要的是他们可借助轮椅进行功能锻炼和参与社会活动。虽然许多老年人可借助助行器或独立进行步行，但由于其耐力问题，长距离转移依旧需要用到轮椅。因此要对有需要的老年人进行相应的轮椅训练。

（1）轮椅的选择　目前市场上轮椅的种类很多，轮椅的基本构造包括轮椅架、车轮、车闸、座椅、靠背、扶手等（图 2-6-17）。

应综合各方面的因素为老年人挑选合适的轮椅：①轮椅的大小、重量、安全性，腿托、脚踏板是否可旋开，扶手是否活动；②如因长期使用需自行购买的，应综合考虑价格、是否能折叠等；③使用者的身体状况及操作能力；④使用目的和主要使用场所等。

（2）轮椅的基本操作（表 2-6-2）

① 上下轮椅：为确保上下轮椅安全，应先将两侧手刹固定，防止轮椅滑动。脚踏板向上掀起固定。如需由侧方上下轮椅，则应先卸去扶手，有利于移位。

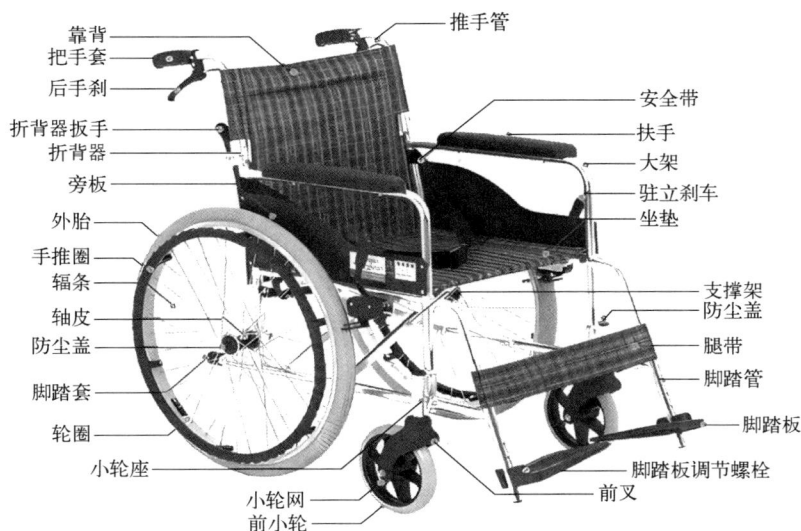

图 2-6-17　轮椅的基本构造

表 2-6-2　轮椅使用操作步骤

操作步骤	操作程序	注意事项
操作前		
1. 评估与沟通	向老年人说明配合要点，取得配合 评估老年人一般情况、活动能力及疾病诊断	
2. 准备		
（1）环境准备	环境安静，光线充足，无障碍物	
（2）照护人员准备	着装整洁	
（3）老年人准备	身体状况允许，穿防滑的鞋子	检查轮椅的轮胎气压充足，刹车制动良好，脚踏板翻动灵活，轮椅打开、闭合顺畅
（4）物品准备	轮椅，必要时备毛毯	
操作中		
1. 协助老年人上轮椅	从床（或椅子、坐便器等）转移到轮椅上	上轮椅时刹车制动
	（1）照护人员松开轮椅刹车，打开轮椅，推轮椅至老年人床旁，刹车制动	照护人员首先应确认床的高度，要与轮椅的坐垫高度接近，轮椅必须带有刹车，脚踏板可折叠或拆卸，便于操作，保证老年人安全
	（2）照护人员将轮椅靠近老年人身体健侧，轮椅与床夹角呈 30°～45°，刹车制动，脚踏板向上翻起。必要时，撤掉挡腿布	
	（3）老年人坐于床沿上，叮嘱老年人健侧手臂扶住照护人员肩臂部。健侧下肢足跟与床沿平齐，照护人员屈膝下蹲，双手环抱老年人腰部或抓紧背侧裤腰，双腿用力带动老年人平稳站起	
	（4）照护人员以自己的身体为轴转动，带动老年人转体，将老年人移至轮椅前，平稳坐下	
	（5）叮嘱老年人扶好扶手，照护人员绕到轮椅后方，两臂从老年人背后腋下伸入，使老年人身体靠紧椅背坐稳。双脚放在脚踏板上，系好安全带，照护人员平稳匀速推行	

操作步骤	操作程序	注意事项
2. 协助老年人上下坡道、台阶、电梯	（1）上坡道：照护人员手握椅背把手均匀用力，两臂保持屈曲，身体前倾，平稳向上推行 （2）下坡道：采用倒退下坡的方法，照护人员叮嘱老年人抓紧轮椅扶手，身体靠近椅背，照护人员握住椅背把手，缓慢倒退行走 （3）上台阶：脚踩踏轮椅后侧的杠杆，抬起前轮，以两后轮为支点，使前轮翘起移上台阶，再以两前轮为支点，双手抬车把带起后轮，平稳地移上台阶 （4）下台阶：采用倒退下台阶的方法，照护人员叮嘱老年人抓紧扶手，提起车把，缓慢地将后轮移到台阶下，再以两后轮为支点，稍稍翘起前轮，轻拖轮椅至前轮移到台阶下 （5）上电梯：照护人员在前，轮椅在后，即轮椅以倒退形式进入电梯，并及时刹车制动 （6）下电梯：确认电梯停稳，松开刹车，推行出电梯	推行过程平稳匀速 推轮椅时速度要慢，要叮嘱老年人的头及背向后靠，并抓紧扶手，勿向前倾或自行下车 遇到障碍物或拐弯时，照护人员应提前告知并提示 老年人乘坐轮椅每隔30分钟应变换体位，避免局部长期受压造成压疮 寒冷天气可使用毛毯盖住老年人双腿进行保暖 转运过程中，观察老年人表现并询问感受。如感觉疲乏或不适，应就近休息或尽快返回，通知医护人员 进出门或遇到障碍物时，勿用轮椅撞门或障碍物
3. 协助老年人下轮椅	（1）活动结束或到达目的地，刹车制动	下轮椅时刹车制动
	（2）轮椅与床（或椅子、坐便器等）夹角呈30°～45°，刹车制动，脚踏板向上翻起。老年人双脚平稳踏在地面上，打开安全带	
	（3）叮嘱老年人身体前倾，健侧手臂扶住照护人员肩臂部 健侧下肢足跟与轮椅垫前沿平齐，照护人员屈膝下蹲，双膝夹紧老年人健侧膝部，双手环抱老年人腰部或抓紧背侧裤腰，双腿用力带动老年人平稳站起	
	（4）照护人员以靠近床侧足跟为轴转身带动老年人转体，将老年人移至床前，平稳坐下	
操作后		
	（1）整理用物：收起轮椅，推轮椅到指定存放处，收起轮椅并刹车制动	
	（2）安置老年人，整理床单位	

② 操控轮椅：松开手刹后，用双手握持手轮圈，先略微向后转动，再推行向前，用肩部和上臂的力量，推动轮椅向前。

③ 制动轮椅：当轮椅推行到目标位置时，一定要注意及时制动，才能完成后续的转移活动。嘱老年人将两侧手刹推动，刹住轮椅。

④ 轮椅转弯：遇到转弯时，只要两侧手轮推行幅度不一致即可完成，例如向左转时，左手推行幅度小，右手推行幅度大，轮椅即会左转；向右转时，右手推行幅度小，左手推行幅度大，轮椅即会右转。

⑤ 轮椅减压：每隔 10～20 分钟需将身体撑起或做减压动作，每次 8 秒至 1 分钟，可促进血液循环及减少臀部的压力，预防压疮。意识不清或下半身感觉异常的老年人，应选择使用减压坐垫避免压力长时间集中于骨突部位，引起压疮。

⑥ 照护者推行：使用安全带以做患者躯干固定之用，必要时再加约束带，需随时注意手脚位置，避免被轮子或地面摩擦。下斜坡请注意应面朝上坡方向，推行人员在轮椅下方，协助下坡减速。

（3）轮椅与床、椅转移 除了轮椅基本操作之外，老年人难以避免地会面临如何完成轮椅与床或椅子间的相互转移活动，需要照护者对老年人进行训练，下面主要介绍偏瘫老年人如何完成转移的方法。

① 轮椅至床的转移：嘱老年人操控轮椅，以健侧靠近床面，与床面成 30°～45° 夹角，刹住手刹。老年人用健侧脚钩抬起脚踏板，摇起健侧扶手挡板，用健侧手撑住床面，抬起臀部，骨盆前倾，重心前移，起立，以健腿为轴心，躯干旋转后，臀部落到床面上。嘱老年人在床面上调整坐姿，保持坐位平衡（图 2-6-18）。

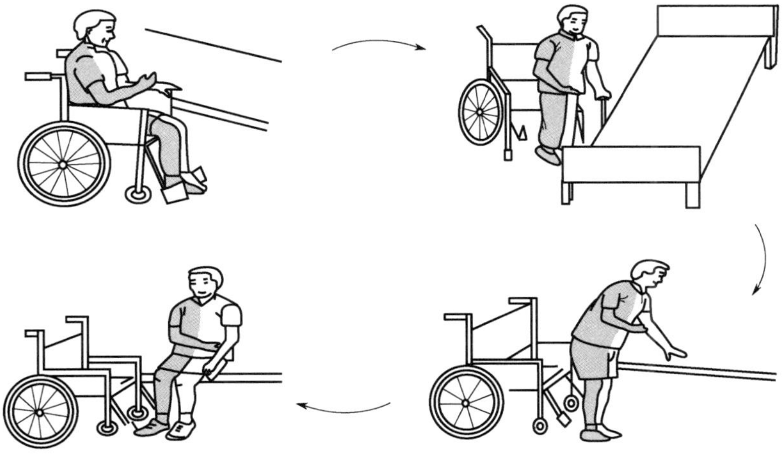

图 2-6-18 轮椅至床的转移

② 床至轮椅的转移：嘱老年人用健侧手将轮椅移动到健侧，与床面成 30°～45° 夹角，近床面，刹住手刹。老年人用健侧脚钩抬起脚踏板，摇起健侧扶手挡板，用健侧手扶住轮椅健侧扶手或撑住椅面，抬起臀部，骨盆前倾，重心前移，起立，以健腿为轴心，躯干旋转后，臀部落到轮椅椅面上。嘱老年人在轮椅上调整坐姿，保持坐位平衡，放下扶手挡板，用健侧脚放下脚踏板，松开手刹即可推行活动（图 2-6-19）。

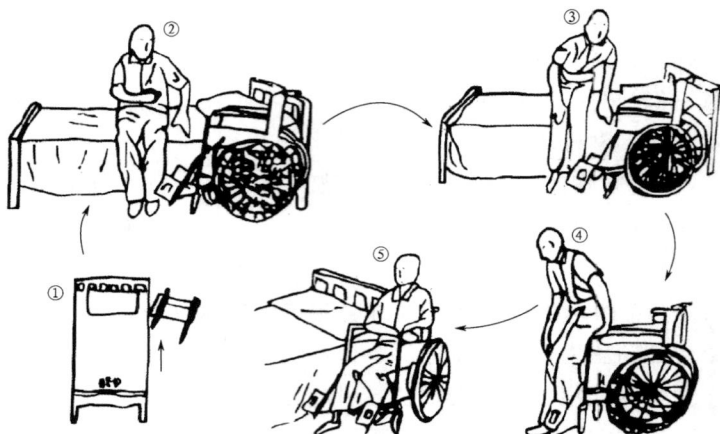

图 2-6-19　床至轮椅的转移

【情景模拟演练】

李大爷，由于脑出血造成左侧偏瘫，目前可以完成翻身活动，但坐起还需要他人辅助，同时需要乘坐轮椅和借用助行器进行转移活动。

背景：老人居住的房间内。

模拟：三人一组，轮换担任"李大爷""照护员""观察员"角色，完成以下任务：指导"李大爷"①进行坐起训练和坐位训练；②进行轮椅与床的相互转移和助行器的使用。

三、吞咽功能康复训练

（一）吞咽的基础知识

呛咳的识别及预防

1. **吞咽及吞咽障碍的定义**　吞咽和呼吸是人类维持生命不可或缺的行为。吞咽是食团通过咽、食管和贲门进入胃内的过程，呼吸则是空气经口腔、鼻腔、喉部直达肺部。吞咽和呼吸这两条路的十字路口就在咽喉处，若空气或食物输送的路径不对，则可能会发生误咽、呛咳（食物通过声门进入气管）。吞咽障碍是指食物从口腔运送到胃的过程中出现的问题，可由下颌、双唇、舌、软腭、咽喉、食管括约肌或食管功能受损引起。吞咽问题在老年人群中很常见，年龄并不是导致吞咽困难的直接原因，但随着增龄而产生的中枢及外周感觉运动系统的退化，失智症所造成的脑损伤可能会影响参与调节食欲和吞咽功能的大脑区域，从而出现吞咽困难或者使已经存在的吞咽问题更加严重。

2. **吞咽的过程分期**　吞咽动作虽可随意开始，但此动作的完成过程是一个复杂的反射活动过程。正常的吞咽过程可以分为认知期、口腔准备期、口腔期、咽期和食管期五个阶段。

（1）**认知期**　也称为先行期，是指人们从视觉、嗅觉、触觉、听觉等感官及过去的饮食经验，来感受正要享用的食物的性质（硬度、味道、温度等），并且以此决定食量、食用部位及食用方式的阶段。认知期还有一个重要功能，就是唾液的分泌，滋润口腔，让口腔完成消化食物的准备动作。

（2）口腔准备期　相当于摄入的食物经咀嚼与唾液形成食团的时期。包括将食物送于口中的摄食动作，食物经咀嚼并与唾液混合形成黏稠的块状物（食团），再集中到舌头中央。

（3）口腔期　是指形成后的食团通过舌头被送往咽部的阶段，通常需要 1～1.5 秒的时间。

（4）咽期　是指食团进入咽喉部，并送入食管的阶段，需通过吞咽反射来控制相关动作。在这个阶段为了不让食团误入呼吸道（呛咳），许多肌肉会进行协调运动。一般情况下，食管的入口是关闭状态，在相关肌肉协调运动下，食管入口会短暂开放 0.5 秒让食团进入。

（5）食管期　指食团通过食管入口，经蠕动运动到达胃的时期。液体大约需 3 秒，固体食物则需 8～20 秒不等。

上述任何一个阶段或几个阶段同时发生问题，都称为吞咽障碍。因吞咽是一个连续的过程，常会出现上一个阶段动作进行不顺利，下一个阶段动作也受影响的情况。所以，在观察老年人用餐时，应从认知期开始观察。

3. 吞咽障碍的原因　即使是没有特殊疾病的老年个体，其进食、吞咽功能会随着年龄的增长而衰退，高龄者特别是失智老年人是罹患吞咽障碍的高风险人群。其原因主要为：①人体的感觉能力（如嗅觉、味觉、听觉等）衰退；②肌肉运动能力的退化，如口腔周围肌肉运动能力退化、嘴唇运动功能退化；③功能和解剖结构变化，如唾液量减少、喉位置变化等。

老年人吞咽困难有不同表现。①口腔部吞咽困难：进食过程中食物残留在口中或漏出来。②咽部吞咽困难：吞咽延迟并导致呛咳。③无法进行吞咽动作：可能与认知功能缺损有关。④不愿意进食：可能与抑郁或其他心理因素有关。在判断是哪一类问题前，需先排除急性内科疾病，如感染、脑卒中、药物副作用等状况。另外，某些较明确与容易处理的问题，例如牙齿问题与便秘，应该先发现并处理。

（二）失智老年人吞咽障碍的表现

不同类型失智老年人出现吞咽障碍的时间和表现并不一致，有以下表现。①食物失认：如阿尔茨海默病患者在早期可能无法在面包、铅笔、剪刀中辨认出哪一个是可以吃的。②进食和吞咽的失用：病情持续进展，患者出现不会使用餐具，把口中的食物移来移去，将食物含在口中数分钟，或不断将食物送入口腔直至塞满，也不吞咽的失用现象。③刻板进食与暴食：部分失智老年人会出现异常的刻板进食行为，只会吃特定的食物，喜好的口味出现变化，变成喜欢吃甜食和重口味的食物，也会偷吃；恶化期会有暴食倾向，只要手上有东西，不管是什么都会一直往嘴里塞。④吞咽生理的改变：包括咀嚼时舌头移动范围变小、咽期吞咽启动延迟、咽部无力、喉上抬不足等，随着病情的发展可能难以吞咽固体食物和黏稠食物，之后连喝水或吞咽唾液都可能呛到。⑤注意力的缺失：失智老年人会因为忘记口中有食物而忘记咀嚼，也不能遵守指令做到细嚼慢咽。

（三）吞咽障碍的评估

1. 吞咽能力筛查　吞咽能力的下降使老年人失去用餐的乐趣，持续恶化则可导致吸入性肺炎、营养不良、脱水等。因此，及早发现吞咽障碍非常重要，除通过定期测量体重、体温及进食记录来评估有无吞咽障碍外，照护者应学习一些简易测试方法，早期发现存在吞咽障碍的老年人，并将老年人尽快送医院接受进一步检查，以明确诊断。

（1）反复唾液吞咽测试　测试 30 秒内能够吞咽几次唾液。老年人因为口干症的存在，持续干吞唾液就会无法分泌唾液，在测试前可以用 1mL 左右的水先滋润一下口腔内部。①受检者取坐位，如卧床则应采取放松体位。②检查者将手指放在受检者的喉结及舌骨处，确认喉结和舌骨随吞咽运动，越过手指，向前上方移动，其下降时刻即为吞咽完成的时刻。③观察 30 秒内患者吞咽次数和喉上抬的幅度。高龄者 30 秒内完成 3 次即可，少于 3 次或喉上下移动幅度小于 2cm，应怀疑吞咽异常。高龄老年人或口腔干燥者空吞咽较困难，可用针筒向受检者口腔内注入约 1mL 的水，再提醒受检者尽可能分次将唾液吞下。

（2）饮水试验　判断患者是否可以经口腔进食，或需进行摄食-吞咽功能康复训练。检查者需观察受检者饮水状况，记录饮水时间、有无呛咳等。①先让受检者随意喝下一小匙水，若无障碍，可继续试验。②受检者取坐位，水杯盛 30mL 温水嘱受检者喝下，观察其饮水经过，并记录所用时间。判断标准见表 2-6-3。

表 2-6-3　饮水试验判断标准

检查结果	判断
可于 5 秒内一次喝完，无呛咳	吞咽功能正常
可一次喝完，无呛咳，时间超过 5 秒	可疑吞咽功能异常
分两次以上喝完，无呛咳	可疑吞咽功能异常
能一次喝完，但有呛咳	吞咽功能异常
分两次以上喝，且有呛咳	吞咽功能异常
呛咳不断，难以全部喝完	吞咽功能异常

（3）食物测试　令受检者咀嚼 8g 的布丁再吞咽，观察一次吞咽动作后的口腔内食物残留情况，针对食团形成及运送食物的能力进行评估。评估部位为舌头上方、口腔前庭、腭部，看这些部位是否有点状的布丁残留。残留于牙缝及假牙边缘的布丁不在评估范围内。判断标准见表 2-6-4，受检者有可能有进食、吞咽障碍时，需进一步评估其吞咽能力。

表 2-6-4　食物试验判断标准

检查结果	判断
无吞咽动作，呛到和/或有呼吸急促	可能有进食、吞咽障碍
有吞咽动作，有呼吸急促	可能有进食、吞咽障碍
有吞咽动作，呼吸正常，有呛到或有湿啰音或口腔内有残留物	可能有进食、吞咽障碍
有吞咽动作，呼吸正常，无呛到；两次吞咽动作后，布丁即全部吞咽下	吞咽功能正常
有吞咽动作，呼吸正常，无呛到；一次吞咽动作后，布丁即全数吞咽下	吞咽功能正常

2. 吞咽障碍诊断

（1）完整的病史　包括完整的神经疾病史、是否做过头颈部手术、药物史、心智状态是否改变、吞咽困难是逐渐出现还是突然出现、食物塞住的感觉出现在哪个部位、进食液体还是固体比较容易呛咳等。

（2）理学检查及神经学检查　①理学检查方面，要特别注意呼吸及消化系统，如呼吸音、痰的颜色、口腔卫生、是否有腹胀、是否有食物逆流等；②神经学检查方面，完整的十二对脑神经检查是必要的。此外，由于吞咽与说话的神经肌肉分布大致相同，完整的语言检查也可帮助评估吞咽的问题。

（3）特殊检查　如吞咽造影检查、纤维鼻咽喉镜检查、喉部肌肉的肌电图检查。其中以吞咽造影检查的准确度较高，该检查的禁忌人群包括意识不清、无法配合、无法保持端坐的姿势以及无法接受辐射线照射的患者。

（四）吞咽困难的康复训练

吞咽障碍的康复，是针对正常咽下的食物从其识别、摄食开始，经口腔、咽腔直至食物通过食管这一过程中发生的误咽或产生的通过障碍，使其重新获得吞咽功能为目的的综合训练法。康复训练时必须对老年人吞咽障碍的程度进行准确评估。从评估结果来决定必要的训练技能项目和摄入食物的形态。由医师、护士、言语治疗师、营养师等组成吞咽管理小组进行评估并制订康复方案。吞咽功能的康复训练通常可以分为间接训练和直接训练两种类型。言语治疗师可指导老年人进行口腔运动练习，加强吞咽肌肉张力，增加舌头和嘴唇的抗阻力运动；利用神经肌肉电刺激方式配合患者主动吞咽动作，增强吞咽肌肉的强度，改善吞咽功能。营养师指导调整食物的质地，尝试将食物增稠，以流质或泥状食物替代固体食物，指导高热量食物的饮食技巧。照护机构及照护者需将进食环境列入考虑范围，包括减少噪声、提供舒适座椅、选择合适餐具、考虑食物质地、以少量多餐的方式提供营养、合并使用口头或肢体的提示等。此外，保持老年人口腔卫生清洁十分重要。

1. 间接训练　指患者在训练时不进食，而是通过其他动作的练习来提高吞咽相关神经肌肉的控制能力，加强口咽肌群的力量，提高肌群运动的速度和幅度，选择性改进吞咽的功能。

（1）舌的动作训练　适用于有运送食团和咀嚼障碍的患者。①舌背上提训练，训练者以手指和压舌板压住患者的舌背，患者抵抗施加的压力，提起舌头，维持数秒；以 10 次为 1 回合，反复进行数回合的训练。②舌尖上提训练，在张开嘴巴的状态下抬起舌尖碰触硬腭与牙龈，可以连续反复进行。③单侧活动训练，让患者以舌头从颊部内侧往外面推，同时从外侧以手指压住脸颊，如果麻痹情况较重，无法推动颊部，治疗师可以用手指试压住舌头旁边，让患者抵抗施加的力量，反复训练到舌头能够用力为止。

（2）嘴唇开闭训练　适用于具有嘴唇开闭障碍，食物会从口中漏出的患者。方法：上唇往下方，下唇往上方用力维持数秒，然后放松。休息之后，反复进行数十次。

（3）喉腔开闭训练　适用于有喉腔封闭障碍，喝水会出现误咽的患者。方法：用双手推着墙壁或椅子的扶手，同时用力发 i、e 的音，或者配合患者的状态，让患者拉着椅子的扶手，用力发出声音。

（4）冷刺激法　利用冷刺激方式来触发吞咽反射的训练，可以改善吞咽相关肌群的肌肉力量和协调性。适用于喉上提范围小，肌肉收缩不协调，出现误吸的患者。方法：以泡过柠檬水的冰冻棉棒或泡过水的间接喉镜，轻轻施压摩擦前腭弓，刺激数次后，让患者紧闭嘴唇进行空吞咽。

（5）舌头制动吞咽训练　可强化舌根部后缩动作，强化咽壁的力量。适用于咽腔收缩力量减弱，吞咽后有较多咽腔残留的患者。方法：舌略向外伸，用牙齿轻轻咬住舌头或由操作者戴手套帮助患者固定舌头，嘱患者吞咽唾液，维持舌位置不变。如难以吞咽，可以先用冷刺激法，触发吞咽反射后再练习。

（6）吹气训练　可强化嘴唇、颊部、颜面的肌肉力量，以及强化声门和鼻咽腔的封闭能力。方法：事先准备装水的瓶子并插入吸管，往吸管里吹气时开始计时，吹气时需注意不能漏气也不能吹得太用力。

（7）腹式呼吸训练　可改善排痰能力。方法：完全吐气后治疗师两手分别置于患者的上腹部和胸部，让患者以鼻吸气、以口呼气，呼气结束时上腹部的手稍加压于膈部上方，患者以此状态吸气。

（8）咳嗽训练　咳嗽起到咳出误咽食物的作用，吞咽障碍患者由于肌力和体力下降，声带麻痹，咳嗽会变得无力。咳嗽训练有强化咳嗽、促进喉部闭锁的效果。

2. 直接摄食训练　直接摄食训练是通过吞咽食物来改善吞咽能力，由于使用各种代偿和辅助方法，可以很快看到改善效果，持之以恒，具有远期疗效。但存在较大误咽和窒息的风险，吞咽管理小组必须充分讨论，确保安全的情况下才能进行。

（1）调整姿势　通过调整身体角度，改变食物通过的路线和速度，从而防止误咽。倾斜的角度可以根据患者状态调整成30°～90°，如患者斜躺，口腔内位置为舌尖在上，舌根在下，可利用重力帮助运送食物。适用于舌头有问题，难以在口腔内运送食团，以及有误咽时。方法：使用可以调整角度的轮椅或床，倾斜身体，调整膝盖和髋关节微弯，让身体处于不需要出力的姿势。如果咽腔收缩时有左右差，可将姿势改成侧卧或侧倾，以便食物通过功能较好一侧的咽腔。

（2）清除口咽腔食物残留　①空吞咽、多次吞咽，吞咽食物后嘱患者继续空吞咽数次，可以清除残留在咽部的食团。②轮流吞咽，轮流吞咽不同性质的食物，也可以清除咽部残留物。如明胶果冻在18℃时有表面胶化的特性，可以吸附残留物，在吃容易黏或者散开的食物后进食一些明胶果冻，可清除口腔和咽腔残留物。③转头吞咽，适用于食团通过咽腔后有单侧梨状窝残留的患者，以及咽腔收缩不对称患者。进食时头向患侧旋转可以关闭患侧梨状窝，促使食团移向健侧，提高吞咽效率，减少误吸的发生。

（3）K点刺激法　K点位于磨牙后三角的高度，腭舌弓和翼突下颌缝的中央位置。此处实际上是一个凹陷，临床研究确认刺激该点可引起被试者张口及触发吞咽反射。失智症患者将食物吃进口中停止动作或难以出现吞咽反射时，可以使用K点刺激法触发吞咽反射。方法：在患者停止动作时，可以用冰棉棒或汤匙刺激K点，这样患者就会继续动作，触发吞咽反射。如患者同时伴有食团难以成形和食团运送困难，可使用扁平小汤匙将食物放置在舌头内部，直接以汤匙的前端刺激K点。

（4）食物的性状和黏稠度　根据食物的性状，一般将食物分为四类，即：①流质，如水、果汁等；②半流质，如米汤、羹等；③糊状，如米糊、芝麻糊等；④半固体（如软饭）、固体（如饼干、坚果等）。食物的性状应根据吞咽障碍的程度及阶段，本着先易后难的原则来选择。容易吞咽的食物特点是密度均匀、黏性适当、不易松散、通过咽和食管时易变形且很少在黏膜上残留。临床实践中，应首选糊状食物，因为它能较满意地刺激触、压觉和唾液分泌，使吞咽变得容易。此外，还要兼顾食物的色、香、味及温度等。根据吞咽障碍影响吞咽器官的部位因地制宜地选择适当食物并进行合理配制，可使用食物增稠剂调节食物的性状。

（5）食团在口中位置　进食时应把食物放在口腔最能感觉到食物的位置，最好把食物放在健侧舌后部或健侧颊部，这样有利于食物的吞咽。

（6）一口量及进食速度　一口量，即最适于吞咽的每次到食物入口量。一般正常人每口量为流质 1～20mL，果冻 5～7mL，糊状食物 3～5mL，肉团 2mL。对患者进行摄食训练时，如果一口量过多，食物将从口中漏出或引起咽部残留导致误吸；一口量过少则会因刺激强度不够难以诱发吞咽反射。一般先以少量试之（流质 1～4mL），然后酌情增加。为防止吞咽时食物误吸入气管，可结合声门上吞咽法训练，以使在吞咽时声带闭合更好后再吞咽。吞咽后咳嗽，可除去残留在咽喉部的食物残渣。为减少误吸的危险，应调整合适的进食速度，前一口吞咽完成后再进食下一口，避免两次食物重叠入口的现象。另外，还要注意餐具的选择，以采用边缘钝厚、匙柄较长、容量 5～10mL 的汤匙为宜，便于准确放置食物及控制每匙食物量。

（7）进食时提醒　对于失智老年人，在进食时适当提醒以促进患者的吞咽，可帮助减少吸入的危险。①语言示意，例如照护者在患者进食时说"吞"来提醒患者。②手势示意，例如照护者指着自己的嘴唇以提醒患者在吞咽时保持嘴唇闭紧。③身体姿势示意，例如使用下巴和头的支撑器以提醒患者保持正确的身体姿势。④文字示意，利用文字给患者和照护者提供不断的提醒，注意预防并发症。⑤食物的味道和温度示意，冷刺激可触发吞咽反射，而热的液体可提醒老年人慢慢吸吮。

（8）进食环境　进食和吞咽是一种常规的日常活动，并不需要更多的思考。然而，存在吞咽问题的患者需要加以注意，以便促进吞咽和防止误吸。因此，应安排吞咽困难患者在安静环境下进食，不要在进食时讲话，也避免其他事情分散注意力。

（9）进食前后清洁口腔、排痰　吞咽障碍患者因口腔及咽部感觉、反射能力差，唾液无法进入食管而残留于咽喉部，尤其在睡眠时容易流进呼吸道，进食后残留在口腔及咽部的食物容易随呼吸进入呼吸道，导致吸入性肺炎的发生，因此，进食前后应清洁口腔与咽部。部分患者因口腔干燥症而导致唾液分泌不足，宜用清水多漱口，保持口腔湿润和清洁。对于分泌物异常增多患者，在进食前及进食过程中需协助清理分泌物，以保持进食过程顺畅。

（五）不同原因吞咽障碍的应对策略

1. 口腔的问题　保持嘴唇和口腔湿润，确保假牙的密合度，鼓励吞唾液，调整进食姿势，提供质地适合的食物，可进行舌运动训练和口腔感觉刺激训练。

2. 咽部的问题　咽部通过障碍主要是由于吞咽反射的延迟、消失而引起食管入口部的开口障碍。可请言语治疗师制订基础训练方案，主要通过增强咽肌的运动和咽反射的诱发刺激来使咽部肌群运动正常化。依据患者咽部状况调整进食姿势，调整食物质地，进行冰刺激训练和声门紧闭运动。如伴有食管通过障碍时，为预防误咽，在进食后保持坐位并积极训练空咽。

3. 无法进行进食　保持口腔卫生及口腔湿润；提醒患者进食动作，如张嘴、咀嚼、吞下去等；给予味道强烈的食物；延长进食时间，少量多餐；允许零食的摄取。

4. 不愿意张口进食　通常有两种可能。①老年人想张嘴但张不开，可能是肌肉挛缩或颞颌关节疾病所致，可通过按摩等方式放松口腔周围及下颌关节。②老年人不想张开嘴，需解决造成不愿进食的心理因素，并结合下述措施尽量使老年人进餐，如进餐环境安静愉快、喂食要慢、将注意力集中在进食上、由照护者陪伴进食、不强迫进食等。

（六）进食方式

1. 经口进食　也叫舒适喂食法。少量多餐，或准备可以用手拿的小型食物来给患者吃；吃得下就吃；如果会呛到或暂时不想吃，不勉强患者，尽量让患者觉得吃东西是舒适的。失智老年人使用舒适喂食法时，大多数需进行间接或直接吞咽功能训练以辅助经口进食。优点：持续的经口喂食可以让患者继续享受吃的乐趣，增加家人、护理人员与患者间的互动，也不容易有社交剥夺感。缺点：为了让患者获得足够营养，经口进食的喂食间隔就必须变得比较密集，每天要花45～90分钟甚至更久的时间，食物的准备也比较费心与费时。研究显示这阶段的患者因为活动力下降，其所需要的热量也跟着下降，但患者仍可能因为其他因素（如药物、疾病）导致热量摄取不足而变得虚弱和体重下降。

2. 管饲法　包括鼻胃管放置、内视镜胃造瘘口、空肠造瘘口等。临床上以内视镜胃造瘘口术为造瘘管放置首选。优点：短期使用管饲可降低因吞咽困难和呛咳导致吸入性肺炎的发生；借管饲维持体重，减少疲倦感，节省从嘴巴吃东西的精力和时间，简化食物的摄取和减少进食的时间。缺点：综合国内外研究结果，管饲对于失智症末期患者的存活率、死亡率、营养指标、肺炎发生、压疮的改善或减少大多没有明显好处。更有研究指出长期管饲的患者有较高的吸入性肺炎发生率，而管饲和经口进食的失智症末期患者存活率没有差异。针对失智老年人吞咽障碍所采用的诸多训练方法大多数是以强化感觉和吞咽运动为目的的，失智老年人吞咽能力和吞咽障碍程度最好能通过言语治疗师的评估，制订相应康复训练策略，养护机构的护理人员或家庭照护者可在言语治疗师指导下，对失智老年人进行吞咽功能相关训练。但是对于末期的失智老年人，由于其已不太能配合进行相应训练，不宜频繁进行训练，此阶段还是以防止误吸、确保吞咽安全为主。若失智老年人经口进食时已无法避免呛咳误吸，不必坚持经口进食，可完全或搭配经管营养（管饲、经胃或肠造瘘）。

【情景模拟演练】

张爷爷，76岁，患失智症6年，有中风病史，经常忘记自己有没有吃饭，有时连续吃两餐；现在提出要吃饼干，照护员给了她，放到嘴里又嚼不动、咽不下；自己拿水杯喝水，出现呛咳。

背景：失智老年人照护专区。

模拟：三人一组，轮换担任"张爷爷""照护员""观察员"角色，完成以下任务：①应用上述两到三种方法初步评估"张爷爷"的吞咽功能；②小组讨论，为张爷爷设计一个合理的吞咽康复方案。

李奶奶的日常照护与心灵慰藉

李奶奶是一位85岁高龄的独居老人，患有轻度阿尔茨海默病和轻度失能，日常生活需要他人的帮助。她的子女因工作繁忙，无法经常陪伴在身边，因此雇用了专业的护理人员小张进行日常照护。

一、专业技能与细心照护

小张在接手李奶奶的照护工作后，首先详细了解了李奶奶的身体状况、生活习惯和个性特点。

她根据李奶奶的具体情况，制订了个性化的照护计划，包括日常饮食安排、药物管理、身体清洁、活动锻炼等。在日常生活中，小张细心观察李奶奶的需求和变化，及时调整照护方案，确保李奶奶的身体得到妥善照顾。

二、人文关怀与情感沟通

小张深知老年人在心理上的脆弱和孤独感，因此她经常与李奶奶聊天，倾听她的过往故事和心情分享。在李奶奶出现情绪波动或焦虑时，小张耐心安抚，用温暖的话语和肢体语言给予她安全感和支持。小张还鼓励李奶奶参与一些简单的活动和游戏，如做手工、听音乐、看老照片等，以激发她的兴趣和活力。

三、职业道德与责任心

小张在照护过程中始终保持着高度的职业道德和责任心，尊重李奶奶的隐私和尊严，保护她的个人信息安全。她严格遵守护理规范和操作流程，确保李奶奶的护理质量和安全。当遇到难以解决的问题时，小张及时与医疗团队和家属沟通，共同寻求最佳解决方案。

课后练习题

1. 老年人在日常生活中最常出现的安全问题是（　　　）。

A. 跌倒　　　　　　B. 坠床　　　　　　C. 烫伤

D. 呛噎　　　　　　E. 以上都可能发生

2. 老年人在进行非语言沟通时，最容易被接受的触摸部位是（　　　）。

A. 手　　　　　　　B. 头部　　　　　　C. 胳膊

D. 背部　　　　　　E. 肩部

3. 老年人在日常生活中，预防跌倒的干预措施中哪项是不正确的？（　　　）

A. 改善居家环境，减少障碍物

B. 加强平衡、步态、肌力和柔韧性训练

C. 穿拖鞋在光滑地板上快速行走

D. 合理膳食，增加蛋白质、钙、维生素 D 的摄入

E. 定期评估跌倒风险

4. 老年人在进行日常活动时，如何预防跌倒？（　　　）

A. 避免单独外出

B. 穿着合适的鞋子和衣物

C. 保持家居环境整洁、光线充足

D. 加强锻炼，增加机体的平衡性

E. 以上都是

5. 排便失禁患者的护理重点是（　　　）。

A. 保护臀部，防止发生皮肤破溃

B. 给予患者高蛋白软食

C. 认真观察排便时的心理反应

D. 鼓励患者多饮水

E. 防止便秘

第七节　老年人日常生活常用中医护理技术

学习目标

知识目标
- ◎ 掌握老年人饮食保健宜忌。
- ◎ 熟悉老年人养生保健相关功法、情志护理。
- ◎ 了解老年人五行养生保健相关知识。

技能目标
- ◎ 能应用老年人养生保健相关技术对老年人进行中医调护。

素质目标
- ◎ 能继承和发扬中国中医护理技术的责任感。
- ◎ 辨证地对老年人进行中医调护。
- ◎ 关爱老年人、关注健康的人文情怀，树立尊老、敬老、爱老的优秀品质。
- ◎ 强化职业道德教育，尊重老年人人格与隐私，具有法律意识和医疗安全意识。

情景导入

张某，男，65 岁，自退休以来，一直闲在家里，少言寡语，经常与儿女、配偶生闷气。不善与人沟通，平日喜静恶动，时有胸闷气短，心慌。饮食尚可，饭量比较小，喜欢吃鱼、

肉类，不喜欢吃青菜。平日里喜欢安静地看书、读报，但不爱运动，近几日出现下肢肢体麻木、微软。行动欠佳。医师开以补益保健类汤药，建议回家自行煎熬，汤剂服下。

💡 思考

1. 请结合本节的学习，思考判断该老人养生保健和饮食保健应该注意什么。
2. 如何为老年人提供养生和饮食保健指导？
3. 判断该老年人是否存在情志问题，为什么？
4. 如何对老年人进行中医情志护理？

知识学习

一、概述

按世界卫生组织标准，中国已经进入老龄化社会，老年人健康问题成为全社会关注的共同问题。老年人由于各系统功能衰退，出现各种各样的疾病。在漫长的历史进程中，我们的祖先在生活实践中积累了丰富的中医调护经验，经过历代医学家的不断丰富和完善，逐渐形成了既有系统理论，又有丰富方法的独具民族特色的中医护理技术，为中华民族的繁衍昌盛作出了杰出的贡献。

（一）中医护理的内涵与特点

中医护理是在中医基本理论指导下的护理工作，它是中医学的重要组成部分。中医护理的基本特点包括三个方面，即整体观念、辨证施护和中医护理技术。整体观念是中医护理工作的指导思想，辨证施护是中医护理的精髓，是指导中医临床护理的基本原则，中医独特的护理技术是护理工作的重要内容。

（二）常用中医护理技术

中医护理内容主要包括病情观察、饮食护理、情志护理、服药护理、起居护理、适宜技术、养生保健七个方面。其中常用护理技术包括拔罐法、刮痧法、熏洗法、贴药法、敷药法、坐药法、热熨法、中药保留灌肠法、中药离子导入法、超声雾气法、针灸、推拿、穴位的光电磁疗法、穴位注射疗法等内容。这些传统护理技术以其疗效好、不良反应小等特点，深受人们喜爱。

（三）老年人生理病理特点及日常生活中常用中医护理技术

1. 老年人的生理特点　正常人体阴阳气血在营养脏腑、维系脏腑功能活动的过程中不断被消耗，又不断地从饮食里得到生化或补充，但当进入老年以后，这种正常的生化需求关系便更难以继续维持。一方面是因为，老年人真元之气不足，脏腑功能日虚，阴阳气血随着年龄的增长已逐渐衰退。另一方面，老年人一生中还积累了各种劳伤；或起居无常、饮食不节；或忧悲嗔怒、劳欲过度；或嗜好烟酒、罹患疾病等，必然进一步加重了脏腑功能的衰退，老年人的基本生理特点是阴阳气血的虚损、残阴、残阳。具体来说，老年人的生理特点主要体现在五脏渐虚、易感外邪、易伤七情。

2. 老年人的病理特点　老年人病理特点主要表现为：虚中夹实、多瘀多痰、易传易变、阴阳易竭。

"虚中夹实"指的是老年人由于正气虚弱，抗邪不力，以至于许多老年病缺乏典型的临床表现。其病理状态表现为病程缠绵，日趋恶化。发病过程中，正邪双方力量，容易不断地发生变化。因此，老年病大多表现为慢性、进行性且代偿力差。"多瘀多痰"指的是老年人因邪阻气滞而生瘀血与痰饮的途径增多。或外邪久侵，情志郁结，积滞内阻；或内寒凝滞，虚热灼烁；或劳力伤气，劳心伤血，都能产生瘀血与痰饮。同时老年人少劳动、少运动，久而久之导致气机壅滞，血不畅行，津液内停。"易传易变"指的是老年人由于正气虚衰，脏腑功能低下，所以患病后容易转变，主要体现在外感逆传和脏腑相传。残阴、残阳构成了老年病阴阳易竭，以致成为发生猝死或死亡的病理基础。

因此，老年人日常中医调护十分重要，中医护理应以中医养生调护为主，而不是疾病的护理，且护理措施以更适合老年人生理病理特点的技术为宜。

3. 老年人日常常用中医护理技术　根据老年人的生理病理特点，日常生活中老年人主要以养生调护为主，配合中医护理技术的情志护理、饮食护理、服药护理、保健功法、适宜技术等。

"养生"一词中，"养"指保养、调养、培养、补养、护养；"生"有生命、生存、生长之意。"中医养生"又称摄生、道生、养性、卫生、保生、寿世等，养生的理论和方法被古人通称为"养生之道"。如《素问·上古天真论》曰：上古之人，其知道者，法于阴阳，和于术数，食饮有节，起居有常，不妄作劳，故能形与神俱，而尽终其天年，度百岁乃去。所谓"养生调护"简单而言，是指调护生命、调护健康。养生调护活动，贯穿于人类生长壮老已的全过程，是根据生命发展规律，通过调节饮食、活动形体、调养精神、调适寒暑等多种方法或手段达到调养身体、减少疾病、增进健康、延年益寿的目的。

4. 老年人养生调护的注意事项

（1）保证睡眠　每天至少8小时。白天应有适当的休息。要睡好午觉，感到疲倦时便可打个盹。卧室必须通风、保持干净、温度适宜、光线应暗一些。长期失眠者，可在医师指导下，服用适量的安眠药。为提高睡眠质量，老年人每晚临睡前，面北闭目，心平气和，静坐3～5分钟。以左手心搓摩右足心，右手心搓摩左足心，各10余次。坐正，双手从腰眼两侧往上捏脊，边捏边提，反复几次。仰卧床上，闭目，四肢轻松平放，自然呼吸，用右手揉擦脐部10余次，再换左手揉擦；用双手的中、食指分别点按天枢穴（脐旁两横指处）3～5下；再从两肋下（章门穴）用双手掌左右同时轻推至脐部3～5次。手掌按摩胸腹的中府、中脘、丹田穴；再按摩颈部的翳风、安眠（第2掌骨后1/3桡侧处）、风池穴；然后按摩腰部，搓手和摩面各20～30次。卧床，眼微闭，全身放松，枕头高低适当，然后头侧向右摆动100次，头只限向右摆动90°，再恢复原状，切勿向左摆动。摆头后叩齿100次。

（2）饮食有节　食物必须是容易消化、富有营养的。除五谷杂粮之外，牛奶、鸡蛋等既有营养，又便于食用；新鲜蔬菜、水果含有多种维生素，不可缺少。饮食宜清淡，避免辛辣刺激；要有规律，不吃零食、不偏食；戒烟酒。

（3）合理运动　当前影响老年人健康的一个值得注意的问题就是运动不足。由于运动不足，加上精神上经常处于紧张状态，冠心病、肥胖症、高血压、糖尿病、颈椎病甚至癌症等的发病率大为增高。据观察，长期坚持体育锻炼，有利于心肺功能保持良好的状态，衰老过程可能会推迟 10～20 年，甚至更长。因此老年人应每天坚持户外运动。但运动量要适度，不宜太剧烈，以散步、慢跑、打太极拳、练气功为好。同时，亦要有静坐静卧的时间，特别是在疲劳后，更应安静休息。体力劳动不能代替体育锻炼。适合老年人活动的项目包括散步、慢跑和游泳、跳舞与体操、球类运动等，中医养生调护中的太极拳和气功是中老年人比较理想的一种健身方法。长期坚持锻炼，具有延缓衰老作用。

（4）保持适度的体重和正常体态　肥胖的最大危害是它会带来许多老年性疾病，容易引发高血压、冠心病、痛风、胆石症和胰腺炎等病。体重超重还会增加脊柱和关节的负担，引起背痛、关节炎和关节变形等。保持适度体重的理想办法是控制饮食和加强体育锻炼。平时应自然地使胸脯前挺，腹部内收，这样可以避免和克服老年人的弯腰、驼背现象。

（5）移情易性　老年人要热爱生活，情绪乐观，待人接物应豁达大度，想得开，少生气，培养兴趣爱好。一个平日生活中无任何爱好的人，一旦离退休后就会感到生活单调，枯燥无味，久之则会影响情绪，甚至损害健康，出现所谓"离退休综合征"。老年人有合适的兴趣爱好，才能使精神有所寄托，提高生活情趣，振奋精神，促使各种生理功能活跃，从而达到延缓衰老、延年益寿的目的。常用方法包括音乐养生调护、种花、养鸟、书画、琴棋、歌舞、旅游等。

二、情志护理

情志护理是以中医基础理论为指导，应用科学的护理方法，帮助患者改善或消除不良的情绪状态，从而达到预防和治疗疾病的目的。《灵枢·口问》强调："悲哀忧愁则心动，心动则五脏、六腑皆摇。"不同的疾病，有不同的精神改变，而不同的情志，又可以直接影响不同的脏腑功能，从而产生不同的疾病。在正常情况下，喜、怒、忧、思、悲、恐、惊等情绪是人体接触外界事物的正常生理反应，在一定限度内不会引起疾病。但如果超出限度，就会引起人体功能紊乱，伤及内脏。老年人由于其特殊的情志特点，因此日常护理上也应与一般中医护理有不同。

（一）情志护理的基本原则

老年人脏腑气血已虚衰，常有孤寂感，多因忧郁、悲伤、思虑等致病。因此，应以"诚挚体贴，全面关心""精神内守，清静养神""怡情畅志，乐观愉快"为原则。

老年人的心理状态和行为不同于常人，常会产生紧张、恐惧、悲哀、愤怒、孤独、寂寞、苦闷、忧愁、焦虑等不良情绪。故护理人员应"视人犹己"，全面关心患者，善于体贴患者的苦，满腔热情地对待患者，以取得患者的信任；对患者的态度要和蔼、亲切、温和、耐心，语言要文明礼貌；应注意自身的衣着打扮、言谈举止，努力做到有亲和力；还要使老年人了解少思寡欲、随和乐观是静神的主要手段，学会"节喜怒、静六欲"，做到宁静、豁达、乐观，一切顺其自然，避免情绪波动。只有将"静"融于患者的日常生活中，思维安静，精神内守，精气才能日见充实，形体亦可随之健壮。古人所谓"静者寿，躁者夭"，说的就是这个道理。保持乐观愉快的情绪能使人心境平和，气机调畅，气血调和，脏腑功能旺盛，从而有益于身心健康。

（二）情志护理的基本方法

情志护理的基本方法主要包括说理开导法、移情易性法、情志相胜法、顺情解郁法。

中医所谓"情志相胜法"，又称为情志制约法、以情胜情法，是以一种情志抑制另一种情志，以淡化或消除不良情绪，保持良好的精神状态的一种方法。《素问·阴阳应象大论》指出"怒伤肝，悲胜怒""喜伤心，恐胜喜""思伤脾，怒胜思""忧伤肺，喜胜忧""恐伤肾，思胜恐"。朱丹溪进一步指出：怒伤，以忧胜之，以恐解之；喜伤，以恐胜之，以怒解之；忧伤，以喜胜之，以怒解之；思伤，以怒胜之，以喜解之；恐伤，以思胜之，以忧解之；惊伤，以忧胜之，以恐解之；悲伤，以恐胜之，以怒解之。上述以情胜情法，是根据情志及五脏间存在的阴阳五行生克原理，用相生相克的情志来转移和干扰原来对机体有害的太过情志，以协调情志，保持良好的精神状态。情志相胜的方法是中医学独特的情志治疗护理方法，该方法在当前临床上仍有重要的应用价值。如对于过怒所致疾病，以怆恻苦楚之言感之；对于突然或过度喜悦所造成的精神散乱，施恐怖以治之；对于过度思虑所得疾病，以怒而激之等。又如，根据喜胜悲忧的方法，对于悲伤、忧愁过度的患者，不妨让其多听听相声，或适当讲个笑话，以调节患者的情绪。

（三）老年人适用调养情志的调护方法

1. "音乐调护"以养情志　音乐对人的情绪有明显的感染力。当听到轻松愉快的音乐时，会忘却疲劳而心旷神怡；在进行过程中，进行曲可使精神抖擞，增强昂首阔步去争取胜利的信心；体操锻炼时有音乐伴奏，随着音乐的旋律，能增加健康美好的感受。相反，过分激烈的音乐节奏有害于人的身心健康，使人烦躁不安。优美的乐曲的旋律、速度、音调，可对人体产生镇静、安定、镇痛、调节情绪及降低血压等作用。优美的乐曲能推迟老年人大脑的衰老，唤回失去的记忆，促进消化系统的功能，改善睡眠质量。因此，培养对音乐的爱好不仅可丰富老年人的生活内容，获得美好的享受，而且可以延年益寿。

2. "种花、养鸟"调畅情志　一些老年人在庭院内、阳台上种一些花花草草，按时浇水、不时松土、翻盆、接枝、移植、修剪等，忙得高高兴兴。当欣赏到自己的"劳动果实"时，心灵得到极大的安慰和满足。养鸟的老人，每日清晨提着一两只鸟笼去公园或河岸边走，要步行较多路，无疑是一种良好的锻炼。银铃般的鸟叫，对老人来说更是一种艺术享受。饲养小鸟（包括其他小动物）对老年人健康有益，小动物生动活泼的形象和洋溢出来的生命力，激发了老年人对生活的无限热爱，消除了孤独和衰老感。由此可见，种花养鸟既可锻炼身体，又能陶冶情操，使老年人在精神思想的修养上达到新的境界，对养生、延缓衰老是大有好处的。

3. "琴棋、书画"陶冶情志　书画活动要求学者"专心致志""一心不二用"。当临池写字作画时，精神格外集中，兴致特别高昂，使老人乐以忘忧；写字作画要求保持良好的姿势，挥笔时要松肩、悬肘、竖腕、灵活用指，以及久站久立，甚至从架子、梯子上爬上爬下（巨幅书画），其中都包含有体力锻炼的意思。中医学家认为，练字作画时，要求气沉丹田，运劲于指端，才能"力透纸背""入木三分"。这是一种用意念引导的功力，含有气功锻炼的要素在内，是与气功锻炼的结合；历来书画家都强调品德修养的重要性，认为人品高，书品和画风才能高雅。人品高雅则善于自制，性格稳定，不易动怒生气。凡此，对养生、延缓衰老大有好处。拉京胡或二胡、小提琴，弹钢琴、吉他等均有遣兴舒心之效。一些老人喜欢"自拉自唱"，或三五好友互拉互唱，不失为一种高雅的娱乐活动，有益健康。下棋（围棋、象棋、跳棋等）能有效地锻炼思维，保持和增强老年人记忆力，促进思想活跃，有利于延年益寿。老年人要特别注意下棋对局，以娱乐为主，不可计较胜负，不要过分注重输赢。

4. "旅游度假"舒缓情志 对老年人来说，能旅游是一种很大的乐趣，旅游景点有一个共同的特色，就是"引人入胜"。对旅游的极大兴趣，使许多老年人忘记自己"体衰多病"，认为自己仍和青年人一样，充满生机活力。同时，旅游活动中的登山、涉水等，都包含着相当强度的体力活动。可促进心血管和呼吸系统的功能，增强骨骼和肌肉系统的力量，促进新陈代谢，提高机体抗病和适应外界环境的能力，全面地增进老年人的健康。此外，祖国的锦绣山河，悠久的文化历史，丰富多彩的民俗风情，品尝不尽的各地风味小吃和名菜佳肴等，能使老年人大开眼界，扩大心胸，明白事理，有助于老年人正确认识人生，摆脱烦恼，增强生活的信念，接受丰富的现实。实践证明，旅游可使老年人消除孤独和衰老感，增添生活乐趣。

三、针灸养生保健与护理

针灸是中医学中的重要组成部分。它不仅是中医治疗学的重要手段，也是养生学中重要的保健措施和方法。利用针灸进行保健强身，是中医养生法的特色之一。《灵枢•经别》篇说："十二经脉者，人之所以生，病之所以成，人之所以治，病之所以起。"说明人的生长与健康、疾病的酿成与痊愈，与人体经络有密切的关系。针灸保健就是根据中医经络腧穴理论运用针刺、艾灸等方法，以疏通经络气血、调理脏腑功能，从而达到增强体质、防病治病的养生目的。

针法是用不同的针具刺激人体的经络腧穴，施以提、插、捻、转、迎、随、补、泻等不同手法，以达到激发经气、调整人体功能的目的。其所用工具为针，使用方法为刺，以手法变化来达到不同的效果。灸法则是用艾绒和其他药物，借助于药物烧灼、熏熨等温热刺激，以温通气血。其所用物品为艾绒等药物，使用方法为灸，以局部温度的刺激来达到调整机体的作用。两种方法均以实施手法为主，以不同手法达到不同目的。两种方法各有特长，针刺有补有泻，灸法长于温补、温通，属于中医外治法中两种不同类型。

（一）针刺养生保健法

1. 针刺养生保健法的概念 针刺养生保健，就是用毫针刺激人体一定的穴位，运用迎、随、补、泻的手法以激发经气，使人体新陈代谢功能旺盛，达到强壮身体、益寿延年的目的的养生方法。

针刺保健与针刺治病的方法虽然相同，但各有侧重。保健而施针刺，着眼于强壮身体，增进机体代谢能力，旨在养生延寿；治病而用针法，着眼于纠正机体阴阳、气血的偏盛偏衰，扶正祛邪，意在祛病除疾。因而，用于保健者，在选穴、施针方面，亦有其特点。选穴则多以具有强壮功效的穴位为主，施针的手法、刺激强度宜适中，选穴亦不宜过多。

2. 针刺养生保健法的作用　针刺之所以能够养生，是由于刺激某些具有强壮功效的穴位，可以激发体内的气血运行，使正气充盛、阴阳协调。现代研究证明，针刺某些强壮穴位，可以提高机体新陈代谢能力和抗病能力。如：针刺正常人的足三里穴，可使白细胞总数明显增加，吞噬功能加强。针刺保健的作用，大致有以下几方面。

（1）疏通经络　针刺的作用主要在于疏通经络，使气血流畅，即《灵枢·九针十二原》所谓"欲以微针，通其经脉，调其血气"。针刺前的"催气""候气"，刺后的"得气"，都是在调整经络气血。如果机体某一局部的气血运行不利，针刺即可激发经气，促其畅达。所以，针刺的作用首先在于"通"。经络畅通无阻，机体各部分才能密切联系，共同完成新陈代谢活动，人才能健康无病。

（2）调理虚实　人体的生理功能活动时刻都在进行，在正常情况下，也会出现一些虚实盛衰的偏向。如：不同的个体、不同的时期，其体质、体力、耐力、适应能力等都会出现一定的偏差。针刺保健则可根据具体情况，纠正这种偏差，虚则补之，实则泻之，补泻得宜，可使弱者变强，盛者平和，以确保健康。

（3）平和阴阳　"阴平阳秘"是人体健康的关键。针刺可以通经络、调气血，使机体内外交通、营卫周流、阴阳和谐。如此新陈代谢自然会健旺，以达到养生保健的目的。

3. 针刺养生的方法　进行针剂养生时，施针的手法、刺激强度宜适中，选穴亦不宜过多。

（1）配穴　针刺保健可选用单穴，也可选用几个穴位为一组进行。欲增强某一方面功能者，可用单穴，以突出其效应；欲调理整体功能者，可选一组穴位，以增强其效果。在实践中，可酌情而定。

（2）施针　针刺养生，宜施针和缓，刺激强度适中。一般留针不宜过久，得气后即可出针；针刺深度也应因人而异，年老体弱者，进针不宜过深，形盛体胖之人，则可酌情适当深刺。

（3）禁忌　遇过饥、过饱、酒醉、大怒、大惊、劳累过度等情况时，不宜针刺；孕妇及身体虚弱者，不宜针刺。

4. 常用保健穴位　选穴多以具有强壮功效的穴位为主，常用穴位如下。

（1）关元　本穴为保健要穴，有强壮作用。用毫针斜刺 0.5 寸，得气后出针。每周针 2 次，可起到强壮身体的作用。

（2）曲池　此穴具有调整血压、防止老年人视力衰退的功效。可用毫针直刺 0.5～1 寸，针刺得气后，即出针。体弱者可留针 5～10 分钟，每日 1 次，或隔日 1 次。

（3）三阴交　此穴主要是调补肝、脾、肾三脏，特别是对生殖系统的功能有重要作用，用毫针直刺 1～1.5 寸，针刺得气后，即出针，体弱者，可留刺 5～10 分钟。每日 1 次，或隔日 1 次。

（4）足三里　为全身性强壮要穴，可健脾胃，助消化，益气增力，提高人体免疫功能和抗病功能。用毫针直刺 1～1.5 寸，可单侧取穴，亦可双侧同时取穴。一般人针刺得气后，即出针。但对年老体弱者，则可适当留针 5～10 分钟。隔日 1 次，或每日 1 次。

（5）命门　养生保健的重要穴位。多用于肾气不足，形体虚寒者，尤以遗精、阳痿、早泄、带下、泄泻、肢冷腹寒者效果较佳。毫针斜刺 0.5 寸，得气后，即出针。每周 1～2 次。

（6）气海　常针此穴，有强壮作用。毫针斜刺 0.5 寸，得气后，即出针。可与足三里穴配合施针。每周 1～2 次。

（7）中脘　为强壮要穴，具有健脾益胃、培补后天的作用。能调理肠胃功能，促进消化吸收，从而使人体的营养物质充足，气血旺盛。用毫针直刺 0.5～1 寸，得气后出针。每周针 1～2 次，可起到强壮身体的作用。

（8）肾俞　能补益肾精，温通元阳，强身壮腰，延缓衰老，是常用的保健穴位。对于肾炎、遗精等泌尿生殖系统的疾病也有特效。温针灸：用毫针直刺 0.5～1 寸，每次温针灸 1～3 壮（放置艾团时），每日或隔日 1 次，1 个月为一个疗程。

（二）艾灸养生保健法

1. 保健灸法的概念　保健灸法是在身体某些特定穴位上施灸，以达到调和气血、温通经络、煦养脏腑、益寿延年目的的一种方法，古代医家称之为"逆灸"。保健灸不仅用于强身保健，亦可用于久病体虚之人的调养，是我国独特的养生方法之一。灸法运用于保健，已有悠久的历史。唐代名医孙思邈善于养生，其长寿健康的秘诀即是："余旧多疾，常苦短气，医者教灸气海，气遂充足，每岁一二次灸之，以救气故也。凡脏气虚惫及一切真气不足，久疾不瘥，皆宜灸之。"《扁鹊心书》中亦指出："人于无病时，常灸关元、气海、命门、中脘……虽未得长生，亦可保百余年寿矣。"说明古代养生家在运用灸法进行养生方面，已有丰富的实践经验。时至今日，保健灸仍是广大群众所喜爱的行之有效的养生方法。

目前施灸材料主要是艾叶制成的艾绒，艾为辛温阳热之药，主治百病。艾是多年生菊科草本植物，以陈旧者为佳。点燃后，热持久而深入，温热感直透肌肉深层。《神农本草经疏》载："艾叶能灸百病。"《本草从新》曰艾叶："苦辛，生温熟热，纯阳之性，能回垂绝之元阳，通十二经、走三阴、理气血、逐寒湿、暖子宫……以之灸火，能透诸经而除百病。"《灵枢·经脉》篇指出："灸则强食生肉。"《医学入门》说："凡一年四季各熏一次，元气坚固，百病不生。"

2. 保健灸的作用

（1）温通经脉，行气活血　《灵枢·刺节真邪》中提到："脉中之血，凝而留止，弗之火调，弗能取之。"气血运行具有得温则行，遇寒则凝的特点。灸法其性温热，可以温通经络，促进气血运行。

（2）健脾益胃，培补后天　灸法对脾胃有着明显的强壮作用，《针灸资生经》中指出："凡饮食不思，心腹膨胀，面色萎黄，世谓之脾肾病者，宜灸中脘。"在中脘穴施灸，可以温运脾阳，补中益气。常灸足三里，不但能使消化系统功能旺盛，增加人体对营养物质的吸收，以濡养全身，亦可起到防病治病、抗衰防老的效果。

（3）培补元气，预防疾病　《扁鹊心书》指出："夫人之真元，乃一身之主宰，真气壮则人强，真气虚则人病，真气脱则人死，保命之法，灼艾第一。"艾为辛温阳热之药，以火助阳相得，可补阳壮阳，使真元充足、人体健壮。"正气存内，邪不可干"，故艾灸有培补元气、预防疾病之作用。

（4）升举阳气，密固肤表　《灵枢·经脉》篇说："陷下则灸之。"气虚下陷，清阳不升，则皮毛不任风寒，因而卫阳不同，腠理疏松。常施灸法，可以升举阳气，密固肌肤，抵御外邪，调和营卫，起到健身、防病治病的作用。

3. 保健灸的操作要领　根据体质情况及所需的养生要求选好穴位，将点燃的艾条或艾炷对准穴位，使局部感到有温和的热力，以感觉温热舒适，并能耐受为度。一般来说，健身灸时间可略短，病后康复，施灸时间可略长。春、夏二季，施灸时间宜短，秋、冬二季施灸时间宜长，四肢、胸部施灸时间宜短，腹、背部位施灸时间宜长。老年人施灸时间宜短。施灸的时间，传统方法多以艾炷的大小和施灸壮数的多少来计算。艾炷是用艾绒捏成的圆锥形的用量单位，分大、中、小三种。如蚕豆大者为大炷，如黄豆大者为中炷，如麦粒大者为小炷。每燃烧一个艾炷为一壮。实际应用时可据体质强弱而选择。体质强者，宜用大柱，体质弱者，宜用小柱。

4. 注意事项

（1）定时施灸　生活在自然环境中的人类时刻受到自然环境改变的影响，尤其是气候变化。故每年、每季、每月、每日的定时施灸，能及时增强机体抗病能力，适应季节气候的变化。

（2）贵在恒心　人们往往是在生病时急于求医，而平时则掉以轻心。故养生需要有耐心、恒心，贵在坚持，终身施灸，方可延年益寿。

（3）数法并灸　人体的五脏六腑互相关联，是一个相互统一的整体。当某一脏腑有病时常影响机体其他脏腑。故施灸时，可防病治病相结合，各种灸法齐施，还可以与其他保健养生方法相结合应用。

（4）慎防烫伤　艾绒易燃，施灸时注意艾火跌落，谨防烫伤，尤其是老年人和小孩，灸后要彻底熄灭艾火，慎防火灾。

5. 常用保健灸穴位　一般来说，选用针刺保健的常用穴位，同时，也包括一些不宜针刺的穴位。大都可以用于保健灸法。

（1）足三里灸　足三里，足阳明胃经穴位，位于犊鼻穴下3寸，胫骨前嵴外开1横指处，具有健脾益胃，促进消化吸收，强壮身体，延年益寿之功。老年人常灸足三里还可预防中风。具有防老及强身的作用。用艾条、艾炷灸均可，时间可掌握在每次15～20分钟，以穴位处稍红为度。隔日施灸1次，每月灸10次，或每月初一至初八（农历）连续施灸8天，效果更佳。

古代养生家主张常在此穴施瘢痕灸，使灸疮延久不愈，可以强身益寿。"若要身体安三里常不干"，即指这种灸法。现代研究证明，灸足三里穴确可改善人的免疫功能，并对肠胃、心血管系统等有一定影响。

（2）关元灸　关元又名丹田，为一身元气之所在。能温肾固本，补气回阳，通调冲任，理气和血。为养生保健、强壮体质的重要穴位，也是老年常用的保健灸穴。长期施灸可壮一身之气，使元气充足，虚损可复，故可以主治诸虚劳损。此法孕妇不宜使用。对于阳气不足、身体衰弱、怕冷乏力以及遗精、早泄、阳痿、腹泻等均有预防治疗作用。①艾条温和灸，每次施灸10～20分钟，以灸至局部皮肤红晕发热为度，每周灸治1～2次，秋冬季也可每日连续灸，灸10余次后停10～20天，然后再灸。②艾炷隔姜灸，每次灸治10～20分钟，艾炷如枣核或黄豆大小。每日或隔日1次，或3日灸治1次。10～15次为一个疗程。

（3）神阙灸　神阙又名肚脐，任脉穴位，当脐正中处。具有复苏固脱、温补元阳、健运脾胃、延年益寿的作用。《医学入门》中记载："人常根据法熏蒸，则荣卫调和，安定魂魄，寒暑不侵……凡用此灸，则百病顿除，益气延年。"采用艾条温和灸，每次灸 7～15 壮，每日 1 次，灸 10 次后停 10～20 天，然后再灸。还可用间接灸法，如将盐填脐心上，置艾炷灸之，有益寿延年之功。

（4）中脘灸　中脘，任脉穴位，位于脐上 4 寸处。为强壮要穴，具有健脾益胃、培补后天的作用。能调理肠胃功能，促进消化吸收，使人体的营养物质充足，气血旺盛。一般可用艾条温和灸、艾炷直接灸、艾炷隔姜灸，每次灸 10～20 分钟，艾炷灸 5～7 壮，隔日 1 次，10 次一个疗程。

（5）合谷灸　合谷是预防治疗头面五官疾病的重要穴位。古人云"面口合谷收"，对五官科许多疾病均有良效。合谷具有良好的镇痛作用，是治疗各种痛证的首选穴位。亦能祛风散寒解表，调节胃肠功能，实为家庭常用的养生保健康复穴之一。①艾条温和灸，10～20 分钟，每日或隔日 1 次，连续灸 3～6 个月。②艾炷直接灸，每次 3～5 壮，隔日或 3～5 日 1 次，1 个月为一个疗程，连灸 1～3 个疗程。③艾炷隔蒜灸，每次 3～5 壮，每日或隔日 1 次，多用于预防治疗头面五官疾病。

（6）肾俞灸　肾俞穴为肾之背俞穴，肾为先天之本，精气出入的源泉。若肾气充足则人的精力充沛，行动敏捷，耳聪目明，生殖力强，消化吸收和新陈代谢都很旺盛。艾灸肾俞能补益肾精，温通元阳，强身壮腰，延缓衰老，是常用的保健方法。对于肾炎、遗精等泌尿生殖系统的疾病也有特效。①艾条温和灸，10～20 分钟，每日或隔日 1 次，连续灸 3～6 个月，7～10 次为一个疗程。②艾炷直接灸，每次 3～7 壮，隔日或 3～5 日 1 次，1 个月为一个疗程，连灸 2～3 个疗程。③温针灸，每次 1～3 壮，或灸 10～20 分钟，每日或隔日 1 次，1 个月为一个疗程。

（7）涌泉灸　涌泉，足少阴肾经穴位，在前脚掌中心凹陷处取穴。此穴能滋补肾之精气，增强脏腑的功能活动，强身抗衰，为老年人保健常用穴位之一。常灸此穴，可健身强心、有益寿延年之功效。①艾炷隔姜灸，每次灸 5～10 壮，艾炷如枣核或黄豆大小，以灸至皮肤红晕、发热为度，每日或隔日 1 次，10 次为一个疗程。间歇 5～7 天再灸。②艾炷直接灸，每次灸 3～5 壮，艾炷如枣核或黄豆大小，灸至皮肤有灼痛感时迅速更换艾炷，谨防起疱。

（8）气海灸　气海属于任脉，位于脐下，为诸气之海，是大补元气，总调下焦气机，养生保健的重要穴位。常灸此穴能培补元气，调理气机，对于真元之气不足，下焦气机失调所致的腹泻、阳痿、遗精、月经不调均可调理之。①艾条温和灸，每次灸 10～20 分钟，隔 2 日 1 次，每月 4～5 次，至小腹温热皮肤潮红为止。②艾炷灸，每次灸 3 壮，1 次即可，也可以用发疱灸，每次 5～7 壮，10 次为一个疗程，间隔数日再灸。③艾炷隔附子灸，将附子研末，加面粉少许调和成糊状薄饼，0.3～0.5cm 厚，待稍干时用针扎数孔放脐上，上置艾炷施灸，每次施灸 3～5 壮，每周灸治 1～2 次，10 次为一个疗程，间隔 5～10 日再灸。

（9）三阴交灸　三阴交穴为足三阴经之交会穴，主治肝、脾、肾三脏的疾病，具有健脾和胃、补益肝肾、调经血、主生殖的作用。现代研究证明，三阴交穴对泌尿、生殖、消化、内分泌、心血管等多个系统皆有作用。①艾条灸（温和灸和雀啄灸），每次 20～30 分钟，每日或隔日 1 次，至少连续灸 1 个月。②艾炷灸，每次 5～10 壮，隔日或每周 1 次，连续灸 1～3 个月。

（10）膏肓灸　膏肓，足太阳膀胱经穴位，位于第四胸椎棘突下旁开 3 寸处。具有宣通阳气、杀虫定喘的功效。《备急千金要方》中说："此灸讫后，令人阳气康盛。"艾条温和灸，每次灸5~10分钟，艾炷灸7~15壮，隔日1次，每月灸5~6次。

（11）大椎灸　大椎为手足三阳经和督脉的交会穴，总督一身之阳气，为振奋阳气、强壮保健的重要穴位。能预防治疗各种虚损和感冒等病证。还可清脑宁神，增强智力，调节大脑功能。现代研究发现，大椎穴具有良好的消炎，退热，解痉，消除黄疸，预防流脑、流感，增加白细胞的作用。①艾条温和灸和雀啄灸，每次5~10分钟，隔1~2日1次，每月10次。②艾炷灸，每次灸3壮，1次即可。③也可以用发疱灸或无瘢痕灸，每次2~6壮，隔2日1次，或每周3次，连续灸1~3个月。

（12）风门灸　风门具有疏风解表、宣通肺气作用，能预防治疗感冒和呼吸系统疾病。体虚易患感冒者灸之效果甚佳。《类经图翼》中说："此穴能泻一身热气，常灸之，永无痈疽、疮疥等患。"艾灸本穴对预防疗疮疖肿、痈疽、鼻炎等有效。①艾条温和灸和雀啄灸，5~10分钟，隔1~2日1次，每月10次，多用于中风、高血压的预防治疗。②艾炷隔姜灸，每次灸治10~15壮，每日或隔日1次，每月灸4~5次，适用于预防流感。③艾炷隔蒜灸，每次灸治5~7壮，每日或隔日1次，多用于预防疗疮疖肿、痈疽、鼻炎等。

（13）命门灸　命门意指生命之门，是滋肾壮阳、养生保健的重要穴位。多用于肾气不足，形体虚寒者，尤以遗精、阳痿、早泄、带下、泄泻、肢冷腹寒者效果较佳。①艾条温和灸，10~20分钟，每日或隔日1次，连续灸3~6个月。②艾炷直接灸，每次10~15壮，隔日或3~5日1次，1个月为一个疗程，连灸1~3个疗程。③艾炷隔附子灸，将附子研末，加面粉少许调和成糊状薄饼，0.3~0.5cm厚，待稍干时用针扎数孔，放脐上，上置艾炷施灸，1饼灸干可以再换它饼继续施灸，每次施灸3~5壮，每日或隔日1次，连灸1个月。

（14）曲池灸　曲池为大肠经的合穴，能调节胃肠功能，预防治疗腹泻、便秘等肠胃疾病。曲池穴位于肘关节处，艾灸此穴能温经散寒，舒经活络，使上肢的功能更加灵活，对肩周炎、肘关节炎、肱骨外上髁炎（网球肘）等常见疾病亦有较好的预防治疗作用。曲池穴的清热祛风作用也很强，是退热的主穴，用于治疗各种炎性发热、感冒、风疹等疾病。①艾条温和灸，10~15分钟，隔1~2日1次，直至身体健康为止。②艾炷灸，每次灸3壮，1次即可，也可以用发疱灸，每次3~5壮，隔日或每周1次。③艾炷隔姜灸，每次灸治5~7壮，每日或隔日1次，10次为一个疗程，最适用于上肢功能保健。

四、推拿养生保健与护理

（一）推拿养生保健的概念

推拿养生保健是指在中医理论指导下，通过在人体体表一定的部位施以各种手法，或配合某些特定的肢体活动来预防治疗疾病的一种养生保健方法。千百年来一直得到广泛的应用，并发展成为一门有特色的学科。在养生方法中，推拿是一种简便易行、效果显著的方法。

（二）推拿养生保健的作用

1. 促进气血运行　气血是构成人体的基本物质，是脏腑、经络、组织器官进行生理活动的基础，气血周流全身运行不息，能促进人体的生长发育和进行正常的生理活动。《素问·调经论》指出："血气不和，百病乃变化而生。"推拿具有调和气血、促进气血运行的作用，其途径有两种：其一是通过健运脾胃；其二是疏通经络和加强肝的疏泄功能。

2. 疏通经络　推拿具有疏通经络的作用，当推拿手法作用于体表，就能引起局部经络反应，主要能起到激发和调整经气的作用，并通过经络途径影响到所连属的脏腑、组织的功能活动，进而调节机体的生理、病理状况，达到治疗效果，使百脉疏通，五脏安和。

3. 调整脏腑功能　脏腑是化生气血、通调经络、主持人体生命活动的主要器官。推拿具有调整脏腑功能的作用。例如：在肺俞、肩中俞施用一指禅推法能止哮喘；点按脾俞、胃俞穴能缓解胃肠痉挛、止腹痛；而且不论虚实寒热，只要选用相宜的手法治疗，均可得到不同程度的调整。

推拿对脏腑的不同状态，有着双向的良性调整作用。如推挤后按揉内关穴既能使高血压患者的动脉压下降，也可使处于休克状态患者的动脉压上升；按揉或一指禅推法在足三里治疗，既能使分泌过多的胃液减少，也可使分泌不足的胃液增多。推拿对脏腑的调节作用，是通过手法刺激体表直接影响脏腑功能，以及借助经络与脏腑间的联系来实现的。

4. 滑利关节　推拿滑利关节的作用表现为三个方面：一是通过手法促进局部气血运行，消肿祛瘀，改善局部营养，促进新陈代谢；二是运用适当的活动关节的手法松解粘连；三是应用整复手法纠正筋出槽、关节错缝。

5. 增强人体抗病能力　疾病的发生、发展及其转归的全过程，就是正气与邪气相互竞争、盛衰消长的过程。"正气存内，邪不可干""邪之所凑，其气必虚"，疾病之所以发生和发展，就是因为机体的抗病能力处于相对劣势，邪气乘虚而入。推拿能增强人体的抗病能力，具有扶正祛邪的作用。如推拿能预防感冒，推拿后能增强人体的免疫功能等。推拿增强人体的抗病能力是通过以下途径实现的：其一，通过刺激经络，直接激发、增强机体的抗病能力；其二，通过疏通经络，调和气血，有利于正气发挥其固有的作用；其三，通过调整脏腑功能，使机体处于最佳的功能状态，有利于调动所有的抗病手段和积极因素，一致对抗邪气。

总之，推拿对人体的作用是多方面的，大量的临床实践和实验研究证明，推拿不仅仅对软组织损伤疗效显著，对于内脏疾病亦有很好的疗效。推拿虽作用于人体体表部位，但通过手法所产生的动力及其他的生物物理信息，改善机体的内外环境，从而调整了人体的生理功能，并且提高了人体的抗病、防病能力。

（三）推拿养生保健常用部位及方法

1. 上肢　操作时，以掌心在上肢施术，拇指与其他四指分开，双手掌心压住上肢部位在受术部位进行提、拉、压、推的连续动作，力度要重而不滞、轻而不浮，不能跳跃，要有渗透感，不能有暴力感，上肢外侧用力可大于上肢内侧。推拿上肢部位对心肺有保护作用。进行推拿时，上肢内侧方向由下至上为补法，上肢外侧由上至下为泻法。轻手法为补法，重手法为泻法。施术时间一般为3～5分钟。身体虚弱、气血不足者适用于补法；气血壅滞，有实证者，一般用泻法。

2. 下肢　在老年人下肢施术，全掌拇指与其他四指分开，拇指与其他四指分开距离尽可能加大，使掌心更好地压住下肢部。动作要缓慢，渗透力要强，下肢用力大于上肢部。推拿下肢可以调节脾胃不和等症状。下肢内侧由下向上施术为补法，下肢外侧由上向下施为补法，反之为泻法。

3. 背部　有的老年人经常卧床，为了防止背部血液循环不好，要经常推拿背部，促进血液循环。

（1）摩背部　以全掌附着背部，在脊柱旁开 1.5 寸处自上而下顺时针环形按摩。力度要由轻至重，时间持续 20 分钟以上，对老年人背部有活血化瘀的作用。

（2）直推背部　以全掌压住受术者背部，在脊柱旁开 1.5 寸处自上至下进行直推，力度由轻至重，不可暴力，反复进行 20 次左右，具有疏通经络、促进血液循环的作用。

五、刮痧养生保健与护理

刮痧是古代劳动人民长期与疾病作斗争的过程中，不断吸取经验教训而形成的治疗方法。其具体方法是先在体表特定部位涂上刮痧介质如植物油、酒类、水类、药剂类等，然后利用边缘润滑的器具或以棉、麻、毛线团，或用手指，对其施以反复的刮、捏、提、挤、拍、刺、挑等手法，使皮肤出现"出痧"现象，即皮肤出现片状或点状的红、紫、黑斑点或黑疮等现象。刮痧疗法属自然疗法之一。刮痧疗法的形成最早可追溯到旧石器时代。当时人们患病时，常常本能地用手或石块摩刮、捶击患部或体表某一部位，有时竟能起到病痛缓解或痊愈的奇效，这种偶然获得的疗效经反复多次地实践运用，不断总结积累，逐渐形成一种有效的治疗方法。

（一）刮痧养生保健的概念

刮痧养生保健是运用刮痧器具刮拭具有保健作用的部位或穴位，起到疏通经络、调和气血、促进代谢、调整阴阳的作用，从而达到强身健体、祛病延年的保健效果。

（二）刮痧养生保健的作用

刮痧用于人体，主要作用有以下三个方面。

1. 促进代谢、排出毒素　人体每天都在不停地进行着新陈代谢，代谢过程中产生的废物要及时排泄出去。刮痧能够及时地将体内代谢的"垃圾"刮拭到体表，沉积到皮下的毛孔，使体内的血流畅通，恢复自然的代谢活力。

2. 调整阴阳　"阴平阳秘，精神乃治"。中医十分强调机体阴阳关系的平衡。刮痧对人体功能有双向调节作用，可以改善和调整脏腑功能，使其恢复平衡。

3. 舒筋通络　现在越来越多的人受到颈椎病、肩周炎、腰背痛的困扰。这是因为人体的"软组织"（关节囊、韧带、筋膜）受损伤时，肌肉会处于紧张、收缩甚至痉挛状态，出现疼痛的症状，若不及时治疗，就会形成不同程度的粘连、纤维化或瘢痕化，从而加重病情。刮痧能够舒筋通络，消除疼痛病灶；解除肌肉紧张，在明显减轻疼痛症状的同时，也有利于病灶的恢复。

（三）刮痧养生保健的方法

1. 直接刮痧　先用热毛巾擦洗治疗部位，涂上刮痧介质如植物油、酒类、水类、药剂类等，然后持刮痧器具在皮肤表面直接进行刮擦的方法。

2. 间接刮痧　先在治疗部位铺放薄而软的布类织物，然后再在其上施行刮痧。它的特点是能保护皮肤不受伤害。

3. 撮痧　撮痧又叫抓痧、捏痧，是施术者用手指撮、扯、拧、提患者肌肤，以治疗疾病的方法。根据手法的不同又可分为挟痧、扯痧、挤痧。

（1）挟痧　操作者五指屈曲，以示、中指第二指节附着治疗部位，把皮肤和肌肉挟起，然后松开，这样一挟一放，反复进行5～10次，这时局部即出现痧痕。

（2）扯痧　用拇指和示指用力扯提治疗部位的皮肤，一扯一松反复进行，直至有痧点出现。

（3）挤痧　用两手的大拇指的指甲背在施治部位做有规律、有秩序的互相挤压，直至局部皮肤出现"红点"为止。

4. 挑痧　挑痧是操作者在治疗部位常规消毒，然后用消毒的三棱针或缝衣针挑刺三下，同时挤出紫暗色的瘀血。

5. 放痧　又叫刺络疗法、放血疗法，与挑痧基本相同，但本法多用于重症、急救，刺入部位稍深，必须挤出一定量的瘀血。

（四）刮痧养生保健常用处方

1. 头痛、头重　刮痧保健法主要是针对感冒、精神压力等所致之头痛、头重，使脑血管血流顺畅，气滞祛除，恢复自然平衡。

（1）偏头痛　①刮偏头部位，从太阳至率谷、风池；②颈侧至肩井区域；③上肢前臂内侧区域；④内关穴等处。

（2）前头痛　①刮前头部位，印堂、阳白、神门等穴；②上肢前臂内侧区域，列缺等穴。

（3）头顶痛　①刮头顶百会穴；②刮头后风池穴；③刮脚底涌泉穴或足厥阴肝经穴。

（4）全头痛　①全头刮；②刮手背合谷穴。

2. 失眠　通过刮痧，促进血液循环，调和气血，使自律神经趋于平衡。常用刮拭部位：①全头刮；②肩井区域；③脊柱及其旁开1.5寸，督脉及膀胱经穴。

3. 疲劳　凡是各种因素致机体感到有负担时，尤其是心脏，就会呈现疲劳的现象，通过刮痧可以促使全身血液循环畅通，新陈代谢增强，从而减轻机体压力，使人体感到自然轻松，从而达到消除疲劳的目的。刮拭部位如下。

（1）全头刮　沿着颈椎寻找压痛点。

（2）肩井至颈侧穴位。

（3）前臂阴、阳面。

（4）京骨穴。

4. 食欲缺乏常用刮拭部位如下。

（1）后颈部　哑门、大椎。

（2）脊柱　身柱、命门。

（3）腹部　中脘、神阙。

（4）足三里穴及公孙穴等。

5. 便秘　通过刮痧，增强胃肠特别是肠道的蠕动，以疏通腑气、清热泄积为目的。刮拭部位如下。

（1）脊背　大肠俞、小肠俞、次髎（向下刮拭）。

（2）腹部　天枢、关元、腹结一带。

（3）足部 公孙穴区。

六、拔罐养生保健与护理

拔罐法，又称吸筒疗法，古称角法，在马王堆汉墓出土的帛书《五十二病方》中就有记载，历代中医文献中亦多有论述。起初主要是外科治疗疮疡时用来吸血排脓。随着医疗实践的不断深化，罐的质料和拔罐的方法已有了改进和发展，治疗的范围也逐渐扩大，内、外、妇、儿科都有其适应证，并且经常和针刺配合使用。

（一）拔罐养生保健的概念

拔罐养生保健是以罐具吸拔具有保健作用的部位或穴位，通畅气血、疏导经络、拔除病气、调整人体阴阳平衡、增强人体抗病能力，最后达到扶正祛邪、强身健体、预防治疗疾病的目的。

（二）拔罐养生保健的作用

拔罐是由于罐内形成负压吸住皮肤而起到治疗效果的。现代医学研究表明，拔罐对人体的作用是多方面的，主要作用如下。

1. 温热刺激作用 拔罐疗法对局部皮肤有温热刺激作用，能使局部的浅层皮肤组织发生被动充血，促使局部血管扩张，促进局部血液循环，加速新陈代谢，改善局部组织的营养状态，加强了人体功能和组织的活动能量。

2. 机械刺激作用 拔罐时，由于罐内形成负压，生成一种负压机械刺激作用。这种刺激，可以通过皮肤感受器、血管感受器感受其刺激，经过传入神经纤维传至大脑皮层，反射性地调节兴奋和抑制过程，使整个神经系统趋于平衡。

3. 消炎作用 吸拔火罐后引起神经-体液调节，可反射性改善病变部位的血液循环和新陈代谢，促进病变部位组织的恢复和再生。吸拔之后引起的局部血液循环的改善可迅速带走炎性渗出物及致痛因子，消除肿胀和疼痛。吸拔之后局部白细胞数目的轻微增多和吞噬功能的增强可以吞噬细菌和病毒，所以有消炎作用。

4. 溶血刺激作用 拔罐疗法由于有很强的负压吸附力量，所以能使拔罐部位毛细血管破裂，局部瘀血，引起自身溶血现象，释放组胺、5-羟色胺等。神经介质通过神经-体液机制，刺激整个机体的内能，由传入神经传至大脑皮质，再由大脑皮质发生反射作用，使机体增加抗病能力。

5. 提高吞噬细胞的功能 吸拔刺激能激发吞噬细胞作用。拔罐前后比较，拔罐后白细胞总数有少量增加，其吞噬细菌指数上升，反映白细胞对细菌的吞噬能力及血清补体效价都明显提高。吞噬细胞的数目并无明显增多，而其功能却明显地提高了。

6. 神经调节 拔罐时，由于负压吸拔能产生机械刺激，能传至大脑皮质，来对神经系统的平衡进行反向调节。这种双向调节的功能，实际是对人体的病理特征来进行良性调节。如果患者兴奋则使其抑制，患者抑制则使其兴奋。

（三）拔罐养生保健的方法

1. 闪火法 是用长纸条或用镊子夹酒精棉球一个，用火点燃后在罐内绕 1～3 圈（注意切勿将罐口烧热，以免烫伤皮肤），将火退出后迅速将罐扣在所拔部位，即可吸附在皮肤上。此法因罐内无火，比较安全，是最常用的拔罐方法。

2. 投火法 是用易燃纸片或 95%酒精棉球燃烧后投入罐内，随即将火罐罩在应拔的部位。此法适宜横拔，火罐口与皮肤垂直呈水平位，可避免烫伤皮肤。

3. 贴棉法 用大小适宜的酒精棉一块，贴在罐内壁下 1/3 处，用火将酒精棉点燃后，迅速扣在所拔部位。

4. 滴酒法 用 95%的酒精或白酒，滴入罐内 1～3 滴（切勿滴酒过多，以免拔罐时流出烧伤皮肤），沿罐内壁摇匀，用火点燃后，迅速将罐扣在应拔的部位。

5. 架火法 用不易燃烧、不易传热的物体，如瓶盖等（直径要小于罐口），置于皮肤部位，然后将 95%酒精数滴或酒精棉球置于瓶盖内，用火点燃后将罐迅速扣下。

（四）拔罐养生保健常用处方

1. 增加活力 取穴：劳宫、涌泉、三阴交、足三里。劳宫穴位于手掌心，是手厥阴心包经的荥穴，回阳九针穴之一，具有振奋阳气、清心泻火、宽胸利气、增加活力的功能，配合涌泉、三阴交、足三里，效果更加明显，经常在此拔罐可解除疲劳，保持旺盛的精力。

2. 祛除浊气 取穴：涌泉穴、足三里。涌泉穴位于足心，是足少阴肾经的井穴。涌泉穴经常拔罐可以及时祛除体内的湿毒浊气，疏通肾经，使经络气血通畅，肾脏功能正常，肾气旺盛。配伍足三里更可使人精力充沛，进而延缓衰老，体质健康。

3. 疏通经络

（1）任、督二脉 任脉为阴脉之海，督脉为阳脉之海。在任、督两脉拔罐可以通透全身的阴经与阳经，起到疏通经络，平衡阴阳，对人体五脏六腑均有防病、治病的作用。

（2）背俞穴及华佗夹脊穴 背俞穴及华佗夹脊穴分布于整个颈背腰部，五脏六腑之经气均在此流通。现代医学证明，背俞穴及华佗夹脊穴位于人体脊髓神经根及动、静脉丛附近，在这两处俞穴用走罐之法，可以疏通五脏六腑之经气，调整全身气血经络的协调，增强机体的抗病能力。尤其对颈椎病、腰椎病有明显疗效。

4. 培补元气 取穴：关元、气海、命门、肾俞。关元与气海穴皆为任脉之要穴，气海者，元气之海也，关元为任脉与足三阴经交会穴，二穴自古以来就是保健强身的要穴。命门，顾名思义为"生命之门户也"，为真气出入之所。肾俞为肾之要穴，经常拔这四个穴位，可以培补元气，益肾固精，达到强身健体、延年益寿的目的。

5. 调补精血 取穴：三阴交、气海、肾俞、心俞。三阴交是足太阴脾、足少阴肾、足厥阴肝三条阴经的交会穴。肾为先天之本，主藏精，"精血同源"。脾为后天之本，气血生化之源，二者相互滋生，精血才能充盈。肝主藏血，可以调节人体流动血量，全身血脉都归心所主，气又为血之帅，故常拔三阴交可调补肝、脾、肾三经的气血，配以肾俞、心俞、气海可使先天之精旺盛，后天气血充足，从而达到健康长寿的目的。

6. 预防心血管疾病 取穴：内关、心俞、肝俞、肾俞。内关为手厥阴心包经络穴，八脉交会穴之一，通阴维脉，具有宁心安神、宽胸利气的作用。心包乃心之外围，具有保护心脏，代心受邪的作用。心俞为心脏之要穴，肝藏血，肾藏精，肝肾同源，二者都和人体心血管系统有着密切联系，故经常在内关、心俞、肝俞、肾俞上拔罐可以有效地预防心血管疾病的发生。

7. 预防呼吸道疾病　取穴：天突、肺俞、风门。呼吸系统疾病多是由于风寒之邪侵袭而致，肺为娇脏，最易受邪。天突位于任脉，与阴维脉交会，现代医学报道，刺激天突穴可以明显降低呼吸道阻力；肺俞为肺之要穴，风门为外邪出入之门户，故这三个穴位有着理肺止咳、祛风除邪、调畅气机的作用，经常拔罐能够预防呼吸系统疾病。

8. 预防胃肠道疾病　取穴：足三里、脾俞、胃俞、中脘。足三里是人体极重要的保健穴位，对于脾胃功能具有良好的双向调节作用，脾俞、胃俞为脾、胃二脏的背俞穴，中脘为胃之募穴，在这几个穴位拔罐可以有效地调节脾胃功能，预防胃肠道疾病的发生。

七、耳穴贴压保健与护理

耳穴贴压法是用质硬而光滑的植物种子或具有一定形状和质地的药物及制品粘贴在耳郭表面的穴位，并施加一定压力，以刺激耳穴，预防治疗疾病的一种方法。

耳穴贴压疗法是中国传统医学宝库中的重要组成部分。在现存最早的有关经络学文献，湖南长沙马王堆三号汉墓出土的《阴阳十一脉灸经》中，就提到有与上肢、眼、颊、咽喉相联系的耳脉。数千年来，中国医学家和劳动人民在长期的医疗实践和生活实践中，用耳穴贴压疗法对内、外、妇、儿等各科病证的治疗和预防作出了重大贡献，并积累了十分丰富的经验。目前，对耳穴的刺激方法还有毫针刺法、耳穴埋针法、耳穴电刺激法，耳穴药物注射法、耳穴艾灸法等。因耳穴贴压法具有操作方便、无创伤、痛苦小、疗效可靠且能起到持续之疗效、患者易于接受的特点，故成为目前临床应用最广的一种耳穴治疗方法。

（一）耳穴贴压保健的概念

耳穴贴压保健是以耳穴贴压为基础，选取具有较好的保健作用的穴位及反应点进行贴压，以起到强身健体、养生保健、预防治疗疾病的效果的一种方法。随着近年来医学实践的不断总结和发展，耳穴贴压的贴压物、操作方法、适应范围都得到了很大的发展，使得耳穴贴压保健更广泛地流传于民间。

（二）耳穴贴压保健的作用

现代研究发现，耳上有非常丰富的神经，这些神经末梢构成非常密集的感受器，能敏感接受刺激信息。而神经将治疗信息传递到相应部位，体液参与调节，使各项功能恢复平衡，从而达到治疗保健目的。耳穴按摩的作用主要包括以下几个方面。

1. 保健抗衰作用　按摩耳穴可以激发经气、扶正祛邪、调整阴阳、泻其有余而补其不足，并有调整脏腑功能、保持细胞内环境的平衡和稳定的功能，从而大大地延缓衰老进程，并具有健脑、明目、补肾、健脾、聪耳、利咽、美容等功效。

2. 调节与调理作用　按摩耳穴总体上可以调节机体各项代谢功能、调节内分泌系统、调节自主神经功能，以及中医学认为的调整脏腑功能，调节阴阳平衡及气血平衡，而达到使人健康的目的。

3. 预防作用　按摩耳穴具有补肾强身、扶正固本、提高免疫功能和抗病能力，从而使病邪无隙可乘，患病机会减少。

4. 治疗作用　通过对相关耳穴的有效刺激，可以对一些急慢性疾病起到治疗或辅助治疗作用。

（三）耳穴贴压保健常见处方

耳穴贴压对治疗头痛、失眠、肝区痛、腹痛、腹泻、腹胀、便秘、阑尾炎、痛经、肾及输尿管结石、癔症等效果较好。具体取穴如下。

1. 头痛　取额、枕穴。

2. 便秘　取直肠下段及大肠穴。

3. 耳鸣、耳聋　取耳、肾上腺、肝、肾穴。

4. 气喘　取平喘、肺、肾上腺穴。

5. 肾或输尿管结石　取肾、膀胱、尿道、腰椎穴。

6. 腹痛、腹泻、腹胀　取胃、大肠、小肠或有关脏器相应部位。

7. 肝区痛　取肝、胆穴。

8. 坐骨神经痛　取坐骨、臀穴。

9. 荨麻疹、瘙痒症　取肝、脾、肺穴。

10. 癔症　取心、皮质下、额、枕穴。

11. 牙痛　取颊、屏尖穴。

12. 慢性鼻炎　取鼻、肺、肾上腺、额穴。

八、热敷保健与护理

在中医里，有一种外部治疗方法叫热敷，它可以使局部肌肉松弛，血管扩张，起到消炎、消肿的作用，还对因寒湿聚集、气滞血瘀引起的疼痛等有较好治疗效果，老年人常对头部进行热敷，还能起到防病保健的效果。

（一）热敷保健的方法

热敷的方法是，把毛巾放入水温在 60～70℃ 的热水中浸泡一会儿，然后轻轻绞去水，把毛巾放在需要热敷的部位。

（二）热敷保健法常用部位

老年人头部热敷时，应该主要对眼睛、耳朵、小脑这三个部位进行热敷。

1. 眼睛　将毛巾放入稍烫手的热水中，浸透折叠。然后将其放在闭合的双眼上，双手在毛巾上轻柔地揉眼，毛巾稍冷后，用热水重浸再热敷摩揉。每次做时保持呼吸自然，心情放松，每次可做 3～5 遍，每天 1～2 次。能起到解除疲乏、保护视力的作用，对预防老花眼也有效果。

2. 耳朵　用热水浸透过的毛巾掩盖在耳上，每次交替重复做 3～5 遍，每天 1～2 次。可以增加耳部的气血流量，预防耳部疾病及老年人常见的耳聋。

3. 小脑　将热毛巾放于小脑上（枕骨左右两侧，俗称"后脑勺"），两侧同时热敷或左右交替热敷均可，每次进行 4～8 遍，每天 1～2 次。能起到健脑作用，提高反应力和思维能力，对老年人常见的头晕、高血压等有一定预防治疗效果。

老年人应该注意的是，热敷法必须长期进行（少则 3 个月，多则 1 年）才能取得满意的效果。

九、老年人常用保健功法调护

保健功法是以健身、祛病为目的的一类功法，类似体操。多以躯干、肢体的左右前后各方位的活动，使身体得到全面充分的活动与锻炼为主，如头部向左、右、前、后的转动，上肢的屈伸及向前、向左、向侧举起，肩的上、下、前、后的转动，腰的前、后、左、右转动。下肢的踢、摆、屈伸、蹲起、跳跃等动作组成。特点如下：①动作简单，多重复；②以意带动，内外合一；③动作轻柔、缓慢；④注意与吐纳、呼吸配合，忌气粗、气促。

（一）太极拳

太极拳为常用的强身方法，动作优美，节奏明快，简繁交错，动静适宜，深受群众欢迎。太极拳是运用中国古代的阴阳学说和中医经络学说，结合古代导引、吐纳术创编的一项柔缓慢的健身术。太极拳既可徒手练，也可带器械练，还可练推手。依演练风格不同分为例式、杨式、吴式、武式和孙式等版本，但都要求恬静自然，虚领顶劲，沉肩坠肘，含胸拔背；动作圆活连贯，轻柔匀缓。老年人练习，可依健康情况不同练全套，也可择其中的几个动作单练，练习要求：①架势稳定，不可忽高忽低；②速度均匀，不可忽快忽慢；③应持之以恒。

近几年来在太极拳的基础上，又发展了广播太极拳、太极棒功、太极导引保健功及太极运气法等。

（二）易筋经

易筋经由我国的古代养生术中的导引法与吐纳法演变、发展而成。动作简单，强调用意不用力，多用暗劲，有"内壮""外强"之功效。其历史悠久，流派繁多。目前流行的易筋经有两类：一类以上肢动作，使暗劲为主；另一类的运动遍及全身。常见的动作名称如下。①韦驮献杵。两掌相合，或侧举，或上举呼吸。②摘星换斗。单臂上举、下按。③出爪亮翅。两掌前推，然后收至腰部。④倒拽九牛尾。弓箭步，一手握拳前举，一手握拳后拉如拽牛尾。⑤三盘落地。两腿下蹲，两足用力抓地；然后反掌托起；直体。⑥青龙探爪。单臂前探，弯腰，掌绕过膝后，握拳收回腰间。⑦卧虎扑食。弓步，两手扶地，腰平头昂，胸前探，呼吸调匀。

（三）五禽戏

五禽戏相传为东汉名医华佗所创，模拟虎、熊、鹿、猿、鸟的姿态和动作，用以养身祛病的导引术。由于历史久远，流派繁多，内容亦不尽相同，但都要求形神兼备，动静相兼，刚柔并济，以意引气，以气养神。每次练习应力求出汗，以促进新陈代谢，活血化瘀。要突出虎的威猛，鹿的奔跑，熊的撼运，猿的机敏，鹤的轻灵。较典型的动作有虎寻食，鹿长跑，熊撼运，猿摘果，鹤飞翔。

（四）八段锦

八段锦是自宋代始即有记载的一种传统健身法。流传广泛，风格各异，有文八段、武八段、站八段、坐八段、南八段、北八段之分。最常见的歌诀有：两手擎天理三焦，左右开弓似射雕，调理脾胃须单举，五劳七伤往后瞧，摇头摆尾去心火，背后七颠百病消，攒拳怒目增气力，两手攀足固肾腰。每句歌诀既说明了动作姿势与要求，又指明了健身防病的作用。

（五）保健功法十七种

在功前、功后练习，亦可单独练习，用于保健强身和治病，功法共分十七式，各有特色。

1. 耳功　双手按摩两侧耳轮 18 次，然后用两手掩在耳道，手指放在枕部，用示指压中指并滑下轻弹后脑部 24 次，听到咚咚响声（鸣天鼓）。耳功可增强听力，预防治疗耳鸣、耳聋及耳郭冻伤，并可改善心、肺、脑功能。

2. 叩齿　下牙可相互轻叩 36 次，改善牙齿和牙周血液循环，预防牙病发生，治疗牙痛、牙龈萎缩等。

3. 舌功　用舌在口腔内上下齿外侧运转，左右各 18 次，产生唾液暂不咽下，接着漱津。

4. 漱津　将舌功产生的唾液鼓漱 36 次，分 3 小口咽下，意守丹田。舌功与漱津可预防治疗牙龈萎缩，改善消化功能，增进食欲。

5. 擦鼻　双手大拇指指背相互擦热，然后夹鼻；轻擦鼻翼两侧 18 次，能增强上呼吸道抵抗力，有预防感冒和治疗慢性鼻炎、过敏性鼻炎的作用，改善鼻塞效果显著。

6. 目功　轻闭双眼，拇指微曲，用双侧指关节轻擦双眼皮各 18 次，再用双大拇指指背轻擦眼眉各 18 次，再轻闭双目，眼珠左右旋转各 18 次，能预防目疾，增强视力。

7. 擦面　将双手掌摩擦发热，由前额经鼻两侧往下擦，直至下颌，再由下颌反向上至前额，如此反复进行 36 次，能使面色红润、光泽。

8. 项功　双手交叉抱颈，双手与颈争力 3～9 次，能去肩痛、目昏。可治疗颈椎病。

9. 揉肩　以左手掌揉右肩、右手掌揉左肩 18 次，预防治疗肩周炎。

10. 夹脊功　两手轻握拳，两前臂弯曲 90°，前后交替摆动各 18 次，能促进肩关节及胸大肌的活动能力，增强内脏的功能。

11. 搓腰　双手先搓热，再搓腰两侧各 18 次，能消除腰肌疲劳，预防治疗腰痛。

12. 搓尾骨　以双手示指和中指搓尾骨部两侧，各 36 次，可改善肛门活动功能，预防治疗脱肛及痔疮等疾病。

13. 擦丹田　将双手搓热，先用左手擦丹田（脐下 3 寸），由右下腹至右上腹、左上腹、左下腹而返回至右下腹，反复做 100 次，再以右手反方向搓 100 次。能增强内脏功能，改善便秘、腹胀，强精固肾。

14. 揉膝　以手掌揉膝关节，双手同时进行 100 次，可预防治疗关节炎，增强下肢肌力。

15. 擦涌泉　涌泉位于足心，以左手示指、中指擦右足心，右手示指、中指擦左足心各 100 次，能调节心脏功能，治疗头目眩晕，调节血压。

16. 织布式　端坐于床，两腿伸直并拢，足尖向上，手掌向外。双手向足部做推动姿势，躯干前倾，并配以呼气，推尽后手掌向里，配以吸气，恢复原式。反复做 30 次，有治疗腰痛、腰酸作用，增加腰部活动范围。

17. 和带脉　自然盘坐，双手胸前相握，上半身旋转，自左而右，自右而左各转 16 次，后仰时吸气，前俯时呼气，能强腰固肾、增强胃肠活动，治疗慢性腹泻、遗精、早泄。

案例分析

李某，男，63岁，已婚，工人。2021年2月18日初诊。患者2天前早晨起床后发现左侧肢体无力，活动不利，在本单位医务室就诊，经输液治疗（用药不详），效果不明显，今日左侧肢体无力加重，左侧肢体瘫痪，头晕，耳鸣，目眩，口干，腰膝酸软，二便调，夜寐安。既往有高血压病史5年，平素性情急躁，嗜烟。查体：体温36.7℃，脉率80次/分，呼吸频率18次/分，血压160/95mmHg。神志清楚，口角歪斜，流涎，主动脉瓣听诊区第二心音亢进。左上肢肌力0级，左下肢肌力1级，左侧巴宾斯基征阳性。舌红，苔黄腻，脉弦细。辅助检查：头颅CT示右侧脑梗死。

【思考】

1. 请结合本节的学习，如何为老年人提供养生和饮食保健指导？
2. 请描述针对老人病情的护理措施。
3. 如何对老年人进行中医情志护理？

阅读专栏

中医特色优质护理服务——温暖的护理之花

在工大附院，有一位名叫小王的中医护士。她拥有一双温暖的手和一颗充满爱的心，总是无私地帮助着需要的人。王奶奶是一个长期住院的风湿病患者，因为严重的风湿病而无法自己行走。小王看到王奶奶痛苦的表情，心中充满了同情。根据王奶奶的病情，她为其制订了一套个体化的中医护理方案，定期为她进行刮痧治疗和穴位按摩，帮助她缓解疼痛。小王的刮痧技术非常精湛，每次治疗之后，王奶奶的疼痛都会得到显著的缓解。而小王的温柔和体贴也让王奶奶感到无比的安慰。她们之间逐渐建立起了深厚的友谊。

在一个寒冷的冬天，王奶奶因为感冒又住院了。她躺在床上，身体虚弱无力。小王看到这个情况，心中十分担忧。虽然当天未值班，她专门跑来医院，为奶奶进行中医护理。在她的精心照顾下，王奶奶的病情逐渐好转。为了感谢小王的悉心照顾，王奶奶决定送给她一束自己亲手种的鲜花。小王接过鲜花，眼眶湿润了，她深深地向王奶奶鞠了一躬，表示感谢。

不久后，王奶奶又可以自己行走，重新开始她的生活。她感慨万分，感谢小王的帮助让她重新获得了生活的力量。而小王也因为帮助了王奶奶而感到非常开心和满足。

中医护士小王用她的爱心和专业技能帮助了王奶奶。她们之间的友谊和互助传递出了一种温暖的力量，让人们相信在困难的时候，有爱就能战胜一切。

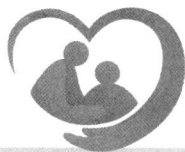

第三章
老年人常见疾病护理

第一节　老年高血压的护理

学习目标

知识目标
- 掌握老年高血压的临床表现和照护要点。
- 熟悉老年高血压治疗原则及方法。

技能目标
- 能对高血压老年人进行高血压相关健康教育。
- 能指导老年人正确服用降压药。

素质目标
- 具备爱心、耐心、细心、责任心的品质，运用于高血压老年人的照护。
- 具有以人为本、严谨的理念。

情景导入

俞叔叔，62岁，因"头痛、心悸1天"就诊。高血压病史5年，昨天测血压三次，收缩压波动于160～170mmHg之间，舒张压波动于90～110mmHg之间，服用厄贝沙坦片300mg一次，平素未规律服用降压药。体格检查：体温36.5℃，脉率80次/分，呼吸频率20次/分，血压167/108mmHg，空腹血糖6.3mmol/L，身高168cm，体重66kg；心脏超声示左心室肥厚，尿常规蛋白（+）。

诊断：高血压2级。

遵医嘱给予缬沙坦、氢氯噻嗪联合用药，一天三次自测血压。

思考

1. 老年高血压有什么临床特点？

2. 高血压治疗有哪些内容？

3. 如何对老年高血压患者实施健康教育？

知识学习

一、老年高血压的概述

老年高血压是指年龄≥60 岁，在未服用抗高血压药物的情况下，血压持续或非同日 3 次以上超过标准血压诊断标准，即收缩压（SBP）≥140mmHg（18.7kPa）和（或）舒张压（DBP）≥90mmHg（12.0kPa），且排除假性或继发性高血压的全身性疾病。

二、老年高血压的临床表现和诊断

（一）临床表现

1. 以单纯性收缩压升高为主，脉压差大　老年人各器官都呈退行性变化，尤其是心血管系统中，动脉硬化明显，几乎成了无弹性的管道。心脏射血时主动脉不能完全膨胀，动脉内骤增的血容量得不到缓冲，导致收缩期血压增高，舒张压较低，脉压差增大。

2. 血压波动大　老年高血压患者常见 24 小时内血压不稳定、波动大。血压昼夜波动的节律异常，对心脑肾等靶器官的损伤大；易发生晨峰血压增高，起床后 2 小时内的收缩压平均值－夜间睡眠时的收缩压最低值（包括最低值在内 1 小时的平均值）≥35mmHg 为晨峰血压增高。因此不能以 1 次血压测量结果来判定血压是否正常，每天至少常规测量血压 2 次，或者测量 24 小时动态血压，以便明确血压波动情况。

3. 易发生体位性低血压　多见于体位突然发生变化后，血压突然下降。主要表现为头晕目眩，站立不稳，视物模糊，软弱无力等，严重时会发生大小便失禁、出汗甚至晕厥。1/3 老年高血压患者可能发生这种情况，并随年龄、神经功能障碍、代谢紊乱的增加而增多。此外老年人对血容量不足的耐受性较差，任何导致失水过多的急慢性病、口服液体不足及长期卧床患者，都容易引起体位性低血压。

4. 病程长，且合并其他心血管危险因素　老年高血压患者由于血管功能失调、动脉粥样硬化、心脏负荷增加及心功能下降，临床并发症较多且严重，如冠心病、脑卒中和糖尿病等。常见合并危险因素为高血压家族史、吸烟史、血脂异常、肥胖。长期的高血压对老年高血压患者的脑、心脏、血管等靶器官的危害性更大，更容易发生脑卒中、心肌梗死、心力衰竭、慢性肾功能不全等并发症，其中高血压是中风最重要的危险因素，80%的脑出血由高血压引起。

5. 假性高血压　老年人由于动脉明显硬化，难以被水银柱式的袖套血压计的气囊压迫阻断血流，导致测量时体表血压增高，动脉粥样硬化越严重，假性高血压越显著，但并不能反映体内真实的血压水平。研究显示，老年人在 65～74 岁年龄段，假性高血压患病率可达 70.6%。

（二）诊断

根据世界卫生组织西太平洋地区会议提出的老年界限，我国以 60 岁作为老年分界线。目前中、美、欧的指南中对老年高血压未做特别分类，诊断标准与普通成年人相同，即年龄在 60 岁以上，在未服药物情况下，收缩压≥140mmHg 和（或）舒张压≥90mmHg 为老年高血压。

三、老年高血压的治疗方法

老年高血压治疗主要在于预防心力衰竭与脑血管意外的发生。治疗目的是降低外周血管阻力，提高心脏排血量，保护肾功能，同时避免体位性及药物性低血压等，重视非药物治疗，减少药物在肝脏和肾脏的蓄积。

老年高血压的降压目标除了降低血压外，更重要的还在于延缓动脉粥样硬化、减少靶器官的损害。老年高血压的治疗要以平稳、安全为重，从小剂量开始，注意目标血压值不要太低，防止重要脏器供血不足。欧洲高血压指南推荐降压标准如下。①年龄＜80岁的老年人，收缩压控制在140～150mmHg，如患者一般情况好，能耐受，收缩压可进一步降低到140mmHg以下。②年龄＞80岁，如果一般情况和精神状态较好，收缩压可控制在140～150mmHg。③所有老年人，舒张压控制在90mmHg以内，如有糖尿病，进一步降至85mmHg以下。对老年人来说，舒张压在80～85mmHg之间较安全且易耐受。

（一）非药物治疗

非药物治疗包括控制体重、适当参加有氧运动、合理膳食结构、戒烟、限酒以及消除不利于身体和心理健康的行为和习惯，适用于临界、轻型高血压和各型高血压的基础治疗。有研究表明，单纯的限钠、运动、减肥方案能使老年高血压患者收缩压降低6mmHg，舒张压降低5mmHg。

（二）药物治疗原则

老年人降压药物应用具有特殊性，应遵循以下使用原则。①渐进式降压：宜从小剂量开始并逐渐增量或联合用药，达到治疗目的后，可改为维持剂量巩固疗效。②坚持长期治疗：禁忌不规律服药或突然停药。③平稳降压原则：老年人往往伴有全身动脉硬化，急剧降压会影响重要脏器的血供，因此需要缓慢降压。平稳的降压能使患者更容易坚持治疗，依从性和顺应性更好，因此最好选择长效、缓释、作用时间更长的药物。④多采用联合用药：老年高血压患者常有不同程度的靶器官功能减退，为使降血压疗效增大而不增加不良反应，可以采用两种或多种降压药物联合治疗。⑤个体化治疗原则：考虑到老年高血压的特点，合并症多，用药复杂，需重视器官保护作用，不但要求有效降压达标，还要考虑降压药与其他疾病用药的相互作用，以及可能带来的益处和风险。

（三）降压药物治疗

欧洲指南与中国指南推荐的六大类降压药物为利尿剂、血管紧张素转化酶抑制剂、血管紧张素Ⅱ受体拮抗剂、β受体阻滞剂、钙拮抗剂（CCB）、α受体阻滞剂，应根据患者是否并存其他心血管危险因素和靶器官损害情况，选择合适的降压药物。除非轻度高血压，一般均应联合用药，以更好降压和减少药物不良反应。

四、老年高血压的照护

老年高血压患者的照护内容主要体现在降压药物的服用、血压自我监测、运动饮食等方面。

（一）口服用药的照护

1. 口服药服用照护要求

（1）能正确使用降压药物，将血压调整至适宜水平。

（2）血压控制平稳，心、脑、肾血供改善，活动耐力增加。

（3）能正确用药，减少或避免因药物服用不当导致的不良反应。

2. 口服药服用照护技能　　用药要根据老年人具体病理生理状况而选择，长期使用利尿剂须注意低钾血症；有左心室肥厚者，需预防心律失常和猝死的发生；对于合并冠心病的老年高血压患者，可选用 β 受体阻滞剂，因其能增加冠状动脉的血流量，降低外周阻力，降低心室壁张力。但用药时需注意有无哮喘、心动过缓等情况；老年人神经系统功能较差，更易发生药物治疗时的抑郁症，故应避免选用作用于中枢神经系统的抗高血压药物；α 受体拮抗剂易引起直立性低血压，故老年人应慎用。为提高服药依从性，尽量选用长效剂型，每日 1 次服用。口服给药操作步骤见表 3-1-1。

表 3-1-1　口服给药操作步骤

操作步骤	操作程序	注意事项
操作前		
1. 评估与沟通		
（1）评估	评估环境：环境清洁、整齐、明亮、舒适，通风良好	
	评估老年人：意识、病情、自理水平	
（2）沟通	向老年人说明服药目的，有无影响服药的因素及用药要求	
2. 准备		
（1）照护人员	着装整洁，洗净双手，戴口罩	
（2）老年人	理解、配合，取舒适体位	
（3）物品准备	洗手液、药物、药杯、温开水、服药单	
操作中		
（1）核对解释	照护人员核对医嘱，检查药品质量；核对老年人姓名，向老年人解释服药时间、药物、服用方法，可能出现的副作用及应对方法等	
（2）摆放体位	根据老年人自理程度及病情采取适宜的服药体位，取坐位或半坐卧位	
（3）协助服药	照护人员协助老人服药，并确认是否吞服 自理老年人：协助老年人先喝一口温水，将药放入口，再喝水约 100mL，将药物咽下 不能自理老年人：协助老年人用吸管或汤匙给水，置药于老年人口内，再给水将药吞下 协助老年人擦净口周围，取舒适体位	对拒绝服药的老年人，要耐心解释，多沟通，解除顾虑，督促服药 喂水前试水温
操作后		
	再次核对所服药物是否正确，记录	
	整理用物，将物品放回原位；洗净药杯；观察药物疗效及不良反应	出现药物不良反应，及时就诊

（二）血压自我监测管理的照护

老年人血压波动较大，所以在开始治疗或血压控制不理想时应每日定点、多次自我测量血压并记录。监测要固定时间、部位、体位、血压计，尤其在出现自觉症状或情绪波动时，应及时测量，发现血压高于正常应及时补充必要的药物或到医院就诊。若发生头痛、抽搐等症状时，表明可能发生脑出血；发生咳粉泡沫样痰时，表明可能发生急性左心衰竭。而临床表现出的面色潮红、心率过快、剧烈头痛等症状均为常见并发症。另外，还需定期检查尿常规、血液生化、心电图及眼底。

（三）活动饮食的照护

1. 活动和休息的照护　根据老年高血压患者危险性分层确定活动量。极高危组需绝对卧床休息；高危组以休息为主，可根据身体耐受情况，指导其做适量的运动；中危及低危组应选择适合自己的运动方式，坚持运动，运动量及运动方式的选择以运动后自我感觉良好、体重保持理想为标准。建议老年人保持充足的睡眠，避免过度劳累。保持乐观情绪，提高应对突发事件的能力，避免情绪过分激动。

2. 饮食的照护　保持低盐、低脂的饮食，限制钠盐摄入，以每人每日食盐量不超过 6g 为宜，多进食新鲜蔬果，合理搭配，注意营养。忌食蛋黄、油炸食品、动物内脏等食物。同时，要忌烟酒，如果不能戒酒，要控制酒精摄入量，避免病情恢复受到影响。可根据患者病情和饮食习惯，制订个性化食谱，使患者在保持一定个人饮食爱好基础上，维持健康的饮食结构，要保持清淡，忌食过于辛辣、刺激的食物。

（四）个性化社区护理措施

护理人员按患者血压水平、合并基础疾病等基本情况，为患者建立个人健康档案，将患者的姓名、性别、年龄、病史、用药、联系方式等信息录入电脑，以此掌握患者的基础信息，随时可以电话随访联系。定期在社区开展高血压知识讲座，通过知识讲解，提高患者对疾病知识的认知。社区护理人员掌握患者心理状态，通过主动沟通交流，与患者建立良好的关系，以此提高患者对护理人员的信任度。在社区交流照护过程中，护理人员可以指导患者学习自我调节心理的方法，遇到困难问题向护理人员倾诉，护理人员给予科学引导，帮助患者疏导不良情绪。

（五）个性化延续护理措施

组建出院后延续护理小组，成员由经验丰富的护理人员组成，经过专业化的培训，掌握延续护理重要性，对患者开展延续护理服务。护理人员要耐心解答患者疑问，与患者交流时注意用词，防止用词不当使患者出现猜疑情绪。针对盲目乐观型心理的患者，由于患者缺乏对疾病知识的了解，不重视疾病，也不重视医嘱和用药，护理人员要对此类患者加强口头宣教，发放知识手册，一对一指导，提高患者对高血压疾病正确的认知能力，让患者意识到疾病产生的危害性；针对悲观抑郁型患者，此类患者内心孤独，感受不到亲情，护理人员要用更多的热情和关怀，与患者沟通，建立感情，才能取得患者的信任，配合治疗；针对焦虑恐惧型患者，此类患者对于疾病缺乏正确的认知，会过于忧虑疾病严重性，杞人忧天，护理人员要指导患者，正确面对疾病，讲解疾病发病原因、用药重要性，使患者充分了解科学用药安全性高，而且能有效控制病情的进展。

（六）综合护理干预措施

制订运动方案，指导患者选择有氧运动，忌过大幅度动作，运动时产生不适感，要及时停止。指导家属要了解患者病情进展、护理注意事项，多关心患者，使患者可以感受到家庭温暖，从而使患者可以遵医嘱用药，配合治疗，保证用药治疗效果。指导患者要终身按时、按量用药，告知患者遵医嘱用药的重要性，忌随意增减药物剂量。按实际情况指导患者用药，保证临床治疗效果。告知患者学习自我测量血压。在家中，患者可以自己准确测量血压值，记录血压测量结果。对出院患者要进行电话随访，每周 1 次，对患者的病情、用药、血压水平等基本情况进行咨询，并耐心为患者解答疑问。护理人员通过有组织的活动，例如开展教育活动、社会活动，纠正患者不良习惯，实现对高血压疾病并发症的有效防治，以此改善患者的生活质量。护理工作中，护理人员要熟练使用健康教育方式，提高患者的自我保持能力，增加对疾病知识和自我护理知识的了解，预防并发症发生。有计划地、有针对性地开展护理干预，提高患者的病情监测能力，消除负面情绪，更好地配合护理工作，有效控制血压水平。

案例讨论

方爷爷，65 岁。高血压病史 10 年，间断服用降压药，血压波动在（140～160）/（90～110）mmHg 之间。吸烟 45 年，每天约一包，偶尔饮少量白酒。近年来因头痛头晕加重入院就诊，测量血压为 160/112mmHg。诊断：Ⅱ级高血压。

【思考】

1. 方爷爷目前存在哪些护理问题？
2. 作为一名社区护士，该如何为其进行健康宣教？

阅读专栏

用心倾听，用爱陪伴

"铃…铃…铃…"电话的铃声打破了 ICU 夜晚的短暂宁静，内一科的孙爷爷因血压高达 190/119mmHg，需转入 ICU 治疗。护士阿珍接待了孙爷爷，孙爷爷可能是换了环境，只是淡淡地看着阿珍点了点头，没有更多的言语。

在药物的作用下，孙爷爷的血压逐渐趋向平稳，但却在床上辗转反侧，并时不时地呼唤阿珍要喝水。阿珍看出了爷爷的焦虑，于是鼓励他说出心中的不安。原来爷爷是担心自己的病情，加上 ICU 里没有家属陪伴，他觉得很孤单难过。阿珍握着爷爷的手，柔声安慰，经过一番开导，爷爷纠结的表情逐渐缓和下来，并向阿珍分享很多回忆和故事，直到爷爷安稳入睡。

之后除了阿珍，医师和护士每天都抽时间和孙爷爷聊天，他的笑容也多了起来，身体在 ICU 医护的照料下，逐渐好转。出院前一天，正在给孙爷爷进行护理操作的阿珍突然听到爷爷大声地说："阿珍，你知道吗，我现在可以自己倒水喝，可以散步，自己住单间也不怕了。你们都是天使，真的跟天使一样。"说完眼内蓄积的泪水滑落下来，拉住阿珍的手久久不愿松开。

陪伴是最真挚的话语，倾听是最舒适的理解，愿所有患者在每个黑夜里，都能找到那一束光明和希望。

? 课后习题

1. 国际上统一的高血压诊断标准为（　　　）。

A. 血压≥120/80mmHg   B. 血压≥130/85mmHg

C. 血压≥140/90mmHg   D. 血压≥150/95mmHg

E. 血压≥160/100mmHg

2. 高血压的治疗目的是（　　　）。

A. 降低颅内压   B. 预防和延缓并发症的发生

C. 提高疗效   D. 降低病死率

E. 推迟动脉硬化

3. 高血压患者需改善生活行为，控制血压。下列行为正确的是（　　　）。

A. 减轻体重   B. 高蛋白、高热量饮食

C. 尽早服用药物控制血压   D. 增加钠钾的摄入

E. 高强度运动

第二节　老年糖尿病的护理

◁ 学习目标

知识目标
◎ 掌握老年糖尿病的临床表现和照护要点。
◎ 熟悉糖尿病的治疗原则及方法。

技能目标
◎ 能对糖尿病老年人进行糖尿病相关健康教育。
◎ 能指导老年人正确服用降糖药。

素质目标
◎ 具备爱老、敬老的职业素养，运用于老年糖尿病患者的照护中。
◎ 具有以人为本、严谨的理念。

情景导入

李奶奶，今年 75 岁，因"口干、多饮、多食 3 个月余，加重 1 周"入院。体格检查：体温 36.5℃，脉率 80 次/分，呼吸频率 20 次/分，血压 145/90mmHg，血糖 20.5mmol/L，身高 158cm，体重 68kg；意识清楚，精神差，口中无烂苹果味，无深大呼吸，双下肢无水肿，双足背动脉搏动良好。

诊断：2 型糖尿病、高血压 1 级。

入院后给予口服格列美脲、阿卡波糖（拜糖平），三餐前注射胰岛素控制血糖，经过相应处理后患者病情好转，2 周后出院。

思考

1. 老年糖尿病有什么特点？
2. 糖尿病综合治疗有哪些内容？
3. 如何根据老年糖尿病患者特点实施健康教育？
4. 如何预防糖尿病并发症的发生？

知识学习

一、老年糖尿病的概述

糖尿病是一组由于胰岛素分泌不足和（或）胰岛素作用缺陷而导致的以慢性高血糖为特征的代谢性疾病，除高血糖外，还可伴有蛋白质、脂肪、水和电解质等代谢紊乱以及各种急、慢性并发症的发生。老年糖尿病是指 60 岁以后发生的糖尿病或者是 60 岁以前发病而延续到 60 岁以后的老年患者。

2 型糖尿病是老年人糖尿病常见的一种类型。糖尿病的患病率随年龄的增加而增加，从 40～50 岁年龄段的 5%增加到 60～70 岁年龄段的 15%左右。因该病患病率高、起病隐匿、异质性大，防止并发症或合并症至关重要。

二、老年糖尿病的临床表现和诊断

（一）临床表现

1. **心血管并发症较严重**　由于糖尿病患者的代谢紊乱，大血管、微血管及心肌常常在无症状下受到累及，引起动脉硬化、冠心病、脑卒中等。患者可在休息时发生心动过速、直立性低血压，也可发生心绞痛、心肌梗死等。

糖尿病老人的临床表现

2. **容易合并感染**　老年糖尿病患者免疫力降低，容易并发呼吸系统、泌尿系统及皮肤感染，感染严重者可导致酮症酸中毒。

3. **特殊表现**　如肩关节疼痛、肌肉痛、精神心理改变、足部皮肤大疱、肾乳头坏死或恶性外耳炎，少数患者表现为低体温、多汗、恶病质、肌萎缩、认知功能减退等。

（二）诊断

1. 糖尿病的筛查 美国糖尿病协会（ADA）认为，老年、肥胖、高血压、高血脂等是糖尿病易感因素，应定期到医院检查以及早发现。当出现以下症状时特别要予以重视：出现疖肿、毛囊炎等皮肤感染；女性下身瘙痒，按阴道炎治疗效果不佳；男性性功能障碍，排除泌尿、生殖道病变等。

2. 常用的糖尿病筛查方法 空腹血糖（FPG）检测、口服葡萄糖耐量试验（OGTT）、糖化血红蛋白（HbA1c）检测。其中，OGTT 是检测"金标准"，糖化血红蛋白能反映测定前 3 个月的平均血糖水平，糖化血红蛋白正常值应该为 4%～6%，控制目标为≤7%，虽然不能用于糖尿病的诊断，但能作为较长时间糖尿病控制及了解治疗方案是否需要调整的指标。

3. 糖尿病的诊断标准 ①对于有糖尿病症状者（典型症状包括多饮、多食、多尿和不明原因的体重下降）加上以下任意一次异常血糖值即可诊断：任意时间血浆葡萄糖水平≥11.1mmol/L 或空腹血浆葡萄糖水平≥7mmol/L 或口服葡萄糖耐量试验（OGTT）中，餐后 2 小时血糖水平≥11.1mmol/L（备注：空腹指至少 8 小时内无任何热量摄入；任意时间指一日内任何时间，无论上次进食时间及食物摄入量）。②对于无糖尿病症状者，则需改日复查确认（需要两次异常血糖值）。

三、老年糖尿病的治疗方法

（一）饮食治疗

1. 饮食治疗原则 饮食治疗是所有糖尿病治疗的基础，饮食控制可以减轻胰岛素负担，纠正代谢紊乱，有助于控制血糖，并可以维持理想体重。饮食治疗的原则是：合理控制摄入总热量，各种营养物质摄入均衡；饮食称重，定时定量，少量多餐（每日 3～6 餐）。

2. 糖尿病"食物交换份"法 糖尿病患者的饮食需根据患者的身高、体重和体力活动情况等计算全天能量需求，并称重进行搭配。可采用"食物交换份"的方法，快速、简便地为糖尿病患者制订食谱。"食物交换份"法将能产生 90kcal 热量的食物重量作为一个交换份，将食物分为四大类（八小类）：谷薯类，菜果类（蔬菜类、水果类），肉蛋类（大豆类、奶类、肉蛋类），油脂类（坚果类、油脂类）。同类食物所含的营养素比例大体相同，营养价值基本相等。因此同类食物可以按"份"交换，非同类食物之间不得互换，例如一份 35g 馒头可以用一份 25g 通心粉替代，它们均可产生 90kcal 热量，并且都属于谷薯类，营养成分基本相同。

（二）运动治疗

（1）运动原则和方式 运动有利于减轻体重，提高胰岛素敏感性，改善血糖和脂代谢紊乱，对肥胖的 2 型糖尿病患者尤为有益。运动治疗要循序渐进、相对定时定量、适可而行。运动的强度和时间长短应根据患者的健康状况来定，找到适合患者的运动量和感兴趣的项目。运动以有氧运动为主，形式可多样，如散步、快步走、健美操、跳舞、打太极拳、跑步、游泳等。最佳运动时间是在餐后 1 小时，可达较好的降糖效果，并避免空腹运动，以免发生低血糖。

（2）运动量的选择 运动以患者身上微微出汗、心率不超过理想心率为宜。理想心率简单计算法为心率=170-年龄。对于身体状况较差的老年糖尿病患者则不能按一般糖尿病患者计算运动量，避免做"极限运动"。运动时间以 30～40 分钟为宜，过程包括运动前热身活动、运动、运动后放松活动，可根据患者具体情况逐渐延长，每天 1 次，肥胖患者可适当增加活动次数。用胰岛素或口服降糖药者最好每天定时活动，若有心、脑、血管疾病或微血管病变者，应按具体情况选择活动方式。

（3）运动注意事项

① 运动前做好计划和紧急情况的处理预案。运动前进行运动风险评价和运动能力评估，决定运动方式、时间以及所消耗的运动量；运动时带上少量饼干、糖果备用，外出活动前告诉家人活动时间及地点，最好结伴运动或者身上携带卡片（说明自己患有糖尿病、写上紧急联系电话等），以便发生低血糖时能及时获得援助；穿全棉内衣、袜子，穿宽松的鞋子，检查鞋内是否有异物存留。

② 运动时出现异常及时终止运动。运动中需注意补充水分；老年糖尿病患者运动时若出现乏力、头昏、心慌、憋气、出虚汗以及腿痛等不适，应立即停止运动，以防低血糖发生。若休息不能缓解，应及时到附近的医院就诊。

③ 运动后做好检查和记录。运动后应仔细检查双脚，若发现红肿、青紫、水疱、血疱、感染等，应及时请专业人员协助处理；晚饭后至睡前如活动时间过长，应适当加餐；运动后应写好运动日记，以便观察疗效和不良反应。

④ 其他注意事项。运动前后加强血糖监测，若空腹血糖＞16.7mmol/L，应减少活动，增加休息；冬季运动应注意保暖，夏季应防止中暑；对于伴有骨质疏松的老年糖尿病患者，运动应量力而行，注意循序渐进，逐渐增加运动量及运动时间。过度的运动有导致血糖升高，诱发急性并发症、心梗、脑血管意外、眼底出血等急性病情变化的可能。

（三）药物治疗

（1）口服药物治疗　药物治疗是治疗糖尿病的重要手段，在单纯饮食和运动治疗达不到要求时可服用口服降糖药。由于老年人肝肾功能差，药物的降解与排泄缓慢，易引起药物蓄积，应避免首选作用强且作用持续时间长的降糖药，如磺脲类药物，以防发生低血糖。

（2）胰岛素治疗　对疗程长的老年糖尿病患者，如果已经出现对口服降糖药疗效减低或已有明显的糖尿病并发症，宜尽早改用胰岛素治疗。胰岛素适用于老年人 1 型糖尿病及口服降糖药无效的 2 型糖尿病、各种糖尿病急性并发症、各种严重的慢性并发症、应激、严重的其他系统并发症等情况。

（四）自我监测

自我监测即自我病情监测，包括一般监测、代谢控制指标监测和并发症监测。一般监测指疾病症状、体征、血压、体重、腰围、臀围等；代谢控制指标包含血糖、尿糖、糖化血红蛋白、血脂等。血糖自我监测是糖尿病管理中的重要组成部分。

（五）健康教育

（1）饮食治疗须长期坚持　让患者和家属充分认识到饮食治疗是控制血糖、防治并发症的主要手段，教给患者及其家属饮食治疗的具体要求和措施，鼓励其长期坚持。

（2）重视体育锻炼　让患者和家属了解体育锻炼在糖尿病治疗中的意义，鼓励患者参加力所能及的体力劳动，坚持进行散步、慢跑、打太极拳等有氧运动，并根据病情及时调整运动方式和运动量。

（3）遵从医嘱用药　糖尿病患者往往需要长期甚至终身服药，向患者及其家属讲解所使用口服降糖药和（或）胰岛素的作用、用法和不良反应，用药过程中勿自行加大药物剂量或减药、频繁更换药物。老年人记忆力和视力下降，可指导家属提醒服药，可准备多格药盒，把每日用药正确依次排好。使用胰岛素者应注意注射剂量准确和注射部位轮换。

（4）知晓血糖控制要求　告知老年人及其家属血糖控制要求，教会患者及其家属正确用血糖仪。并掌握血糖自我监测的时间、测量结果评价和记录方法，发现异常及时就诊。

（5）定期复诊　向患者及其家属说明应定期到门诊监测血糖、糖化血红蛋白、血脂、肾功能、眼底等。出现口渴加重、尿量增多、厌食、恶心呕吐、身体虚弱等应及时就诊。

（6）做好个人防护　指导患者预防感染，气候变化时注意增减衣物；注意皮肤和足部的整洁，用温水洗浴避免烫伤，定期修剪指甲，鞋袜干净舒适；生活规律，避免过劳，保证充足的睡眠。

（7）了解糖尿病的发生发展和预后　向患者及其家属讲解糖尿病知识，使其认识到糖尿病是终身疾病和慢性病，强调终身治疗，预后取决于血糖的控制情况及有无并发症的发生，指导患者及其家属常见急慢性并发症的预防和照护方法。

四、老年糖尿病的照护

老年糖尿病的照护内容主要包括用药照护、饮食照护、运动照护、生活照护、心理照护以及并发症照护。

胰岛素安全注射

（一）用药照护

1. 用药照护要求

（1）能正确使用各类降糖药物，包括口服药、胰岛素注射用药，将血糖调整至适宜水平；

（2）控制血糖稳定，防止低血糖等并发症。

2. 用药照护技能

（1）口服降糖药　①与老年人沟通交流，评估老年人的年龄、病情、意识状态、自理水平，了解有无影响服药的因素及用药需求；②核对医嘱，检查药品质量，携用物至老年人床旁；③核对老年人姓名，向老人解释服药时间、药物、服用方法、可能出现的副作用及应对方法等；④协助服药，确认是否吞下；⑤协助老人擦净口周，取舒适的体位；⑥再次核对所服药物是否正确，记录。

（2）胰岛素注射用药　①核对医嘱，做好解释；②取舒适的体位　充分暴露注射部位；③再次确认胰岛素注射剂量，排气；④75%乙醇消毒皮肤，待干；⑤30°～45°进针，皮下注射，将药物推置体内；⑥拔针，按压穿刺点；⑦处理用药，记录。

（二）饮食照护

老年糖尿病的患者应做好糖尿病饮食管理，多选择糙米、玉米、豆类、蔬菜等粗纤维食物饮食。对于主食要适当减少，还要提供富含优质蛋白质的食物，如瘦肉、奶、鱼、豆制品，应较多地食用。对于动物内脏以及油炸、油煎的食物一定要少食或者是不食。

（三）运动照护

老年糖尿病患者由于体力活动减少，运动不足，会导致血糖控制不良。因此建议老年糖尿病的患者应每天进行自己喜欢的运动，比如散步、打太极拳、跳广场舞、登山、慢走等，但活动时间不宜过长。可坚持每天进行一定量的体育锻炼，既有助于提高自身的免疫力，也能维持胰腺高敏感性，一定程度地控制血糖和血脂。

（四）生活照护

生活护理主要包括饮食起居。饮食方法上要控制好每天从饮食中摄取的总热量，对于哪些食物需要忌口，哪些食物可多吃，都要严格遵守。起居方面，患者要做到按时睡觉、按时起床，规律的生活是保证身体正常代谢的基础，对于控制糖尿病也非常的关键。

（五）心理照护

当被疾病缠身时，患者通常会有一些消极的或者极端的情绪。但是，为了疾病能往好的方向发展，患者应该要控制自己的情绪，避免一些消极情绪，积极乐观的情绪更有利于身体内各种内分泌的正常运行，也有助于胰岛素的分泌。因此控制情绪对 2 型糖尿病患者非常的重要。

（六）并发症照护

糖尿病患者的潜在并发症包括低血糖、糖尿病足、感染等。其中低血糖是最为常见且危害性较大的并发症。

低血糖护理

1. 诱因　　低血糖常见诱因有：①胰岛素或口服降糖药剂量过大；②服药与进餐时间不正确，如服药时间过早和（或）进食时间太迟；③运动量过大且未及时加餐或减少降糖药物用量；④进食过少，或因恶心、呕吐、腹泻等导致碳水化合物吸收不足；⑤过量饮酒，尤其是空腹饮酒。

2. 表现　　发生低血糖时，一般患者会出现心慌、出冷汗、哆嗦、饥饿感等症状，老年糖尿病患者由于机体反应能力低下，往往上述症状不明显，如果出现精神萎靡、头晕、嗜睡、行为异常等症状，应考虑低血糖发生，须立即检测血糖。

3. 处理　　一旦出现低血糖反应，应卧床休息，立即给予糖分补充，意识清醒者可给予糖水、含糖饮料、糖果、面包、饼干等，15 分钟后症状未缓解者继续补充含糖食物。如果患者出现昏迷，要确保患者呼吸道通畅，立即通知医师，静脉给予葡萄糖注射液治疗或其他急救措施。

4. 预防　　老年糖尿病患者发生低血糖容易导致心脑血管疾病突发事件，如不及时处理会危及生命，故平时预防低血糖的发生尤为重要。口服降糖药及胰岛素治疗时，要保证每日所需碳水化合物（主食）的摄入，告知患者和家属不能随意更改降糖药物及其剂量。活动量增加时，要减少胰岛素的用量并及时进餐。注射短效胰岛素或速效胰岛素时应及时进餐，避免空腹运动。

5. 糖尿病患者如果有糖尿病足，一定要对末梢神经和血液循环加以保护。否则容易出现足部溃疡，以及足部坏疽。同时一定要注意保持好自己的个人卫生，避免发生感染，阻断细菌、霉菌的繁殖条件。

案例讨论

刘大爷今年 71 岁，患有糖尿病 13 年，今年刚查出糖尿病视网膜病变和糖尿病肾病，刘大爷认为是自己忽略了自我管理才导致出现并发症，加大了运动量，每天运动 3 次，每次运动 1 小时，每次运动后都是大汗淋漓。运动了 1 周后发现自己常常出现低血糖，而且到医院就诊后发现尿蛋白增多。

【思考】

刘大爷的做法有哪些不当，应该如何去做？

阅读专栏

"吃货奶奶"和血糖

朱奶奶，一位糖尿病患者，因难以抵挡美食的诱惑，得了一个可爱的昵称——"吃货奶奶"。每日晨间护理，王护士踏入她的房间，朱奶奶总会紧张地盯着她，生怕王护士触碰她珍爱的零食。但王护士不过是想将那些零食安置在柜子里，却屡次被她阻拦。

一天晚上，恰逢王护士值班，10 点当她步入朱奶奶病房想为她测量睡前血糖时，刚好听见朱奶奶和老伴在争执。原来朱奶奶闻到走廊里的泡面香味，馋虫勾起，想吃碗泡面，老伴不同意并制止她，两位老人略显不快。

王护士忙插入话题："奶奶，我来给您测血糖了。"朱奶奶有些不耐烦地回应："测什么血糖，测了也疼，手指都快被扎破了，住院好几天了，血糖还不是这样。"因血糖仍未稳定，朱奶奶对测血糖产生了抵触情绪。"滴"血糖仪显示血糖 16mmol/L。王护士劝慰道："奶奶，您的血糖仍很高，泡面是不能吃的。""吃货奶奶"疑惑："我每日按时注射胰岛素和服药，血糖还是这么高，这个药到底有没有用呢？"王护士继续解释道："奶奶，血糖控制的关键在于饮食，等血糖稳定下来，您就能出院了。"朱奶奶噘着嘴说："我总是饿，前几日身体不适，都没能好好吃饭。现在感觉好些了，想吃多点，可我每日按时吃药和注射胰岛素，血糖还是高，我该怎么办呢？"王护士说："奶奶，控制糖尿病不能仅靠药物，还要管住嘴、迈开腿，坚持检测血糖。药物如同水瓢向外舀水，而您吃的泡面等食物却像自来水管一样不断涌入，何时才能控制住水缸里的水呢？"王护士的形象比喻，一下子让朱奶奶明白了其中的道理，并表示一定会配合好医师护士，控制好自己的"水缸"。

自那天起，"吃货奶奶"严守饮食规定，积极配合血糖检测，她的零食也消失无踪。不久，血糖稳定下来，她康复出院了。

? 课后习题

1. 成人空腹时血糖正常值为（　　　）。

A. 4.5～5.5mmol/L　　　　B. 4.5～6.1mmol/L　　　C. 3.9～6.1mmol/L

D. 4.4～7.8mmol/L　　　　E. 5.8～7.0mmol/L

2. 糖尿病患者饮食控制的原则是（　　　）。

A. 低糖、低脂、高蛋白质　　　　　　　　B. 高糖、高脂、低蛋白质

C. 低糖、低脂、适量蛋白质　　　　　　　D. 高糖、低脂、适量蛋白质

E. 高糖、高脂、适量蛋白质

3. 糖尿病治疗的关键（　　　）。

A. 少吃饭　　　　　　B. 多运动　　　　　　C. 少吃水果

D. 少吃糖　　　　　　E. 控制血糖

4. 血糖监测的时间点，下列哪项是正确的？（　　　）

A. 早餐前　　　　　　B. 运动前　　　　　　C. 运动后

D. 早餐后即刻　　　　E. 晚餐后 1 小时

5. 糖尿病患者运动时注意事项除了下列哪些（　　　）。

A. 宽松衣裤、柔软棉线袜、合脚运动鞋及必要防护用具，避免出现运动伤害

B. 随身携带应急食品（糖果饼干、半瓶含糖果汁等），当发生低血糖时及时服下

C. 运动时注意饮水，无法随身带水，可在运动前、后各喝一杯

D. 带好血糖仪，随时监测

E. 携带糖尿病患者信息急救卡

6. 糖尿病患者防止糖尿病足病变的措施中，哪些不可用？（　　　）

A. 治疗脚癣　　　　　　B. 注意脚卫生　　　　　　C. 不穿过紧的鞋子

D. 及时修理足底老茧　　E. 戒烟

第三节　老年退行性骨关节病的护理

◀ 学习目标

知识目标　◎ 掌握退行性骨关节病老人的临床表现。

◎ 能正确提出退行性骨关节病老年人的主要护理问题，并采取正确的护理措施。

技能目标　◎ 能正确对退行性骨关节病的老人实施护理，并进行健康指导。

素质目标　◎ 能耐心地为退行性骨关节病的老年人进行护理。

◎ 树立尊老、敬老、爱老的社会责任感，关注老年人健康，提升人文关怀意识。

情景导入

王某，男，83 岁，入住养老院 3 年，驼背明显，长期站立后腰背部疼痛难忍，且遇天气变化时膝盖疼痛难忍。

思考

1. 退行性骨关节病患者主要的护理问题有哪些？
2. 退行性骨关节病患者采取的护理措施有哪些？
3. 如何为退行性骨关节病患者进行健康指导？

知识学习

退行性骨关节病（osteoarthritis，OA）又称骨质增生、骨关节炎，是由于关节软骨完整性破坏以及关节边缘软骨下骨板变化，导致关节出现症状和体征的一组异质性疾病。

一、退行性骨关节病分类

按是否有明确病因，可分为原发性（特发性）和继发性退行性骨关节病两类；按关节分布可分为局限性和全身性退行性骨关节病两类；按是否伴有症状可分为症状性和无症状性（放射学）退行性骨关节病两类，本节主要讨论原发性退行性骨关节病。

二、退行性骨关节病病因和发病机制

（一）病因

可能与患者自身易感性，即一般易感因素，以及导致特殊关节、部位生命力学异常的环境因素，即机械性因素有关。

1. 一般易感因素　包括遗传因素、高龄、肥胖、性激素、骨密度、过度运动、吸烟以及存在其他疾病等。

2. 机械因素　如创伤、关节形态异常、长期从事反复使用某些关节的职业或剧烈的文体活动等。

（二）发病机制

对本病发病机制的了解还不充分。过去认为导致本病的主要原因是关节软骨消耗磨损，或者所谓"退行性变"所致。但这种观点不能解释本病发生、发展的全过程。近年来，软骨的结构、生化组成以及代谢变化的认识增多，加以软骨细胞培养、退行性骨关节病动物模型研究，现认为本病是多种因素联合作用的结果。主要有软骨基质合成和分解代谢；软骨下骨板损害使软骨失去缓冲作用；关节内局灶性炎症。

三、退行性骨关节病临床表现

临床表现随累及关节而异。一般起病隐匿，进展缓慢。主要临床表现是局部关节及其周围疼痛、僵硬以及病情进展后出现的关节骨性肥大、功能障碍等。

（一）症状

1. 疼痛　疼痛是本病的主要症状，也是导致功能障碍的主要原因。特点为隐匿发作、持续钝痛，多发生于活动以后，休息可以缓解。随着病情进展，关节活动可因疼痛而受限，甚至休息时也可发生疼痛。睡眠时因关节周围肌肉受损，对关节保护功能降低，不能像清醒时一样限制引起疼痛的活动，患者可能痛醒。由于软骨缺乏感受疼痛的神经纤维，疼痛多为关节刺激关节囊内痛觉神经纤维，或骨内高压刺激骨膜或骨周围神经纤维，或软骨下微骨折、骨赘、关节周围肌肉以及滑液中前列腺素和其他细胞因子刺激滑膜感觉神经末梢所致。

2. 晨僵和黏着感　晨僵提示滑膜炎的存在。但和类风湿关节炎不同，疼痛时间比较短暂，一般不超过30分钟。黏着感指关节静止一段时间后，开始活动时感到僵硬，如黏住一般，稍活动即可缓解。上述情况多见于老年人下肢关节。

3. 其他症状　随着病情进展，可出现关节挛曲、不稳定、休息痛、负重时疼痛加重。由于关节表面吻合性差、肌肉痉挛和收缩、关节囊收缩，以及骨刺或关节肿引起机械性闭锁，可发生功能障碍。

（二）体征

1. 关节肿胀　因局部骨性肥大或渗出性滑膜炎，可伴局部温度增高、积液和滑膜肥厚，严重者可见关节畸形、半脱位等。

2. 压痛和被动痛　受累关节局部可有压痛，伴滑膜渗出时更加明显。有时虽无压痛，但被动运动可发生疼痛。

3. 关节活动弹响（骨摩擦音）　以膝关节多见。检查方法：患者坐位，检查者一手活动膝关节，另一手按在所查关节上，关节活动时可感到"咔哒"声。可能为软骨缺失和关节面欠光整所致。

4. 活动受限　由于骨赘、软骨丧失、关节周围肌肉痉挛以及关节破坏所致。

（三）常见受累关节及其临床特点

1. 手　手退行性骨关节病多见于中、老年女性，以远端指间关节最常累及，也可见于近端指间关节和第一腕掌关节。疼痛和压痛不太明显。特征性表现为指间关节背面内、外侧有骨样肿大结节，位于远端指间关节者称 Heberden 结节，位于近端指间关节者称 Bouchard 结节。有遗传倾向，常母女均罹患。部分患者可出现屈曲或侧偏畸形。第一腕掌关节因骨质增生可出现"方形手"。

2. 膝　膝退行性骨关节病早期以疼痛和僵硬为主，单侧或双侧交替，多发生于上下楼时。体格检查可见关节肿胀、压痛、骨摩擦音以及膝内畸形等。少数患者关节周围肌肉萎缩，多为失用性。髌骨关节退行性骨关节病也称髌骨软化，主要发生在青年人，与创伤有关。

3. 髋　髋关节退行性骨关节病多见于年长者，男性患病率较高。主要症状为隐匿发生的疼痛，可放射至臀外侧、腹股沟、大腿内侧，有时可集中于膝而忽略真正病变部位。体格检查可见不同程度的活动受限和跛行。

4. 足　足退行性骨关节病以第一跖趾关节最常见。症状可因穿过紧的鞋子而加重，拇囊炎可引起肿胀和疼痛。体征可见骨性肥大和外翻。跗骨间关节也可累及。

5. 脊柱　脊柱退行性骨关节病包括骨突关节退行性骨关节病和椎间盘退行性变，骨突关节退行性骨关节病和椎间盘退行性变是两个不同的病理过程。骨突关节退行性骨关节病和其他退行性骨关节病相同，椎间盘退行性多伴有椎体唇样骨赘，两者密切相关，常同时存在，以颈、腰段常见。表现为局部疼痛、僵硬，久坐或久站后加重。疼痛可向臀部或下肢放射，伸展时疼痛加重多提示骨突关节病变，屈曲时加重多提示椎间盘病。

（1）颈椎退行性骨关节病　最多见于第 5 颈椎。颈项疼痛、僵硬主要由骨突关节引起。脊神经根受压可出现上臀放射痛，脊髓受压可引起肢体无力和麻痹，椎动脉受压可致眩晕、耳鸣以致复视、构音和吞咽障碍，严重者可发生定位能力丧失，或突然跌倒，但不伴意识障碍。

（2）腰椎退行性骨关节病　多见于第 3～5 腰椎。骨突关节受累可引起腰痛。椎间盘病变可引起腰、臀疼痛并放射至下肢。神经根刺激可引起髋关节局部疼痛而不向下放射，应注意鉴别。

6. 其他部位　肩锁关节、颞下颌关节、肘关节也可累及。

（四）骨关节炎的特殊类型

1. 全身性退行性骨关节病　多见于中年以上女性，有明显家族聚集倾向。典型表现累及多个指间关节，有 Heberden 结节和 Bouchard 结节，还同时存在上述至少三个部位（如膝、髋、脊柱）的累及，关节功能预后良好。此型退行性骨关节病被列为特殊类型，乃因除上述临床表现外，还与 HLA-A1、HLA-B8 等遗传基因相关。提示本病的发生，是在某种遗传背景的基础上，被某种环境因素触发所致。

2. 侵蚀性炎症性退行性骨关节病　起病和全身性退行性骨关节病相似，但有明显的发作性炎症表现。主要累及指间关节，受累关节可发生冻胶样囊肿、不同程度的疼痛和压痛。放射学检查可见关节软骨丧失、骨赘形成，软骨下骨板硬化和明显的骨侵蚀。后期可发生骨性强直。本病可持续多年，但最终大多没有症状。早期轻型病例只有少数软骨下骨囊性变，与全身性退行性骨关节病难以鉴别。

3. 弥漫性特发性骨肥厚（DISH）　多见于老年人。主要累及脊柱，全身其他关节也可累及。特点为椎体前方韧带波浪状钙化，以胸椎最多见；脊柱外肌腱、韧带附着点如足跟、鹰嘴骨突、指间关节等部位也可发生。症状轻微以至没有疼痛，脊柱可有中度活动受限。无椎间关节及骶髂关节受累，与 HLA-B27 不相关，可与强直性脊柱炎鉴别。

4. 快速进展性退行性骨关节病　发病机制不清。多见于髋关节，其他关节也可发生，疼痛剧烈，关节间隙于短期内明显变窄。学者认为 6 个月内关节间隙减少 2cm 或以上者即可诊断。

四、退行性骨关节病辅助检查

无特异的实验室指标。红细胞沉降率大多正常、C 反应蛋白不高、RF（类风湿因子）和自身抗体阴性。关节液黄色或草黄色、黏度正常、凝固酶试验正常、白细胞数低于 $2×10^4/L$、葡萄糖含量很少（低于血糖水平之半）。

放射学检查对本病的诊断十分重要，典型 X 线表现为受累关节间隙狭窄，软骨下骨质硬化及囊性变，关节边缘骨赘形成。严重者关节面萎陷、变形或半脱位。

磁共振成像能显示早期软骨病变，半月板、韧带等关节结构的异常，有利于早期诊断。但表现常与炎症性关节炎重叠，需注意鉴别。但价格昂贵，未能普及。CT 用于椎间盘病的诊断明显优于 X 线。

五、退行性骨关节病诊断要点

根据症状和放射学表现，诊断不难。部分 X 线有退行性骨关节病表现者，临床没有症状，即所谓"无症状性退行性骨关节病"或"放射学退行性骨关节病"应注意鉴别，美国风湿病学会 1985 年、1990 年和 1991 年的膝、手和髋关节 OA 分类标准，见表 3-3-1。

表 3-3-1　美国风湿病学会膝、手和髋关节骨关节炎分类标准

分类	标准	诊断
手关节炎	临床标准 ①一个月来大多数日子手疼痛或僵硬 ②10 个指定关节中硬性组织肿大≥2 个 ③掌指关节肿胀≤2 个 ④1 个以上远端指间关节肿胀 ⑤10 个指定关节*中 1 个或 1 个以上畸形指	至少符合①②③④ 或①②③⑤
髋关节炎	临床和 X 线标准 ①一个月来大多数日子髋关节痛 ②红细胞沉降率≤20mm/h ③X 线股骨头和（或）髋臼骨赘 ④X 线髋关节间隙狭窄	至少符合①②③ 或①②④ 或①③④
膝关节炎	临床标准 ①一个月来大多数日子膝痛 ②关节活动时响声 ③晨僵≤30 分钟 ④年龄≥38 岁 ⑤膝关节骨性肿胀伴弹响 ⑥膝关节骨性肿胀不伴弹响	至少符合①②③④ 或①⑥
	临床和 X 线标准 ①一个月来大多数日子膝痛 ②X 线关节边缘骨赘 ③滑液检查符合骨关节炎 ④不能查滑液者，年龄≥40 岁 ⑤晨僵≤30 分钟 ⑥关节活动时弹响	至少符合①② 或①③⑤⑥ 或①④⑤⑥

注：*10 个指定关节包括双侧第 2、3 指远端和近端指间关节及第 1 腕掌关节。

六、退行性骨关节病治疗要点

治疗的目的是减轻症状，改善关节功能，减少致残。应避免过多服药，根据不同情况指导患者进行非药物治疗和药物治疗。非药物治疗包括患者教育和自我调理，如注意养成卫生的生活方式和饮食习惯，适当的医疗锻炼、减肥、理疗、针灸，以及多吃新鲜水果、蔬菜，

摄入适量维生素 D 等。药物治疗可先试用对乙酰氨基酚，每日不超过 2g，分 3 次服用，也可使用外用药。疼痛不严重者不一定持续用药，以减轻药物不良反应。

非甾体抗炎药在本病主要起镇痛作用，一般只需用治疗类风湿关节炎剂量的 1/2。传统非甾体抗炎药肠胃道不良反应比较多见，必要时可加 H_2 受体拮抗剂或质子泵抑制剂，或选用选择性 COX-2 抑制剂。

慢作用药如透明质酸关节内注射，有较长时间的缓解症状和改善功能的作用，主要用于膝关节，尤其适用于 X 线表现轻度至中度病例。

应避免全身使用糖皮质激素，但对于急性发作的剧烈疼痛、夜间痛、关节积液的严重病例，激素关节内注射能迅速缓解症状，但作用时间较短。其他如氨基葡萄糖和硫酸软骨素 A 的各种制剂有一定疗效，但在本病治疗中的地位尚待研究。

七、退行性骨关节病护理诊断

1. 有失用综合征的危险　与关节疼痛、畸形引起的功能障碍有关。
2. 悲伤　与疾病久治不愈、关节可能致残影响生活质量有关。
3. 疼痛　慢性关节疼痛与关节炎症反应有关。
4. 自理缺陷　与关节功能障碍、疼痛、疲乏有关。

八、退行性骨关节病护理措施

（一）休息与体位

急性活动期，除关节疼痛外，常伴有发热、乏力等全身症状，应卧床休息，以减少体力消耗，保护关节功能，避免脏器损伤，但不宜绝对卧床。限制受累关节活动，保持关节功能位，如肩关节不要处于外旋位，肩两侧可顶枕头等物品，双臂间置枕头维持肩关节外展位；双手掌可握小卷轴，维持指关节伸展；髋关节两侧放置靠垫，预防髋关节外旋；平卧者膝下放一平枕，使膝关节保持伸直位，足下放置足板，定时给予按摩和被动运动，防止足下垂。每天至少俯卧位 2～3 次，每次半小时，以预防髋关节屈曲痉挛，足部伸出床外，全身肌肉放松，利用自身肌肉有助于伸直膝关节和髋关节。由于膝、腕、指、趾关节不易做到维持功能位，可借助可塑夹板固定，尤其夜间休息时，肌肉处于松弛状态，容易加重畸形。每晚临睡时，绑上夹板，晨起先卸掉夹板，在床上适当活动，日常梳洗、早餐后，再把夹板绑上，但每天应放开 2～3 次，让关节适当活动。

（二）病情观察

1. 了解关节疼痛的部位，患者对疼痛性质的描述，关节肿胀和活动受限的程度，有无畸形，晨僵的程度，以判断病情及疗效。
2. 注意关节症状外，如胸闷、心前区疼痛、腹痛、消化道出血、头痛、发热、咳嗽，呼吸困难等，提示病情严重，应尽早给予适当处理。

（三）晨僵护理

鼓励患者早晨起床后行温水浴，或用热水浸泡僵硬的关节，而后活动关节。夜间睡眠戴弹力手套保暖，可减轻晨僵程度。

（四）预防关节失用

为保持关节功能，防止关节畸形和肌肉萎缩，护士应指导患者锻炼。在症状基本控制后，鼓励患者及早下床活动，必要时提供辅助工具（如滑轮、弹簧、沙袋等）训练手的灵活性、协调性，可做日常生活活动训练，包括饮食、更衣、洗漱等基本动作技巧，循序渐进，消除依赖心理，不断强化，提高熟练度和技巧性。肢体锻炼如摸高、伸腰、踢腿及其他全身性伸展运动等，由被动向主动渐进，配合理疗、按摩，以增加局部血液循环，松弛肌肉，活络关节，防止关节失用，活动强度应以患者能承受为限。

（五）心理护理

患者因病情反复发作、顽固的关节疼痛、疗效不佳等，常表现出情绪低落、忧虑、孤独，对生活失去信心。护士在与患者接触中要态度和蔼，采取疏导、解释、安慰、鼓励等方法做好心理护理。

1. 情绪低落不利于疾病的健康　长期的情绪低落会造成身体内环境失衡，帮助患者认识负面情绪不利于身体的健康。

2. 鼓励患者自我护理　与患者一起制订康复的重点目标，激发患者对家庭、社会的责任感，鼓励自强，正确认识，对待疾病，积极与医护人员配合，争取得到好的治疗效果。对已经发生关节功能障碍的患者，要鼓励发挥健康肢体的作用，尽量做到生活自理或参加力所能及的工作，体现生存价值。

3. 参加集体活动组织　患者集体学习疾病的知识或座谈，以达到相互启发、相互学习、相互鼓励的目的，也可让患者参加集体娱乐活动，充实生活。

4. 建立社会支持体系　嘱家属亲友给患者以支持和鼓励。亲人的关心会使患者的情绪稳定，从而增强战胜疾病的信心。

九、退行性骨关节病健康指导

（一）疾病知识指导

帮助患者及家属了解疾病的性质、病程和治疗方案。避免感染、寒冷、潮湿、过劳等各种诱因，注意保暖。强调休息和治疗性锻炼的重要性，养成良好的生活方式和习惯，在疾病缓解期每天有计划地进行锻炼，增强机体的抗病能力，保护关节功能，延缓功能损害的进程。

（二）用药指导与病情监测

指导患者用药方法和注意事项，遵医嘱用药，不要自行停药、换药、增减药量，坚持规范治疗，减少复发。严密观察疗效及不良反应，定期监测血、尿常规及肝、肾功能等，一旦发现严重的不良反应，应立即停药并及时就医。病情复发时及早就医，以免重要脏器受损。

十、退行性骨关节病预后

大多数患者预后良好，严重关节畸形和功能障碍者仅属少数。

十一、操作任务——湿热敷运用

湿热敷是养老院照护人员常用到的一种简便实用的热疗方法，照护人员在操作的过程也需做到专业、谨慎，以免烫伤老人。结合老年人的身体需求，照护人员熟练为老年人使用湿热敷操作，可以缓解老年人的肌肉痉挛，促进局部血液循环，从而减轻老年人局部疼痛。

（一）老年人湿热敷的作用及禁忌

1. 湿热敷的作用　湿热敷一般用湿布敷法，穿透力强，能利用热传导促进血液循环，帮助炎症吸收或促进消散；可作用于深层组织，使痉挛的肌肉松弛而止痛。常用于慢性炎症及痛症（患处没有发红或发热的症状），例如：慢性腰颈痛、慢性退化性膝关节炎、肌肉疲劳或痉挛等。在推拿的运用上，常于手法操作后辅以湿热敷，湿热敷有祛风散寒、温经通络、活血止痛作用，还可以加强手法治疗效果、减轻手法刺激所产生的局部不良反应。

2. 湿热敷的禁忌　患有急性炎症、皮肤炎、血栓性静脉炎、外周血管疾病的老年人，患处有伤口、刚愈合的皮肤、过分疼痛或肿胀、失去分辨冷热的能力（部分糖尿病老年人）、不能明白指示（患有严重阿尔茨海默病）的老年人，都不宜使用湿热敷。软组织扭伤、挫伤早期，未经确诊的急腹痛，鼻周围三角区感染，脏器出血，恶性肿瘤，有金属移植物的老年人也需禁用湿热敷。

（二）老年人湿热敷法的应用范围及温度控制

1. 湿热敷的应用范围见表 3-3-2。

表 3-3-2　老年人湿热敷的应用范围

分类	应用范围
非无菌性湿热敷	范围广泛，常用于消炎、镇痛
无菌性湿热敷	用于眼部及外伤伤口的热敷
药液湿热敷	用于辅助治疗
直流电离子透入疗法	用于风湿痹痛、乳痈、眼科疾患的热敷

2. 湿热敷的温度控制　用 50～60℃热水浸透敷布，拧干，用自己的手腕掌侧测试敷布温度是否适当，必须不烫手时才能敷于患部。热水袋的操作程序见表 3-3-3，湿热敷的操作程序见表 3-3-4。

表 3-3-3　热水袋的操作程序

操作步骤	操作程序	注意事项
1. 环境准备	环境干净整洁，温湿度适宜，关闭门窗	
2. 整理用物	将热水袋内的水倒空，倒挂晾干后吹入空气旋紧塞子，放在阴凉干燥处备用	
	热水袋套洗净备用	
3. 洗手记录	洗手，记录热水袋放置时间、取出时间，老年人用热水袋后情况。签名	

表 3-3-4　湿热敷的操作程序

操作步骤	操作程序	注意事项
操作前		
1. 工作准备		
（1）环境准备	环境干净整洁，温湿度适宜，关闭门窗	
（2）物品准备	水盆（内盛 50～60℃热水）、暖瓶 1 只、毛巾 1 条、敷布 2 块、一次性垫单 1 块、大毛巾 1 块、敷布钳 2 把、纱布若干块、凡士林油 1 瓶、记录单 1 份、笔 1 支	
（3）照护人员准备	着装整洁，修剪指甲，洗净双手	
（4）老年人准备	老年人取合适坐位或卧位，做好配合操作的准备	
2. 沟通评估	核对老年人信息	瘫痪、糖尿病、肾炎等血液循环不好或感觉不灵敏的老年人不使用湿热敷，以免发生意外
	评估老年人的疾病状况，有无感觉、运动功能障碍，有无痛觉、温觉的减退或消失，有无皮肤破损情况	
	告知老年人给予一般性湿热敷可以缓解关节疼痛	
	告知老年人湿热敷运用的目的、方法、注意事项及老年人应配合要点	
操作中		
1. 进行湿热敷	携用物至老年人床旁，摆放合理	老年人感到湿热敷部位烫热，可揭开毛巾一角散热　若热敷部位有伤口，需按无菌技术处理伤口　操作中应注意观察热敷部位皮肤的状况，尤其是危重老人使用时须严防烫伤
	打开床档，协助老年人取平卧位	
	掀开盖被，充分暴露患侧下肢，上身及健侧下肢盖好盖被，注意保暖	
	将患侧裤腿向大腿方向卷起，充分暴露膝关节部位	
	左手托起腘窝部，右手铺好一次性护理垫和浴巾	
	用棉签涂凡士林油在膝盖上，面积大于敷布，将纱布抖开盖在老年人膝盖上	
	测量水温，平视水温计刻度，将水温调至 50～60℃之间，用纱布擦干水温计收起	

操作步骤	操作程序	注意事项
1. 进行湿热敷	将水倒入水盆中，将敷布放在水盆中浸透，双手持敷布钳拧干敷布，以不滴水为宜	
	在手腕内侧测试温度，以不烫手为宜，将敷布放于老年人膝关节部位纱布上	
	将干毛巾和浴巾盖在敷布上面，以防散热过快，询问有无不适	
	老年人感觉过热可揭开毛巾一角放出热气	
	每 3～5 分钟更换一次敷布，湿热敷时间为 20～30 分钟	
	水盆内随时添加热水保持温度，湿敷期间观察局部皮肤有无发红、烫伤等情况	
	如有异常立即停止并报告	
2. 湿热敷完毕	先打开浴巾，再打开毛巾，撤去敷布放入水盆	
	纱布擦干油渍，用毛巾轻轻拭干皮肤水痕	
	左手托起腘窝处，右手取出护理垫和浴巾	
	整理衣裤，同时检查裤子及床单有无污染	
操作后	协助老年人取舒适卧位，整理好老年人的盖被，拉上床档	面部热敷的老年人，敷后 30 分钟方能外出，以防受凉
	整理床单位，询问老年人需求	
	整理用物，将热敷巾洗净晾干备用	
	洗手，记录湿热敷部位、时间、效果及反应，签名	

湿热敷

名人故事延伸

几十年前，陕西省是大骨节病的重灾区，大量的患者因病致残。殷培璞教授从 1956 年开始投身于大骨节病防治工作，先后赴陕西省 62 个病区县中的 41 个县救治病患，在条件极为艰苦的麟游县和永寿县设立大骨节病防治点并长期驻守当地。首创大骨节病临床检查方法，首先提出"吃杂、改水、讲卫生"综合防治理论和学术思想，受到国内外同行的认可并在全国推广应用。首创大骨节病关节功能重建与修复术，免费为 1000 多个大骨节病患者进行手术治疗。殷培璞教授首创"手指触诊复位股骨颈骨折并固定"方法，改进了脊柱结核手术，首先在西北地区应用人工关节治疗相关疾病，为我国骨科疾病的诊治作出了卓越贡献。临终前殷培璞教授仍放心不下病区群众，特意嘱托逝世后将自己葬于麟游县，继续守望这片他热爱并为之奉献终生的地方。正是老一辈工作者的无私奉献和开拓创新，推动着我国医学事业的不断发展和进步，这也是我们从医学生成长为医者所需的榜样力量和精神财富。

案例讨论

陈奶奶，73 岁，农民，双侧膝关节疼痛 4 年入院。患者 4 年前无明显诱因出现双侧膝关节疼痛，以右侧疼痛为重，走路时疼痛加重，卧床休息可缓解，近两年症状逐渐加重，并出现右侧膝关节"绞锁"症状，检查双膝关节退行性变，右侧膝关节游离体。2 个月前行双膝关节 DR 片示：双侧膝关节退行性骨关节病；右侧膝关节游离体。患者自发病以来神志清，精神可，饮食、睡眠可，无二便失禁。

【思考】

1. 作为照护者，你应该如何指导陈奶奶术后进行康复锻炼？
2. 请为陈奶奶拟定一个照护计划。

第四节　老年冠心病的护理

学习目标

知识目标	◉ 掌握冠心病老年人的临床表现并正确识别。
	◉ 能正确提出冠心病老年人的主要护理问题，并采取正确的护理措施。
技能目标	◉ 能正确对突发冠心病的老年人实施救护，并进行健康指导。

素质目标
◎ 树立时间就是生命的急救意识。
◎ 培养良好的医患沟通能力，关注老年人不典型症状，提供个性化护理方案。

情景导入

陈爷爷，80 岁，5 年前开始出现头晕、头痛、胸闷等表现，颈部多普勒超声显示：颈动脉粥样硬化，心电图提示心肌供血不足。陈爷爷一生辛苦节俭，从未正规进行治疗过。

思考

请结合本节的学习，思考并回答：
1. 冠心病患者主要的护理问题有哪些？
2. 冠心病患者采取的护理措施有哪些？
3. 如何为冠心病患者进行健康指导？

知识学习

冠状动脉粥样硬化性心脏病（coronary atherosclerotic heart disease）指冠状动脉粥样硬化使血管腔狭窄或阻塞，和（或）因冠状动脉功能性改变（痉挛）导致心肌缺血缺氧或坏死而引起的心脏病，统称冠状动脉性心脏病（coronary heart disease），简称冠心病，亦称缺血性心脏病（ischemic heart disease）。

冠心病是严重危害健康的常见病。全球疾病负担研究显示，1990～2019 年，中国 1～79 岁人群心血管病年龄标化发病率从 646.2/10 万人年上升至 652.2/10 万人年。冠心病年龄标化发病率从 1990 年的 177.1/10 万上升至 2010 年的 203.7/10 万，2019 年下降至 197.4/10 万。2021 年 7 月至 2022 年 6 月，"中国居民心脑血管事件监测"项目发现，我国≥18 岁居民的心血管病粗发病率为 600.9/10 万，包括急性心梗、接受冠脉介入治疗和（或）搭桥手术治疗的心绞痛、脑卒中和心脏性猝死。

一、冠心病病因

本病病因尚未完全明确，目前认为是多种因素作用于不同环节所致，这些因素亦称为危险因素或易患因素。主要的危险因素有以下几种。

（一）年龄、性别

本病多见于 40 岁以上人群，男性与女性相比，女性发病率较低，但在更年期后发病率增加。

（二）血脂异常

血脂代谢异常是动脉粥样硬化最重要的危险因素。总胆固醇（TC）、三酰甘油（TG）、低密度脂蛋白（LDL）或极低密度脂蛋白（VLDL）增高；高密度脂蛋白（HDL）尤其是它的亚组分Ⅱ（HDL-Ⅱ）减低，载脂蛋白A（ApoA）降低和载脂蛋白B（ApoB）增高都被认为是危险因素。新近又认为脂蛋白（a）[Lp(a)]增高是独立的危险因素。

（三）高血压

血压增高与本病密切相关，60%～70%的冠状动脉粥样硬化患者有高血压，高血压患者患本病较血压正常者高3～4倍，收缩压和舒张压增高都与本病关系密切。

（四）吸烟

吸烟可造成动脉壁氧含量不足，促进动脉粥样硬化的形成。吸烟者与不吸烟者比较，本病的发病率和病死率增高2～6倍，且与每天吸烟的支数成正比，被动吸烟也是冠心病的危险因素。

（五）糖尿病和糖耐量异常

糖尿病患者中本病发病率较非糖尿病者高2倍。糖耐量减低者中也常见于本病患者。次要的危险因素包括：①肥胖；②缺少体力活动；③进食过多的动物脂肪、胆固醇、糖和钠盐；④遗传因素；⑤A型性格等。近年来发现的危险因素还有：①血中同型半胱氨酸增高；②胰岛素抵抗增强；③血中纤维蛋白原及一些凝血因子增高；④病毒、衣原体感染等。

二、冠心病临床分型

1979年WHO将冠心病分为以下五型。

（一）无症状性心肌缺血

患者无自觉症状，但静息、动态或运动心电图有ST段压低，T波低平或倒置等心肌缺血性改变。

（二）心绞痛

有发作性的骨后疼痛，为一时性心肌供血不足引起。

（三）心肌梗死

症状严重，由冠状动脉闭塞致心肌急性缺血性坏死所致。

（四）缺血性心肌病

表现为心脏增大、心力衰竭和心律失常，为长期心肌缺血导致心肌纤维化引起。临床表现与扩张型心肌病类似。

（五）猝死

因原发性心脏骤停而猝然死亡，多为缺血心肌局部发生电生理紊乱，引起严重的室性心律失常所致。

近年来提出急性冠脉综合征（acute coronary syndrome，ACS）的概念，包括不稳定型心绞痛、非ST段抬高心肌梗死及ST段抬高心肌梗死。这3种病症的共同病理基础均为不稳定的粥样斑块，只是伴发了不同程度的继发性病理改变，如斑块内出血、斑块纤维帽破裂，血小板在局部激活聚集（白色血栓），继续发展形成红色血栓，并有血管痉挛参与。一旦斑块出现继发性病变，患者往往出现胸痛，而胸痛发作之初并不能确定其最终的结果，是仅仅停留于不稳定型心绞痛还是进展至非 ST 段抬高或 ST 段抬高心肌梗死，统称为急性冠脉综合征有利于加强对这类患者的重视，及时地做出正确的临床判断并尽早采取积极的救治措施，大大降低死亡率。

三、心绞痛

（一）稳定型心绞痛

稳定型心绞痛（stable angina pectoris）是在冠状动脉狭窄的基础上，由于心肌负荷的增加而引起心肌急剧的、暂时的缺血与缺氧的临床综合征。其典型特点为阵发性的前胸压榨性疼痛，主要位于胸骨后部，可放射至心前区和左上肢尺侧，常发生于劳力负荷增加时，持续数分钟，休息或用硝酸酯制剂后消失。

1. 病因与发病机制　本病的基本病因是冠状动脉粥样硬化。正常情况下，冠状循环血流量具有很大储备力量，其血流量可随身体的生理情况有显著的变化，在剧烈体力活动、情绪激动等对氧的需求增加时，冠状动脉适当扩张，血流量增加（可增加 6～7 倍），达到供求平衡。当冠状动脉粥样硬化致冠状动脉狭窄或部分分支闭塞时，其扩张性减弱，血流量减少，心肌的血供减少到尚能应付平时的需要，则休息时无症状。一旦心脏负荷突然增加，如劳累、激动、心力衰竭等使心脏负荷增加，心肌耗氧量增加时，对血液的需求也会随之增加，而冠状动脉的供血已不能相应增加，即可引起心绞痛。

2. 临床表现

（1）症状　以发作性胸痛为主要临床表现，典型的疼痛特点为以下几方面。

1）部位：主要在胸骨体中段或上段之后，可波及心前区，界限不很清楚，常放射至左肩、左臂内侧，达无名指和小指，或至颈、咽或下颌部。

2）性质：为压迫、发闷、紧缩、烧灼感，但不尖锐，不像针刺或刀割样痛，偶伴濒死感，发作时患者常不自觉地停止原来的活动。

3）诱因：体力劳动、情绪激动、饱餐、寒冷、吸烟、心动过速、休克等。

4）持续时间：疼痛出现后常逐渐加重，3～5 分钟内逐渐消失，可数天或数周发作 1 次，亦可 1 天内多次发作。

5）缓解方式：休息或含服硝酸甘油可缓解。

（2）体征　心绞痛发作时，患者面色苍白、出冷汗、心率增快、血压升高，心尖部听诊有时出现第四心音奔马律，可有暂时性心尖部收缩期杂音。

3. 辅助检查

（1）心电图　约有半数患者静息心电图为正常，亦可出现非特异性 ST 段和 T 波异常，心绞痛发作时可出现暂时性心肌缺血引起的 ST 段压低（$\geq 0.1\text{mV}$），有时出现 T 波倒置，在平时有 T 波持续倒置的患者，发作时可变为直立。运动心电图及 24 小时动态心电图可显著提高缺血性心绞痛的检出率。

（2）多排探测器螺旋 X 线计算机断层成像　进行冠状动脉三维重建，有助于冠状动脉病变的诊断。

（3）放射性核素检查　放射性铊心肌显像所示灌注缺损，提示心肌供血不足或血供消失，对心肌缺血诊断较有价值。

（4）冠状动脉造影　选择性冠状动脉造影可使左、右冠状动脉及其主要分支得到清楚的显影，具有确诊价值。

4. 诊断要点　根据典型的发作性胸痛，结合年龄和存在的冠心病危险因素，排除其他原因所致的心绞痛，一般即可建立诊断。诊断仍有困难者，可考虑做运动心电图、冠状动脉造影等。

5. 治疗要点

（1）发作时的治疗

1）休息：发作时应立即休息，一般患者停止活动后症状即可消除。

2）药物治疗：宜选用作用较快的硝酸酯制剂，这类药物除可扩张冠状动脉、增加冠状动脉血流量外，还可扩张外周血管，减轻心脏负荷，从而缓解心绞痛。①硝酸甘油 0.3～0.6mg，舌下含化，1～2 分钟内显效，约 30 分钟后作用消失；②硝酸异山梨酯 5～10mg，舌下含化，2～5 分钟显效，作用维持 2～3 小时。

（2）缓解期的治疗

1）硝酸酯制剂：硝酸异山梨酯 5～20mg，口服，每天 3 次，服后半小时起作用，持续 3～5 小时。缓释制剂可维持 12 小时，可用 20mg，每天 2 次；5-单硝酸异山梨酯，是新型的长效硝酸酯药物，有口服或注射制剂，无肝脏首过效应，生物利用度几乎 100%；长效硝酸甘油制剂口服半小时起作用，持续 8～12 小时，可每 8 小时服一次，每次 2.5mg；2%硝酸甘油油膏或橡皮膏贴片用于胸前、上臂皮肤而缓慢吸收，可用于预防夜间心绞痛发作。

2）β 受体阻滞剂：抗心绞痛作用主要是通过降低血压、减慢心率，降低心肌收缩力，降低心肌耗氧量。常用药物有美托洛尔、普洛尔、阿替洛尔等口服药物。该类药能引起低血压，宜从小剂量开始，停用时应逐步减量，突然停用有诱发心肌梗死的可能，有低血压、支气管哮喘、心动过缓、二度或以上房室传导阻滞的患者不宜应用。

3）钙通道阻滞剂：抑制钙离子进入细胞内，抑制心肌收缩，减少氧耗；并通过扩张冠状动脉，扩张外周血管、减轻心脏负荷，从而缓解心绞痛，还可以降低血黏度，抗血小板聚集，改善心肌的微循环。常用药物有维拉帕米、硝苯地平缓释制剂、地尔硫䓬。

4）抗血小板药物：阿司匹林 100～300mg，每天 1 次。

5）调整血脂药物：可选用他汀类、贝特类等药物，治疗目标水平应达到 TC<4.68mmol/L（180mg/dL）、TG<1.69mmol/L（150mg/dL）、LDL-C<2.60mmol/L（100mg/dL）。

6）中医中药治疗：如活血化瘀药物、针刺或穴位按摩等。

（3）经皮穿刺　腔内冠状动脉成形及支架置入术。

（4）外科治疗　可行主动脉-冠状动脉旁路移植术。

（5）运动锻炼疗法　合理的运动锻炼有利于促进侧支循环的建立，提高体力活动的耐受量而改善症状。

（二）不稳定型心绞痛

目前，临床上已趋向于将除上述典型的稳定型劳力性心绞痛以外的缺血性胸痛统称为不稳定型心绞痛（unstable angina pectoris，UAP）。除变异型心绞痛（variant angina）具有短暂ST段抬高的特异心电图变化而仍为临床所留用外，原有心绞痛的其他分型命名在临床上均已弃用。这不仅是基于对不稳定的粥样斑块的深刻认识，也表明这类心绞痛患者临床上的不稳定性和进展至心肌梗死的危险性，必须予以足够的重视。

1. 发病机制　与稳定型劳力性心绞痛的差别主要在于冠状动脉内不稳定的粥样斑块继发的病理改变，使局部的心肌血流量明显下降，如斑块内出血、斑块纤维帽出现裂隙、表面有血小板聚集和（或）刺激冠状动脉痉挛，导致缺血性心绞痛，虽然也可因劳力负荷诱发，但劳力负荷终止后胸痛并不能缓解。

2. 临床表现　不稳定型心绞痛的胸痛部位、性质与稳定型心绞痛相似，可以表现为：①原有稳定型心绞痛在1个月内疼痛发作的频率增加、程度加重、时限延长、诱因发生改变、硝酸酯类药物缓解作用减弱；②1个月之内新发生由较轻负荷所诱发的心绞痛；③休息状态下发作心绞痛或较轻微活动即可诱发，发作时表现有ST段抬高的变异型心绞痛。此外，由于贫血、感染、甲状腺功能亢进、心律失常等原因诱发的心绞痛称为继发性不稳定型心绞痛。

临床上根据不稳定型心绞痛的严重程度不同，分为低危组、中危组和高危组三种组别。低危组是指新发生的或是原有劳力性心绞痛恶化加重，发作时ST段下移≤1mm，持续时间＜20分钟；中危组就诊前1个月内（但近48小时内未发）发作1次或数次，静息心绞痛及梗死后心绞痛发作时ST段下移＞1mm，持续时间＜20分钟；高危组就诊前48小时内反复发作，静息心电图ST段下移＞1mm，持续时间＞20分钟。

3. 治疗要点

（1）一般处理　卧床休息1~3天，床边24小时心电监护，严密观察血压、脉搏、呼吸、心率、心律变化，给予吸氧。

（2）止痛　烦躁不安、剧烈疼痛者可给予吗啡5~10mg皮下注射。硝酸甘油或硝酸异山梨酯含服或持续静脉滴注，直至症状缓解。另外，根据患者有无并发症等具体情况，选用钙通道阻滞剂或β受体阻滞剂等。

（3）抗栓（凝）　应用阿司匹林、肝素或低分子肝素以防止血栓形成，阻止病情发展为心肌梗死。

（4）急诊冠状动脉介入治疗　详见本节冠状动脉介入治疗内容。

不稳定型心绞痛患者经治疗病情稳定，出院后应继续强调抗凝治疗和降脂治疗，以促使斑块稳定。缓解期的进一步检查及长期治疗方案与稳定型劳力性心绞痛相同。

（三）心绞痛患者的护理

1. 护理诊断/措施

（1）胸痛　与心肌缺血、缺氧有关。

① 休息与活动：心绞痛发作时应立即停止正在进行的活动，休息片刻即可缓解。不稳定型心绞痛者，应卧床休息，并密切观察。

② 心理护理：安慰患者，解除紧张不安情绪，以减少心肌耗氧量。

③ 吸氧。

④ 疼痛观察：评估患者疼痛的部位、性质、程度、持续时间，给予心电监测，描记疼痛发作时心电图，严密监测心率、心律、血压变化，观察患者有无面色苍白、大汗、恶心、呕吐等。

⑤ 用药护理：心绞痛发作时给予患者舌下含服硝酸甘油，用药后注意观察患者胸痛变化情况，如服药后3~5分钟仍不缓解可重复使用。对于心绞痛发作频繁者，可遵医嘱给予硝酸甘油静脉滴注，但应控制滴速，并告知患者及家属不可擅自调节滴速，以防低血压发生。部分患者用药后出现面部潮红、头部胀痛、头晕、心动过速、心悸等不适，应告知患者是由于药物所产生的血管扩张作用导致，以解除顾虑。

⑥ 减少或避免诱因：疼痛缓解后，与患者一起分析引起心绞痛发作的诱因，如过劳、情绪激动、寒冷刺激等。调节饮食，禁烟酒。保持排便通畅，切忌用力排便，以免诱发心绞痛。保持心境平和，改变焦躁易怒、争强好胜的性格等。

（2）活动无耐力，与心肌氧的供需失调有关。

① 评估活动受限程度：评估患者由于心绞痛发作而带来的活动受限程度。

② 制订活动计划：心绞痛发作时应立即停止活动，缓解期的患者一般不需要卧床休息，不稳定型心绞痛者可卧床休息。根据患者的活动能力制订合理的活动计划，鼓励患者参加适当的体力劳动和体育锻炼，最大活动量以不发生心绞痛症状为度，避免竞赛活动和屏气用力动作，避免精神过度紧张的工作和长时间工作。适当运动有利于侧支循环的建立，提高患者的活动耐力。对于规律性发作的劳力性心绞痛，可进行预防用药，如于外出、就餐、排便活动前含服硝酸甘油。

③ 观察与处理活动中不良反应：监测患者活动过程中有无胸痛、呼吸困难、脉搏增快等反应，出现异常情况应立即停止活动，并给予含服硝酸甘油、吸氧等。

2. 其他护理诊断

（1）潜在并发症　心肌梗死。

（2）焦虑　与心绞痛反复发作有关。

（3）知识缺乏　缺乏控制诱发因素及预防心绞痛发作的知识。

3. 健康指导

（1）改变生活方式　生活方式的改变是冠心病治疗的基础，应指导患者：①合理膳食，宜摄入低热量、低脂、低胆固醇、低盐食物，多食蔬菜、水果和粗纤维食物，避免暴饮暴食，注意少量多餐；②控制体重，在饮食治疗的基础上，结合运动和行为治疗等综合治疗；③适当运动，运动方式应以有氧运动为主，注意运动的强度和时间，因病情和个体差异而不同，必要时需要在监测下进行；④戒烟；⑤减轻精神压力，逐渐改变急躁易怒的性格，保持平和的心态，可采取放松技术或与他人交流的方式缓解压力。

（2）避免诱发因素　告知患者及家属，过劳、情绪激动、饱餐、寒冷刺激等都是心绞痛发作的诱因，应注意尽量避免。

（3）病情自我监测指导　教会患者及家属心绞痛发作时的缓解方法，胸痛发作时应立即停止活动或舌下含服硝酸甘油。如服用硝酸甘油不缓解，或心绞痛发作比以往频繁、程度加重、疼痛时间延长，应立即到医院就诊，警惕心肌梗死的发生。不典型心绞痛发作时可能表现为牙痛、上腹痛等，为防止误诊，可先按心绞痛发作处理并及时就医。

（4）用药指导　指导患者出院后遵医嘱服药，不要擅自增减药量，自我监测药物的不良反应。外出时随身携带硝酸甘油以备急需。硝酸甘油见光易分解，应放在棕色瓶内，存放于干燥处，以免潮解失效。药瓶开封后每 6 个月更换一次，以确保疗效。

（5）定期复查：告知患者应定期复查心电图、血糖、血脂等。

4. 预后　大多数心绞痛患者发病之后仍能从事一般性体力工作，且能存活很多年。部分心绞痛患者有发生心肌梗死或猝死的危险，尤其是不稳定型心绞痛患者。控制冠心病进展的重要方面是预防治疗冠状动脉粥样硬化。

四、心肌梗死

心肌梗死是心肌的缺血性坏死。系在冠状动脉病变的基础上，发生冠状动脉血供急剧减少或中断，使相应的心肌严重而持久地急性缺血导致心肌坏死。临床上表现为持久的胸骨后剧烈疼痛、发热，白细胞计数和血清心肌坏死标志物增高及心电图进行性改变。常可发生心律失常、心源性休克或心力衰竭，属冠心病的严重类型。目前，在全球每年 1700 万死于心血管疾病者中，有一半以上死于急性心肌梗死。

（一）病因与发病机制

本病的基本病因是冠状动脉粥样硬化（偶为冠状动脉栓塞、炎症、先天性畸形、痉挛和冠状动脉口阻塞所致），造成一支或多支血管管腔狭窄和心肌供血不足，而侧支循环尚未充分建立。一旦血供急剧减少或中断，使心肌严重而持久地急性缺血 1 小时以上，即可发生心肌梗死。心肌梗死的原因多数是不稳定粥样斑块破溃，继而出血或管腔内血栓形成，使血管腔完全闭塞，少数情况是粥样斑块内或其下发生出血或血管持续痉挛，也可以使冠状动脉完全闭塞。

促使粥样斑块破溃出血及血栓形成的诱因有休克、脱水、出血、外科手术或严重心律失常，使心排血量骤降，冠状动脉血流量锐减，重体力活动、饱餐，特别是进食多量高脂饮食后若有过分激动或血压剧升，心肌需氧量猛增，冠状动脉供血明显不足；晨起 0 时至 12 时交感神经活动增加，机体应激反应增强，冠状动脉张力增高。

（二）临床表现

1. 先兆　50%～81.2%的患者在发病前数天有乏力，胸部不适，活动时心悸、气急烦躁、心绞痛等前驱症状，以新发生心绞痛或原有心绞痛加重最为突出。心绞痛发作较以往频繁、性质较剧、持续时间长、硝酸甘油疗效差、诱发因素不明显。心电图示 ST 段一时性明显抬高或压低，T 波倒置或增高。及时处理先兆症状，可使部分患者避免发生心肌梗死。

2. 症状

（1）疼痛　为最早出现的最突出的症状。疼痛的性质和部位与心绞痛相似，但程度更剧烈，多伴有大汗、烦躁不安、恐惧及濒死感，持续时间可达数小时或数天，休息和服用硝酸甘油不缓解。部分患者疼痛可向上腹部放射而被误诊为急腹症，或因疼痛向下颌、颈部、背部放射而误诊为其他疾病。少数患者无疼痛，一开始即表现为休克或急性心力衰竭。

（2）全身症状　一般在疼痛发生后 24～48 小时出现，表现为发热、心动过速、白细胞增高和红细胞沉降率增快等，由坏死物质吸收所引起。体温可升高至 38℃ 左右，很少超过

39℃，持续约 1 周。

（3）胃肠道症状　疼痛剧烈时常伴恶心、呕吐、上腹胀痛，与迷走神经受坏死心肌刺激和心排血量降低、组织灌注不足等有关。肠胀气亦不少见，重者可发生呃逆。

（4）心律失常　大部分患者都有心律失常，多发生在起病 1～2 天，24 小时内最多见。心律失常以室性心律失常最多，尤其是室性期前收缩，如频发（每分钟 5 次以上）、多源、成对出现、短暂室速或呈 RonT 现象的室性期前收缩常为心室颤动的先兆。心室颤动是急性心肌梗死早期，特别是入院前的主要死因。前壁心肌梗死易发生室性心律失常，下壁心肌梗死则易发生房室传导阻滞及窦性心动过缓。

（5）低血压和休克　疼痛发作期间血压下降常见，但未必是休克，如疼痛缓解而收缩压仍低于 80mmHg，且患者表现为烦躁不安、面色苍白、皮肤湿冷、脉细而快、大汗淋漓、尿少、神志迟钝，甚至晕厥则为休克表现，一般多发生在起病后数小时至 1 周内，主要为心源性休克，为心肌广泛坏死，心排血量急剧下降所致。

（6）心力衰竭　主要为急性左心衰竭，为心肌梗死后心脏舒缩力显著减弱或不协调所致。表现为呼吸困难、咳嗽、发绀、烦躁等症状，重者可发生肺水肿，随后可发生颈静脉怒张、肝大、水肿等右心衰竭表现。右心室心肌梗死者可一开始就出现右心衰竭表现，伴血压下降。

3. 体征　心脏浊音界可正常或轻至中度增大，心率多增快，也可减慢，心律不齐；心尖部第一心音减弱，可闻第三或第四心音奔马律；部分患者在起病第 2～3 天出现心包摩擦音，为反应性纤维性心包炎所致，亦有部分患者在心前区可闻及收缩期杂音或喀喇音，为二尖瓣乳头肌功能失调或断裂所致；除急性心肌梗死早期血压可增高外，几乎所有患者都有血压下降。

4. 并发症

（1）乳头肌功能失调或断裂　二尖瓣乳头肌因缺血、坏死等使收缩功能发生障碍，造成二尖瓣脱垂及关闭不全。轻者可以恢复，重者可严重损害左心功能致使发生急性肺水肿。在数天内死亡。

（2）心脏破裂　少见，常在起病 1 周内出现，多为心室游离壁破裂，偶有室间隔破裂。

（3）栓塞　发生率 1%～6%，见于起病后 1～2 周，如为左心室附壁血栓脱落所致，则引起脑、肾、脾或四肢等动脉栓塞。如由下肢静脉血栓脱落所致，则产生动脉栓塞。

（4）心室壁瘤　主要见于左心室，发生率 5%～20%。较大的室壁瘤在体检时可见左侧心界扩大，超声心动图可见心室局部有反常运动，心电图示 ST 段持续抬高。

（5）心肌梗死后综合征　发生率为 10%。于心肌梗死后数周至数月内出现，可反复发生，表现为心包炎、胸膜炎或肺炎，有发热、胸痛等症状，可能为机体对坏死组织的过敏反应。

（三）辅助检查

1. 心电图

（1）特征性改变　ST 段抬高型急性心肌梗死心电图表现特点为：①在面向透壁心肌坏死区的导联 ST 段明显抬高呈弓背向上型，宽而深的 Q 波（病理性 Q 波），T 波倒置；②在背向心肌坏死区的导联则出现相反的改变，即 R 波增高，ST 段压低和 T 波直立并增高。非 ST 段抬高的心肌梗死心电图特点为：①无病理性 Q 波，有普遍性 ST 段压低≥0.1mV，但 aVR

导联 ST 段抬高，或有对称性 T 波倒置；②无病理性 Q 波，也无 ST 段变化，仅有 T 波倒置变化。

（2）动态性改变 ST 段抬高型急型心肌梗死的心电图演变过程如下。①在起病数小时内可无异常或出现异常高大两支不对称的 T 波。②数小时后，ST 段明显抬高，弓背向上，与直立的 T 波连接，形成单相曲线；数小时至 2 天内出现病理性 Q 波，同时 R 波减低，为急性期改变（图 3-4-1）。Q 波在 3～4 天内稳定不变，此后大多永久存在。③如果急性心肌梗死早期不进行治疗干预，抬高的 ST 段可在数天至 2 周内逐渐回到基线水平，T 波逐渐平坦或倒置，为亚急性期改变。④数周至数月后，T 波呈 V 形倒置，两支对称，为慢性期改变。非 ST 段抬高的心肌梗死则表现为普遍压低的 ST 段（除 aVR，有时 V_1 外）和对称倒置加深的 T 波逐渐恢复，但始终不出现 Q 波。

（3）定位诊断：ST 段抬高性心肌梗死的定位和范围可根据出现特征性改变的导联数来判断：V_1～V_3 导联示前间壁心肌梗死，V_3～V_5 导联示局限前壁心肌梗死，V_1～V_5 导联示广泛前壁心肌梗死，Ⅱ、Ⅲ、aVF 导联示下壁心肌梗死，Ⅰ、aVL 导联示高侧壁心肌梗死，V_7～V_8 导联示正后壁心肌梗死，Ⅱ、Ⅲ、aVF 导联伴右胸导联（尤其是 V_4R）ST 段抬高，可作为下壁心肌梗死并发右室梗死的参考指标（见图 3-4-1）。

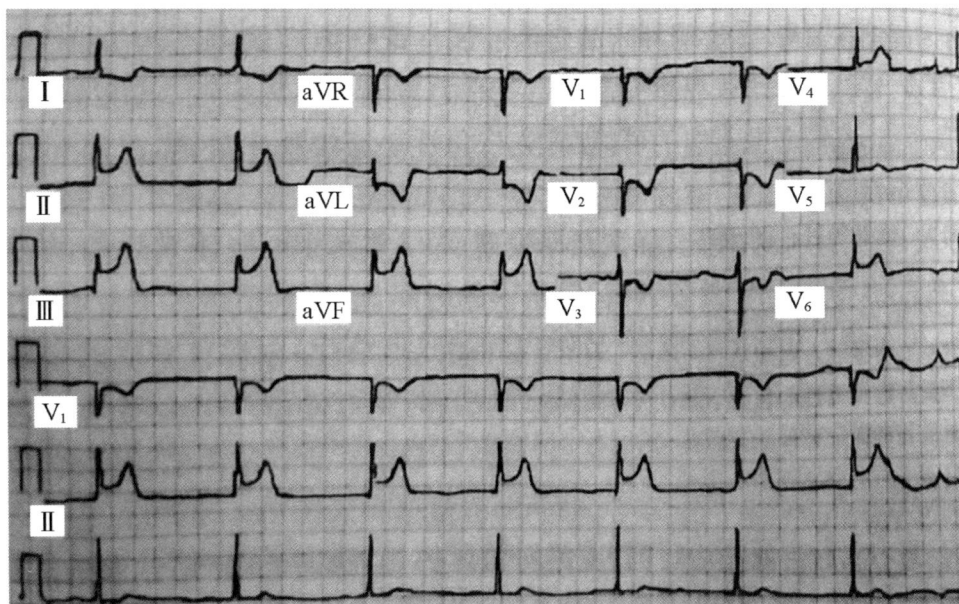

图 3-4-1 急性下壁心肌梗死心电图

2. 超声心动图 切面和 M 型超声心动图有助于了解心室壁的运动和左心室功能，诊断室壁瘤和乳头肌功能失调等。

3. 放射性核素检查 可显示心肌梗死的部位与范围，观察左心室壁的运动和左心室射血分数，有助于判定心室的功能，诊断梗死后造成的室壁运动失调和心室壁瘤。

4. 实验室检查

（1）血液检查 起病 24～48 小时后白细胞计数增高，中性粒细胞增多，嗜酸性粒细胞减少或消失，红细胞沉降率增快，C 反应蛋白增高，均可持续 1～3 周。

（2）血清心肌坏死标志物增高 ①心肌肌钙蛋白 I（cTnI）或 T（cTnT）在起病 3～4 小时后升高，cTnI 于 11～24 小时达高峰，7～10 天降至正常，cTnT 于 24～48 小时达高峰，10～14 天降至正常；②肌红蛋白于起病后 2 小时内即升高，12 小时内达高峰；24～48 小时内恢复正常；③肌酸激酶（CK）在起病 6 小时内升高，12 小时达高峰，3～4 天恢复正常；④肌酸激酶的同工酶（CK-MB）在起病后 4 小时内增高，16～24 小时达高峰，3～4 天恢复正常；⑤天门冬氨酸氨基转移酶（AST）在起病 6～10 小时后升高，24 小时达高峰，3～6 天后降至正常。

对心肌坏死标志物的测定应进行综合评价，AST、CK、CK-MB 是传统的诊断急性心肌梗死的血清标志物，但某些疾病可致假阳性，如心肌疾病、心肌炎等，均可影响其特异性。肌红蛋白在急性心肌梗死后出现最早，但骨骼肌损伤可影响其特异性，如单次检测结果阳性，应再测定其他心肌坏死特异性标志物予以证实。cTnI 和 cTnT 出现稍延迟，但特异性很高。CK-MB 增高的程度能较准确地反映梗死的范围，其高峰出现时间是否提前有助于判断溶栓治疗是否成功。

（四）诊断要点

急性心肌梗死的诊断标准，必须至少具备下列 3 条标准中的 2 条：①缺血性胸痛的临床病史；②心电图的动态演变；③心肌坏死的血清心肌标志物浓度的动态改变。

对老年患者，突然发生严重心律失常、休克、心力衰竭而原因未明，或突然发生较重而持久的胸闷或胸痛者，都应考虑本病的可能，并先按急性心肌梗死来处理。

（五）治疗要点

对 ST 段抬高的急性心肌梗死，强调及早发现、早入院治疗，加强入院前的就地处理，并尽量缩短患者就诊、各种检查、处置、转运等延误的时间，治疗原则是尽早使心肌血液再灌注（到达医院后 30 分钟内开始溶栓或 90 分钟内开始介入治疗）以挽救濒死的心肌，防止梗死面积扩大或缩小心肌缺血范围，保护和维持心脏功能，及时处理严重心律失常、泵衰竭和各种并发症，防止猝死。

1. 一般治疗

（1）休息 患者未行再灌注治疗前，应绝对卧床休息，减少不良刺激。

（2）吸氧 间断或持续吸氧 2～3 天。

（3）监测 急性期应住在冠心病监护室，进行心电、血压、呼吸监测 3～5 天，必要时进行血流动力学监测。

（4）阿司匹林 无禁忌证者给予口服水溶性阿司匹林或嚼服肠溶性阿司匹林，一般首次剂量达到 150～300mg，此后 75～150mg 每天 1 次长期服用。

2. 解除疼痛 ①哌替啶（杜冷丁）50～100mg 肌内注射，或吗啡 5～10mg 皮下注射，必要时可重复使用；②疼痛较轻者可用可待因或罂粟碱；③再试用硝酸甘油或硝酸异山梨酯。

3. 再灌注心肌积极的治疗 起病 3～6 小时（最多 12 小时）内使闭塞的冠状动脉再通，心肌得到再灌注，濒临坏死的心肌可能得以存活或使坏死范围缩小，对梗死后心重塑有利，改善预后。

（1）经皮腔内冠状动脉介入治疗（percutaneous coronary intervention，PCI）　有条件的医院对具备适应证的患者应尽快实施 PCI，可获得更好的治疗效果。

（2）溶栓疗法（thrombolytic therapy）　所有在症状发作后 12 小时内就诊的 ST 段抬高的心肌梗死患者，若无禁忌证均可考虑溶栓治疗。发病虽超过 12 小时但仍有进行性胸痛和心电图 ST 段抬高者，也可考虑溶栓治疗。

适应证：①2 个或 2 个以上相邻导联 ST 段抬高（胸导联≥0.2mV，肢导联≥0.1mV），病史提示急性心肌梗死伴左束支传导阻滞，起病时间＜12 小时，患者年龄＜75 岁；②ST 段显著抬高的心肌梗死患者年龄＞75 岁，经慎重权衡利弊仍可考虑；③ST 段抬高的心肌梗死发病时间已达 12～24 小时，但如有进行性缺血性胸痛，广泛 ST 段抬高者可考虑。

禁忌证：①既往发生过出血性脑卒中，1 年内发生过缺血性脑卒中或脑血管事件；②近期（2～4 周）活动性内脏出血、外科大手术、创伤史，包括头部外伤、创伤性心肺复苏或较长时间（＞10 分钟）的心肺复苏，在不能压迫部位的大血管穿刺；③严重而未控制的高血压（＞180/110mmHg）或慢性严重高血压病史；④可疑主动脉夹层；⑤有出血性疾病或有出血倾向者，严重肝肾功能损害及恶性肿瘤等。

溶栓药物的应用：溶栓药物是以纤维蛋白溶解酶原激活剂激活血栓中纤维蛋白溶酶原，转变为纤维蛋白溶解酶而溶解冠状动脉内的血栓。常用的溶栓药物如下。①第一代纤溶药物，尿激酶（UK）和链激酶（SK），不具有纤维蛋白选择性，对血浆中纤维蛋白原的溶解作用明显，可致全身纤溶状态。尿激酶 150 万～200 万单位，30 分钟内静脉滴注。链激酶 150 万单位静脉滴注，60 分钟内滴完。②第二代纤溶药物，主要以组织型纤溶酶原激活剂（t-PA）为代表，具有纤维蛋白选择特性，主要溶解已形成的纤维蛋白血栓，而对血浆中纤维蛋白原的降解作用较弱。③第三代纤溶药物，通过对 t-PA 进行蛋白质工程技术的改造获得，主要特点是半衰期长，血浆清除减慢，更适合静脉滴注给药。目前临床上主要应用重组组织型纤溶酶原激活剂（rt-PA），一般以 100mg 在 90 分钟内静脉给药，先静脉滴注 15mg，继而 30 分钟内静脉滴注 50mg，其后 60 分钟内再静脉滴注 35mg。

（3）紧急主动脉-冠状动脉旁路移植术　介入治疗失败或溶栓治疗无效有手术指征，且争取 6～8 小时内施行主动脉 冠状动脉旁路移植术。

4. 心律失常　必须及时消除，以免演变为严重心律失常甚至猝死。

（1）一旦发现室性期前收缩或室性心动过速，立即用利多卡因 50～100mg 静脉滴注，必要时可重复使用，至室性期前收缩消失或总量达 300mg，继以 1～3mg/min 的速度静脉滴注维持，如室性心律失常反复发作者可用胺碘酮。

（2）发生心室颤动时，尽快采用非同步直流电除颤；室性心动过速药物疗效不满意时，也应及早用同步直流电复律。

（3）缓慢性心律失常可用阿托品 0.5～1mg 肌内注射或静脉滴注。

（4）第二度或第三度房室传导阻滞，伴有血流动力学障碍者，宜用临时心脏起搏器。

（5）室上性快速心律失常药物治疗不能控制时，可考虑同步直流电复律。

5. 控制休克　心肌梗死时有心源性休克，也有血容量不足、外周血管舒缩障碍等因素存在，因此，应在血流动力学监测下采用升压药、血管扩张剂、补充血容量和纠正酸中毒等抗休克处理。如上述处理无效时，应选用在主动脉内气囊反搏术的支持下，立即行直接 PTCA

或支架置入，使冠状动脉及时再通，也可做急诊冠脉旁路移植术。

6. 治疗心力衰竭　主要是治疗急性左心衰竭，以应用吗啡（或哌替啶）和利尿剂为主，可选用血管扩张剂减轻左心室的前、后负荷。心肌梗死发生后 24 小时内不宜用洋地黄制剂，有右心室梗死的患者应慎用利尿剂。

7. 其他治疗

（1）抗凝疗法　目前多用在溶栓治疗后，对防止梗死面积扩大及再梗死有积极疗效，常用药物为肝素或低分子肝素，口服抗凝药物有阿司匹林、氯吡格雷，对有出血倾向者、活动性溃疡病者、新近手术创面未愈合者、血压过高者及严重肝肾功能不全者禁用抗凝治疗。

（2）β 受体阻滞剂、钙通道阻滞剂和血管紧张素转换抑制剂　在起病的早期即应用普萘洛尔、美托洛尔或阿替洛尔等 β 受体阻滞剂，尤其是前壁心肌梗死伴有交感神经功能亢进者，可防止梗死范围的扩大，改善预后。钙通道阻滞剂中的地尔硫草亦有类似效果。血管紧张素转换酶抑制剂中的卡托普利有助于改善恢复期心肌的重构，降低心力衰竭的发生率，从而降低死亡率。

（3）极化液疗法　用氯化钾 1.5g、胰岛素 10U 加入 10%葡萄糖溶液 500mL 内静脉滴注每天 1 次，7～14 天为一个疗程，此法对恢复心肌细胞膜极化状态，改善心肌收缩功能，减少心律失常有益。

（六）护理评估

急性心肌梗死是最常见的心血管急症，护士应在最快时间内描记心电图，进行心电、血压监测，给氧，建立静脉通道，抽血送检等。在此基础上，分步完成护理评估，不能延误抢救时间。

1. 病史

（1）本次发病特点与目前病情　评估患者此次发病有无明显的诱因，胸痛发作的特征，尤其是起病的时间、疼痛剧烈程度、是否进行性加重，有无恶心、呕吐、乏力、头晕、呼吸困难等伴随症状，是否有心律失常、休克、心力衰竭的表现。

（2）基本情况　评估患者的年龄、性别、职业；了解患者有无肥胖、高脂血症、高血压、糖尿病等患病的危险因素；了解患者的生活习惯，有无摄入高脂饮食，有无吸烟等不良生活习惯，是否有充足的睡眠，有无锻炼身体的习惯，工作与生活压力情况及性格特征；有无心绞痛发作史，有无家族史，患者患病的起始时间，患病后的诊治过程，是否遵从医嘱治疗，目前用药及有关的检查等。

（3）心理-社会状况　急性心肌梗死时胸痛程度异常剧烈，患者可有濒死感，或行紧急溶栓、介入治疗，由此产生恐惧心理。由于心肌梗死使患者活动耐力和自理能力下降，生活上需要照顾；患者入院后住冠心病监护病房（coronary care unit，CCU），需面对一系列检查治疗，加上对预后的担心、对工作与生活的顾虑等，患者易产生焦虑，家庭也可能面临对疾病认识缺乏、经济压力大等问题。

2. 身体评估

（1）一般状态　观察患者的精神意识状态，尤其注意有无面色苍白、表情痛苦、大汗或神志模糊、反应迟钝甚至晕厥等表现。

（2）生命体征 观察体温、脉搏、呼吸、血压有无异常及其程度。

（3）心脏听诊 注意心率、心律、心音的变化，有无奔马律、心脏杂音及肺部啰音等。

3. 辅助检查

（1）心电图常规十二导联 心电图是否有心肌梗死的特征性、动态性变化，对下壁心肌梗死者应加做右胸导联，判断有无右心室梗死，连续监测有无心律失常等。

（2）血液检查 定时抽血检测血清心肌标志物以了解心肌坏死程度和病情进展；评估血常规检查有无白细胞计数增高，血清电解质、血糖、血脂等有无异常。

（七）护理诊断

1. 胸痛 与心肌缺血坏死有关。

2. 活动无耐力 与心肌氧的供需失调有关。

3. 有便秘的危险 与进食少、活动少、不习惯床上排便有关。

4. 潜在并发症 心律失常、心力衰竭、心源性休克、心脏骤停。

5. 自理缺陷 与医源性限制有关。

6. 恐惧 与剧烈疼痛伴濒死感有关。

7. 焦虑 与担心疾病预后有关。

8. 无效性性生活形态 与活动耐力下降、缺乏性知识有关。

（八）护理措施

1. 胸痛

（1）饮食与休息 起病后 4～12 小时内给予流质饮食，以减轻胃扩张。随后过渡到低脂、低胆固醇清淡饮食，提倡少量多餐。发病 12 小时内应绝对卧床休息，保持环境安静，限制探视，并告知患者和家属休息可以降低心肌耗氧量和交感神经兴奋性，有利于缓解疼痛，以取得合作。

（2）给氧 鼻导管给氧，氧流量 2～5L/min，以增加心肌氧的供应，减轻缺血和疼痛。

（3）心理护理 疼痛发作时应有专人陪伴，允许患者表达内心感受，给予心理支持，鼓励患者战胜疾病的信心。向患者讲明住进 CCU 后病情的任何变化都在医护人员的严密监护下并能得到及时的治疗，最终会转危为安，以缓解患者的恐惧心理。简明扼要地解释疾病过程与治疗配合，说明不良情绪会增加心肌耗氧量而不利于病情的控制。医护人员工作应紧张有序，避免忙乱而带给患者不信任感和不安全感。将监护仪的报警声尽量调低，以免影响患者休息，增加患者的心理负担。烦躁不安可肌内注射地西泮，使患者镇静。

（4）止痛治疗的护理 遵医嘱给予吗啡或哌替啶止痛，注意有无呼吸抑制等不良反应。给予硝酸酯类药物时应随时监测血压的变化，维持收缩压在 100mmHg 以上。

（5）溶栓治疗的护理

1）询问患者是否有脑血管病病史、活动性出血和出血倾向、严重而未控制的高血压、近期大手术或外伤史等溶栓禁忌证。

2）溶栓前先检查血常规、出凝血时间和血型。

3）迅速建立静脉通路，遵医嘱应用溶栓药物，注意观察有无不良反应：①过敏反应表现寒战、发热、皮疹等；②低血压（收缩压低于 90mmHg）；③出血，包括皮肤黏膜出血、血尿、便血、咯血、颅内出血等，一旦出血，应紧急处置。

4）溶栓疗效观察，可根据下列指标间接判断溶栓是否成功：①胸痛 2 小时内基本消失；②心电图 ST 段于 2 小时内回降＞50%；③2 小时内出现再灌注性心律失常；④血清 CK-MB 酶峰值提前出现（14 小时以内）。冠状动脉造影可直接判断冠状动脉是否再通。

2. 活动无耐力

（1）评估进行康复训练的适应证　评估患者的年龄、病情进展、心肌梗死的面积及有无并发症等。如患者的生命体征平稳，无明显疼痛，安静时心率低于 100 次/分，无严重心律失常、心力衰竭和心源性休克时，可进行康复训练。经有效的再灌注治疗（溶栓或急诊 PTCA＋支架置入）使闭塞的血管及时再通者可根据病情提早活动，尤其是早发冠心病（年龄 50 岁以下）者。

（2）解释合理活动的重要性　向患者讲明活动耐力恢复是一个循序渐进的进程，既不能操之过急，过早或过度活动，也不能因担心病情而不敢活动。急性期卧床休息可减轻心脏负荷，减少心肌耗氧量，缩小梗死范围，有利于心功能的恢复；病情稳定后应逐渐增加活动可促进侧支循环的形成，提高活动耐力，防止深静脉血栓形成、便秘、肺部感染等并发症。目前主张早期活动，实现早期康复。

（3）制订个体化运动处方　急性期 24 小时内绝对卧床休息，若病情稳定无并发症，24 小时后可允许患者坐床边椅，指导患者进行腹式呼吸、关节被动与主动运动，协助患者洗漱、进餐，在患者活动耐力范围内，鼓励患者自理部分生活活动，以增加患者的自我价值感，逐渐过渡到床边活动，心肌梗死后第 5～7 天后可在室内行走、室外走廊散步、做医疗体操，在帮助下如厕、洗澡、试着上下一层楼梯等，若有并发症，则应适当延长卧床时间。

（4）活动时的监测　开始进行康复训练时，必须在护理人员的监测下进行，以不引起任何不适为度，心率增加 10～20 次/分为正常反应，运动时心率增加小于 10 次/分可加大运动量，进入高一阶段的训练，若运动时心率增加超过 20 次/分，收缩压降低超过 15mmHg，出现心律失常或心电图 ST 段缺血型下降≥0.1mV 或上升≥0.2mV，则应退回到前一个运动水平。出现下列情况时应减缓运动进程或停止运动：①胸痛、心悸、气喘、头晕、恶心、呕吐等；②心肌梗死 3 周内活动时，心率变化超过 20 次/分或血压变化超过 20mmHg；③心肌梗死 6 周内活动时，心率变化超过 30 次/分或血压变化超过 30mmHg。

3. 有便秘的危险

（1）评估排便情况　如排便的次数、性状及排便难易程度，平时有无习惯性便秘，是否服用通便药物。

（2）指导患者采取通便措施　合理饮食，及时增加富含纤维素的食物（如水果、蔬菜）的摄入；无糖尿病者每天清晨给予蜂蜜 20mL 加温开水同饮；适当腹部按摩（按顺时针方向）以促进肠蠕动，一般在患者无腹泻的情况下常规应用缓泻剂，以防止便秘时用力排便导致病情加重，床边使用坐便器比床上使用便盆较为舒适，可允许患者床边使用坐便器，排便时应提供隐蔽条件，如屏风遮挡，一旦出现排便困难，应立即告知医护人员，可使用开塞露或低压盐水灌肠。

4. 潜在并发症

（1）心律失常　急性期严密心电监测，及时发现心率及心律的变化，在心肌梗死溶栓治疗后 24 小时内易发生再灌注性心律失常，特别是在溶栓治疗即刻至溶栓后 2 小时内应设专人床旁心电监测，发现频发室性期前收缩、成对出现或呈短阵室速、多源性 RonT 现象的室性期前收缩及严重的房室传导阻滞时，应立即通知医师，遵医嘱使用利多卡因等药物，警惕心室颤动或心脏停搏的发生，监测电解质和酸碱平衡状况，因电解质紊乱或酸碱平衡失调时更容易并发心律失常。准备好急救药物和抢救设备如除颤器、起搏器等，随时准备抢救。

（2）心力衰竭　急性心肌梗死患者在起病最初几天，甚至在梗死演变期发生心力衰竭，特别是急性左心衰竭，应密切观察患者有无呼吸困难、咳嗽、咳痰、少尿、颈静脉怒张、低血压、心率加快等，听诊肺部有无湿啰音，避免情绪激动、饱餐、用力排便等可加重心脏负担的因素。一旦发生心力衰竭，则按心力衰竭进行护理。

（九）健康指导

除参见本章"心绞痛"患者的健康指导外，还应注意以下几点。

1. 饮食调节　急性心肌梗死恢复后的所有患者均应采用饮食调节，减少再发，即低饱和脂肪和低胆固醇饮食，要求饱和脂肪占总热量的 7% 以下，胆固醇＜200mg/d。

2. 戒烟　戒烟是心肌梗死后的二级预防的重要措施，研究表明，吸烟会使急性心肌梗死后继续再梗死和死亡危险增高 22%～47%，每次随诊都必须了解并登记吸烟情况，积极劝导患者戒烟，并实施戒烟计划。

3. 心理指导　心肌梗死后患者的焦虑情绪多来自于对今后工作能力和生活质量的担心，应予以充分理解并指导患者保持乐观、平和的心情，正确对待自己的病情，告诉家属对患者要积极配合和支持，并创造一个良好的身心休养环境，生活中避免对其施加压力，当患者出现紧张、焦虑或烦躁等不良情绪时，应予以理解并设法进行疏导，必要时可争取患者原工作单位领导和同事的支持。

4. 康复指导　建议患者出院后进行康复训练，适当运动可以提高患者的心理健康水平和生活质量，延长存活时间。进行康复训练时必须考虑患者的心理、社会、经济因素，体力活动量则必须考虑患者的年龄、心肌梗死前活动水平及体力状态等。运动中以达到患者最大心率的 60%～65% 的低强度长期锻炼是安全有效的。运动方式包括步行（在运动开始阶段安全可行）慢跑、太极拳、骑自行车、游泳、健美操等，每周运动 3～4 天，开始时每次 10～15 分钟，逐步延长到每天 30 分钟以上，避免剧烈活动、竞技性活动、活动时间过长。在正式的有氧运动前后应分别进行 5～10 分钟的热身运动和整理运动，个人卫生活动、家务劳动、娱乐活动等也对患者有益。无并发症的患者，心肌梗死后 6～8 周可恢复性生活。性生活应适度，若性生活后出现心率、呼吸增快持续 20～30 分钟，感到胸痛、心悸持续 15 分钟或疲惫等情况，应节制性生活，经 2～4 个月的体力活动锻炼后，酌情恢复部分或轻工作，以后部分患者可恢复全天工作，但对重体力劳动、驾驶员、高空作业及其他精神紧张或工作量过大的工种应予以更换。

5. 用药指导　指导患者按医嘱服药，告知药物的作用和不良反应，并教会患者定时测量脉搏，定期门诊随诊。若胸痛发作频繁、程度较重、时间较长，服用硝酸酯制剂疗效较差时，提示急性心血管事件，应及时就医。

6. 照顾者指导　心肌梗死是心脏性猝死的高危因素，应教会家属心肺复苏的基本技术，以备急用。

预后与梗死范围的大小、侧支循环建立情况以及治疗是否及时、恰当有关，但随着诊疗的进展，心肌梗死患者急性期病死率已经大大下降，采用监护治疗后由过去的30%左右降至15%左右，采用溶栓治疗后进一步降至8%左右，住院90分钟内实施介入治疗后则降至4%左右，心肌梗死患者死亡多发生在第1周内，尤其是数小时内如发生严重心律失常、心力衰竭或心源性休克者，病死率尤高。

阅读专栏

感人事迹

某日，一老人心脏骤停，医学生为救人误车话题冲上热搜。在江苏南京一老人在火车站心脏骤停。正在候车的南京医科大学研一的学生李秋爽听到广播求助寻找医务，立刻赶到现场。查看老人情况后，李秋爽立即为老人做心肺复苏。十几分钟后，老人被送往医院，而李秋爽却因为救人错过了火车。但李秋爽说，自己是一名医学生，遇到这种情况一定会毫不犹豫冲上去救人，她还希望全民能普及心肺复苏抢救措施。李秋爽全力救人的行为引发网友排队点赞："年轻人有担当！""作为医学生，你很棒！"

案例讨论

张爷爷，69岁，5天前无明显诱因出现胸闷，心悸，伴头痛恶心，有明显便意，持续约半小时后缓解，无胸痛背痛，无大汗，无呕吐，测血压160/100mmHg。自发病以来，无明显诱因多次出现心前区闷痛，伴左背部疼痛，无放射性疼痛，持续2~3分钟后可缓解。初步诊断为冠心病，不稳定型心绞痛。患者胃炎约15年，间断口服雷尼替丁治疗；吸烟约30年，每日20支，饮酒不规律。

【思考】

1. 张爷爷主要存在的护理问题是什么？

2. 你作为护理人员，应当如何对张爷爷进行健康指导？

第五节　老年脑卒中的护理

◎ **情景导入**

　　张奶奶，78 岁，高血压 10 余年，近 2 天因偶感风寒，咳嗽剧烈，无发热。今日在家洗碗时突然晕倒，碗掉落在地，家属发现后拨打 120 急诊入院，入院诊断为：右侧基底节区多发缺血灶。

💡 **思考**

1. 脑卒中患者主要的护理问题有哪些？
2. 脑卒中患者采取的护理措施有哪些？
3. 如何为脑卒中患者进行健康指导？

认识脑卒中　　　　脑卒中的治疗护理

🧩 **知识学习**

一、概述

　　脑卒中（cerebral stroke）又称"中风""脑血管意外"（cerebral vascular accident，CVA）。是一种急性脑血管疾病，是由于脑部血管突然破裂或因血管阻塞导致血液不能流入大脑而引起脑组织损伤的一组疾病，包括缺血性脑卒中和出血性脑卒中。缺血性脑卒中的发病率高于出血性脑卒中，占脑卒中总数的 60%～70%。颈内动脉和椎动脉闭塞和狭窄可引起缺血性脑卒中，年龄多在 40 岁以上，男性较女性多，严重者可引起死亡。脑血管疾病作为神经系统的常见病及多发病，是目前导致人类死亡的三大主要疾病之一，并且存活者中 50%～70%患者遗留有严重残疾，给社会和家庭带来沉重的负担。脑卒中发病率男性高于女性，男女比例为（1.3～1.7）：1。脑卒中发病率、患病率和死亡率随年龄增长而增加，75 岁以上者发病率是45～54 岁者的 5～8 倍，寒冷季节发病率明显增高。我国脑卒中的发病有北方高于南方、西部高于东部的特征，纬度每增高 5°，其发病率增高 64.0/10 万，死亡率增高 6.6/10 万。

（一）脑血液循环调节及病理生理特点

正常成人的脑重为 1500g，占体重的 2%～3%，流经脑组织的血液 750～1000mL/min，占每分钟心排血量的 20%。脑组织耗氧量占全身耗氧量的 20%～30%，脑能量来源主要依赖于糖的有氧代谢，几乎无能量储备，因此脑组织对缺血、缺氧性损害十分敏感。如果脑组织的血供中断，2 分钟内脑电活动停止，5 分钟后出现严重不可逆性损伤。脑组织的各流量分布并不均一，通常灰质的血流量高于白质，大脑皮质的血液供应最丰富，其次为基底核和小脑皮质。因此，位于大脑皮质的缺血易发生出血性脑梗死（红色梗死），位于白质的缺血易出现缺血性脑梗死（白色梗死）。不同部位的脑组织对缺血、缺氧性损害的敏感性亦不相同，大脑皮质（第 3、4 层）、海马神经元对缺血、缺氧性损害最敏感，其次为纹状体和小脑浦肯野细胞，脑干运动神经核对缺血、缺氧耐受性较高。因此，不同部位在相同缺血、缺氧时可出现不同程度的病理损害。

（二）脑血管病的病因

各种原因如动脉硬化、血管炎、先天性血管病、外伤、药物、血液病及各种栓子和血流动力学改变都可引起急性或慢性的脑血管疾病。根据解剖结构和发病机制，可将脑血管疾病的病因归为以下几类。

1. 血管壁病变　以高血压性动脉硬化和动脉粥样硬化所致的血管损害最常见，其次为结核、梅毒、结缔组织疾病和钩端螺旋体等病因所致的动脉炎，再次为先天性血管病（如动脉瘤、血管畸形和先天性狭窄）和各种原因（外伤、颅脑手术、插入导管、穿刺等）所致的血管损伤，另外还有药物、毒物、恶性肿瘤等所致的血管病损等。

2. 心脏病和血流动力学改变　如高血压、低血压或血压的急骤波动，以及心功能障碍、传导阻滞、风湿性或非风湿性心瓣膜病，心肌病及心律失常，特别是心房纤颤。

3. 血液成分和血液流变学改变　包括各种原因所致的高黏血症，如脱水、红细胞增多症、高纤维蛋白原血症等，另外还有凝血机制异常，特别是应用抗凝剂、避孕药物，弥散性血管内凝血和各种血液性疾病等。

4. 其他病因　包括空气、脂肪、癌细胞和寄生虫等栓子，脑血管受压，外伤，痉挛等。

（三）诊断与治疗原则

脑血管病的诊断原则与其他疾病类似，包括病史、体格检查和实验室检查。根据突然发病，迅速出现局部或全脑损害的症状及体征，颅脑 CT/MRI 或磁共振血管成像（MRA）、数字减影血管造影（DSA）及脑脊液检验（CSF）等检查发现相应的病灶或相关的疾病证据，结合常有的脑卒中危险因素，如高血压、心脏病、糖尿病、吸烟和高脂血症等，一般较容易作出诊断。脑血管病的治疗原则为挽救生命、降低残疾、预防复发和提高生活质量。一般治疗措施包括：维持生命功能、预防治疗并发症等。治疗和管理措施包括：卒中单元、溶栓治疗、抗血小板聚集治疗、细胞保护治疗、导管内治疗、外科手术治疗和康复治疗等。对脑卒中危险因素的早期发现和早期干预是减少脑卒中复发的关键。

二、短暂性脑缺血发作

短暂性脑缺血发作（transient ischemic attack，TIA）是指因脑血管病变引起的短暂性、局限性脑功能缺失或视网膜功能障碍，临床症状一般持续 10～20 分钟，多在 1 小时内缓解，最长不超过 24 小时，不遗留神经功能缺损症状，结构性影像学（CT、MRI）检查无责任病灶。凡临床症状持续超过 1 小时且神经影像学检查有明确病灶者不宜称为 TIA。TIA 是脑卒中的高危因子，一次 TIA 发作后，脑卒中发生率 1 个月内为 4%～8%，1 年内为 12%～13%，5 年内为 24%～29%。TIA 频繁发作者 48 小时内发生缺血性脑卒中的概率可达 50%。我国 TIA 的人群患病率为每年 180/10 万，男女比例约为 3∶1。TIA 的发病率随年龄的增加而增加。

（一）病因及发病机制

TIA 的发病与动脉粥样硬化、动脉狭窄、心脏病、血液成分改变及血流动力学变化等多种病因及多种途径有关，主要的发病机制有以下方面。

1. 血流动力学改变　基本病因可能是由各种原因（如动脉硬化和动脉炎等）所致的颈内动脉系统或椎基底动脉系统的动脉严重狭窄，在此基础上血压的急剧波动导致原来靠侧支循环维持的脑区发生一过性缺血。此型 TIA 的临床症状比较刻板，发作频率较高，每天或每周可有数次发作，每次发作持续时间多不超过 10 分钟。

2. 微栓子　形成微栓子主要来源于动脉粥样硬化的不稳定斑块或附壁血栓的破碎脱落、瓣膜性或非瓣膜性心源性栓子及胆固醇结晶等。微栓子阻塞小动脉常导致其供血区域脑组织缺血，当栓子破碎或溶解移行向远端时，血流恢复，症状缓解。

3. 其他因素　如锁骨下动脉盗血综合征，某些血液系统疾病，如真性红细胞增多症、血小板增多、各种原因所致的严重贫血和高凝状态等。

（二）临床表现

1. 一般特点　TIA 好发于中老年人（50～70 岁），男性多于女性，患者多伴有高血压、动脉粥样硬化、糖尿病或高血脂等脑血管疾病危险因素。发病突然，历时短暂，最长时间不超过 24 小时。局灶性脑或视网膜功能障碍，恢复完全，不留后遗症，反复发作，每次发作表现基本相似。

2. 颈内动脉系统 TIA　临床表现与受累血管分布有关。大脑中动脉（MCA）供血区的 TIA 可出现缺血对侧肢体的单瘫、轻偏瘫、面瘫和舌瘫，可伴有偏身感觉障碍和对侧同向偏盲，优势半球受损常出现失语和失用，非优势半球受损可出现空间定向障碍。大脑前动脉（ACA）供血区缺血可出现人格和情感障碍、对侧下肢无力等。颈内动脉（ICA）主干 TIA 主要表现为眼动脉交叉瘫［病侧单眼一过性黑矇、失明和（或）对侧偏瘫及感觉障碍］，Horner 交叉瘫（病侧 Horner 征、对侧偏瘫）。

3. 椎基底动脉系统　TIA 最常见表现是眩晕，平衡障碍，眼球运动异常和复视。可有单侧或双侧面部、口周麻木，单独出现或伴有对侧肢体瘫痪，感觉障碍，呈现典型或不典型的脑干缺血综合征。此外，椎基底动脉系统 TIA 还可出现下列几种特殊表现的临床综合征。

（1）跌倒发作　表现为患者转头或仰头时，下肢突然失去张力而跌倒，无意识丧失，常可很快自行站起，系下部脑干网状结构缺血所致。

（2）短暂性全面遗忘症（TCA）　发作时出现短时间记忆丧失，患者对此有自知力，持续数分钟至数小时，发作时产生时间、地点定向障碍，但谈话、书写和计算能力正常，发病机制仍不十分清楚，部分发作可能是大脑后动脉颞支缺血累及边缘系统的颞叶海马、海马旁回和穹窿所致。

（3）双眼视力障碍发作　双侧大脑后动脉距状支缺血而致枕叶视皮质受累，引起暂时性皮质盲。值得注意的是，椎基底动脉系统 TIA 患者很少出现孤立的眩晕、耳鸣、恶心、晕厥、头痛、尿便失禁、嗜睡或癫痫等症状，往往合并有其他脑干或大脑后动脉供血区缺血的症状和（或）体征。

（三）辅助检查

CT 或 MRI 检查大多正常，部分病例（发作时间＞60 分钟者）于弥散加权 MRI 可见小片样硬化斑。TCD 检测可发现颅内动脉狭窄，并可进行血流状况评估和微栓子监测。血常规显示缺血灶。CT 血管造影（CTA）、MRA 及 DSA 检查可见血管狭窄，动脉粥样硬化斑。血常规和实验室检查也是必要的。

（四）诊断要点

大多数 TIA 患者就诊时临床症状已消失，故诊断主要依靠病史。中老年患者突然出现局灶性脑功能损害症状，符合颈内动脉或椎基底动脉系统及其分支缺血表现，并在短时间内症状完全恢复（多不超过 1 小时），应高度怀疑为 TIA。PWIV/DWI、CTP 和 SPECT 有助 TIA 的诊断。

（五）治疗要点

治疗的目的是消除病因、减少及预防复发、保护脑功能。

1. 病因治疗　对有明确病因者应尽可能针对病因治疗，如高血压患者应控制高血压，使 BP＜140/90mmHg（脑低灌注引起者除外），糖尿病患者伴高血压者血压宜控制在更低水平（BP＜130/85mmHg）。有效地控制糖尿病、高脂血症（使总胆固醇＜5.2mmol/L，LDL-C＜2.58mmol/L）、血液系统疾病、心律失常等也很重要。对颈动脉有明显动脉粥样硬化斑块、狭窄（＞70%）或血栓形成，影响脑内供血并有反复 TIA 者，可行颈动脉内膜剥脱术，颅内外动脉吻合术或血管内介入治疗等。

2. 预防性药物治疗

（1）抗血小板聚集剂　可减少微栓子发生，减少 TIA 复发。①阿司匹林 50～150mg/d，餐后服用，主要不良反应为胃肠道反应，也可选用小剂量阿司匹林 25mg/d 与双嘧达莫 200mg/次，联合应用，2 次/日；②氯吡格雷 75mg/d，不良反应较阿司匹林明显减少，高危人群或对阿司匹林不能耐受者可以选用；③奥扎格雷，是静脉抗血小板药物，目前因缺乏大规模临床观察，疗效尚未确定。

（2）抗凝药物　目前尚无有力临床试验证据支持抗凝治疗可作为 TIA 的常规治疗，但临床伴有房颤、频繁发作的 TIA 患者可以考虑应用。主要包括肝素、低分子肝素和华法林。①心源性栓塞性 TIA 伴发房颤和冠心病的患者，推荐口服抗凝剂治疗，治疗目标为国际标准化比值（INR）达到2~3或凝血酶原时间为正常值的1.5倍；②频繁发作的TIA或椎基底动脉系统TIA患者，对抗血小板聚集剂治疗无效的病例可考虑抗凝治疗；③对瓣膜置换术后已服用足量口服抗凝剂治疗的TIA患者也可加用小剂量阿司匹林或双嘧达莫联合治疗。在口服抗凝剂华法林、新双香豆素等期间，应动态监测凝血功能（凝血酶原时间及凝血酶原活动度），根据结果调整用药量。

（3）其他 对有高纤维蛋白原血症的TIA患者，可选用降纤酶治疗。对老年TIA并有抗血小板聚集剂禁忌证或抵抗性者可选用活血化瘀的中药制剂治疗。

（4）TIA的外科治疗 对有颈动脉或椎基底动脉严重狭窄（>70%）的TIA患者，经抗血小板聚集治疗和（或）抗凝治疗效果不佳或病情有恶化趋势者，可酌情选择血管内介入治疗、动脉内膜切除术或动脉旁路移植术治疗。

（六）护理诊断

1. 有跌倒的危险 与突发眩晕、平衡失调和一过性失明有关。
2. 潜在并发症 脑卒中。
3. 知识缺乏 缺乏疾病的预防治疗知识。

（七）护理措施

1. 安全护理 指导患者发作时卧床休息，枕头不宜太高（以15°~20°为宜），以免影响头部的血液供应。仰头或头部转动时应缓慢且转动幅度不宜太大。频繁发作者避免重体力劳动，沐浴和外出应有家人陪伴，以防发生跌倒和外伤。进行散步、慢跑、踩脚踏车等适当的体育运动，以改善心脏功能，增加脑部血流量，改善脑循环。

2. 用药护理 指导患者遵医嘱正确服药，不可自行调整、更换或停用药物。告知患者所用药物的机制和不良反应。阿司匹林、氯吡格雷或奥扎格雷等抗血小板药物主要不良反应有恶心、腹痛、腹泻等消化道症状和皮疹，偶可致严重但可逆的粒细胞减少症，用药期间定期检查凝血常规。肝素等抗凝药物可致出血，用药过程中应注意观察有无出血倾向、皮肤瘀点和瘀斑、牙龈出血、大便颜色等，有消化性溃疡和严重高血压者禁用。

3. 病情观察 对频繁发作的患者，应注意观察和记录每次发作的持续时间、间隔时间和伴随症状；观察患者肢体无力或麻木等症状有无减轻或加重，有无头痛、头晕或其他脑功能受损的表现，警惕完全性缺血性脑卒中的发生。

（八）健康指导

1. 疾病预防指导 向患者和家属说明肥胖、吸烟、酗酒及不合理饮食与疾病发生的关系。指导患者选择低盐、低脂、适量蛋白质和丰富维生素饮食，如多食入谷类和鱼类、新鲜蔬菜、水果、豆类、坚果等，限制钠盐摄入量（每天不超过6g）；少摄入甜食，忌食辛辣、油炸食物和暴饮暴食；戒烟、限酒。告知患者心理因素与疾病的关系，使患者了解长期精神紧张可致血压增高，加重动脉硬化，不利于疾病的恢复，甚至可以诱发心脑血管事件。告知患者注意劳逸结合，保持心态平衡，情绪稳定，鼓励培养自己的兴趣爱好，多参加有益身心的社交活动。

2. 疾病知识指导 告知患者和家属本病为脑卒中的一种先兆表现或警示，未经正确治疗而任其自然发展，约 1/3 的患者在数年内会发展成脑卒中。应评估患者和家属对疾病的认知程度，向患者和家属介绍疾病发生的基本病因、主要危险因素、早期症状和体征、及时就诊和治疗与预后的关系、预防治疗知识、遵医嘱用药和自我护理的方法。定期门诊复查，出现肢体麻木、无力、眩晕、复视等症状时及时就医。积极治疗高血压、高脂血症、糖尿病、脑动脉硬化等。告知患者和家属遵医嘱用药和在医护人员指导下调整用药的意义及用药期间应观察的指征和定期复查相关项目的重要性。

（九）预后

未经治疗或治疗无效的病例，部分发展为脑梗死，部分继续发作，部分可自行缓解。

三、脑梗死

脑梗死（cerebral infarction，CI）又称缺血性脑卒中，是指各种原因所致脑部血液供应障碍，导致脑组织缺血、缺氧性坏死，出现相应神经功能缺损。脑梗死是 CVD 的最常见类型，约占全部 CVD 的 70%。依据脑梗死的发病机制和临床表现，通常将脑梗死分为脑血栓形成、脑栓塞、腔隙性脑梗死几种类型。脑梗死的病因既有共性，不同类型之间又存在一定的差异。脑血栓形成最常见的病因为动脉粥样硬化和动脉炎；脑栓塞最常见的病因为心源性和非心源性栓子；腔隙性脑梗死最常见的病因为高血压、动脉粥样硬化和微栓子等。脑梗死的临床表现主要包括一般特点和特殊的血管综合征或临床综合征。脑梗死后出现的局限神经功能缺损征象，与梗死的部位、受损区侧支循环、参与供血的动脉变异以及既往脑细胞损失情况有关。脑梗死的诊断主要根据临床表现和实验室检查。局限性神经功能缺损症状是否符合某一血管综合征对临床诊断脑梗死有很大帮助。不同类型脑梗死的治疗和预防基本原则是一致的。急性期治疗方法应依据疾病的类型、发病后的治疗时间窗、疾病的严重程度、躯体的基础疾病及并发症的不同进行选择，实施个体化治疗方案。脑梗死的预防性治疗也应依据疾病的类型、危险因素的种类，遵循循证医学的原则予以个体化的治疗。在脑梗死的治疗和预防当中，不断追踪和评估甚为重要。本小节将以脑血栓形成为重点，详细介绍不同类型脑梗死。

（一）脑血栓形成

脑血栓形成是脑梗死最常见的类型，约占全部脑梗死的 60%。是在各种原因引起的血管壁病变基础上，脑动脉主干或分支动脉管腔狭窄，闭塞或血栓形成，引起脑局部血流减少或供血中断，使脑组织缺血、缺氧性坏死，出现局灶性神经系统症状和体征。

（二）病因及发病机制

1. 动脉硬化　是本病基本病因，特别是动脉粥样硬化，常伴高血压，两者互为因果，糖尿病和高脂血症也可加速动脉粥样硬化的进程。脑动脉粥样硬化主要发生在管径 $500\mu m$ 以上的动脉，其斑块导致管腔狭窄或血栓形成，可见于颈内动脉和椎基底动脉系统任何部位，以动脉分叉处多见，如颈总动脉与颈内、外动脉分叉处，大脑前、中动脉起始段，椎动脉在锁骨下动脉的起始部，椎动脉进入颅内段，基底动脉起始段及分叉部。

2. 动脉炎　如结缔组织病、抗磷脂抗体综合征及细菌、病毒、螺旋体感染均可导致动脉炎症，使管腔狭窄或闭塞。

3. 其他少见原因　包括药源性（如可卡因、安非他明）；血液系统疾病（如红细胞增多症、血小板增多症、血栓栓塞性血小板减少性紫癜、弥散性血管内凝血、镰状细胞贫血、抗凝血酶Ⅲ缺乏、纤溶酶原激活物不全释放伴发的高凝状态等）；蛋白 C 和蛋白 S 异常；脑淀粉样血管病、烟雾病、肌纤维发育不良和颅内外（颈动脉和椎动脉）夹层动脉瘤等。此外，尚有极少数不明原因者。

（三）临床表现

1. 一般特点　动脉粥样硬化性脑梗死多见于中老年患者，动脉炎性脑梗死以中青年多见。常在安静或睡眠中发病，部分病例有 TIA 前驱症状如肢体麻木、无力等，局灶性体征多在发病后 10 余小时或 1～2 日达到高峰，临床表现取决于梗死灶的大小和部位。患者一般意识清楚，当发生基底动脉血栓或大面积脑梗死时，可出现意识障碍，甚至危及生命。

2. 不同脑血管闭塞的临床特点

（1）颈内动脉闭塞的表现　严重程度差异较大，主要取决于侧支循环状况。颈内动脉闭塞常发生在颈内动脉分叉后，慢性血管闭塞可无症状。症状性闭塞可出现单眼一过性黑矇，偶见永久性失明（视网膜动脉缺血）或 Horner 综合征（颈上交感神经节后纤维受损）。远端大脑中动脉血液供应不良，可以出现对侧偏瘫、偏身感觉障碍和（或）同向性偏盲等，优势半球受累可伴失语症，非优势半球受累可有体象障碍。体检可闻及颈动脉搏动减弱或闻及血管杂音。

（2）大脑中动脉闭塞的表现

① 主干闭塞：导致"三偏"症状，即病灶对侧偏瘫（包括中枢性面舌瘫和肢体瘫痪），偏身感觉障碍及偏盲，伴头、眼向病灶侧凝视，优势半球受累出现完全性失语症，非优势半球受累出现体象障碍，患者可以出现意识障碍。主干闭塞相对少见，仅占大脑中动脉闭塞的 2%～5%。

② 皮质支闭塞：上部分支闭塞，导致病灶对侧面部，上下肢瘫痪和感觉缺失，但下肢瘫痪较上肢轻，而且足部不受累，头、眼向病灶侧凝视程度轻，伴 Broca 失语（优势半球）和体象障碍（非优势半球），通常不伴意识障碍；下部分支闭塞，较少单独出现，导致对侧同向性上四分之一视野缺损，伴 Wernicke 失语（优势半球），急性意识模糊状态（非优势半球），无偏瘫。

③ 深穿支闭塞：最常见的是纹状体内囊梗死，表现为对侧中枢性均等性轻偏瘫、对侧偏身感觉障碍，可伴对侧同向性偏盲。优势半球病变出现皮质下失语，常为底节性失语，表现自发性言语受限，音量小，语调低，持续时间短暂。

（3）大脑前动脉闭塞的表现

① 分出前交通动脉前主干闭塞：可因对侧动脉的侧支循环代偿不出现症状，但当双侧动脉起源于同一个大脑前动脉主干时，就会造成双侧大脑半球的前、内侧梗死，导致截瘫、二便失禁、意志缺失、运动性失语综合征和额叶人格改变等。

② 分出前交通动脉后大脑前动脉远端闭塞：导致对侧的足和下肢的感觉运动障碍，而上肢和肩部的瘫痪轻，面部和手部不受累。感觉丧失主要是辨别觉丧失，而有时不出现。可以出现尿失禁（旁中央小叶受损）、淡漠、反应迟钝、欣快和缄默等（额极与胼胝体受损），对侧出现强握及吸吮反射和痉挛性强直（额叶受损）。

③ 皮质支闭塞：导致对侧中枢性下肢瘫，可伴感觉障碍（胼周和胼缘动脉闭塞）；对侧肢体短暂性共济失调、强握反射及精神症状（眶动脉及额极动脉闭塞）。

④ 深穿支闭塞：导致对侧中枢性面舌瘫，上肢近端轻瘫。

（4）大脑后动脉闭塞的表现　主干闭塞症状取决于侧支循环。

① 单侧皮质支闭塞：引起对侧同向性偏盲，上部视野较下部视野受累常见，黄斑区视力不受累（黄斑区的视皮质代表区为大脑中、后动脉双重供应）。优势半球受累可出现失读（伴或不伴失写）、命名性失语、失认等。

② 双侧皮质支闭塞：可导致完全型皮质盲，有时伴有不成形的视幻觉、记忆受损（累及颞叶）、不能识别熟悉面孔（面容失认症）等。

③ 大脑后动脉起始端脚间支闭塞：可引起中脑中央和下丘脑综合征，包括垂直性凝视麻痹、昏睡甚至昏迷；旁中央动脉综合征，主要表现是同侧动眼神经麻痹和对侧偏瘫，即 Weber 综合征（病变位于中脑基底部，动眼神经和皮质脊髓束受累）；同侧动眼神经麻痹和对侧共济失调、震颤，即 Claude 综合征（病变位于中脑被盖部、动眼神经和结合臂）；同侧动眼神经麻痹和对侧不自主运动和震颤，即 Benedikt 综合征（病变位于中脑被盖部、动眼神经、红核和结合臂）。

④ 大脑后动脉深穿支闭塞：丘脑穿通动脉闭塞产生红核丘脑综合征，表现为病灶侧舞蹈样不自主运动、意向性震颤、小脑性共济失调和对侧偏身感觉障碍；丘脑膝状体动脉闭塞产生丘脑综合征（丘脑的感觉中继核团梗死），表现为对侧深感觉障碍、自发性疼痛，感觉过度、轻偏瘫、共济失调、手部痉挛和舞蹈手足徐动症等。

（5）椎基底动脉闭塞的表现　血栓性闭塞多发生于基底动脉中部，栓塞性通常发生在基底动脉尖。基底动脉或双侧椎动脉闭塞是危及生命的严重脑血管事件，引起脑干梗死，出现眩晕、呕吐、四肢瘫痪、共济失调、肺水肿、消化道出血、昏迷和高热等。脑桥病变出现针尖样瞳孔。

① 闭锁综合征（locked-in syndrome）：基底动脉的脑桥支闭塞致双侧脑桥基底部梗死。

② 脑桥腹外侧综合征（Millard-Gubler syndrome）：基底动脉短旋支闭塞，表现为同侧面神经、展神经麻痹和对侧偏瘫。

③ 脑桥腹内侧综合征（Foville syndrome）：基底动脉的旁中央支闭塞，同侧周围性面瘫，对侧偏瘫和双眼向病变同侧同向运动不能。

④ 基底动脉尖综合征（top of the basilar syndrome）：基底动脉尖端分出小脑上动脉和大脑后动脉，闭塞后导致眼球运动障碍及瞳孔异常，觉醒和行为障碍，可伴有记忆力丧失，对侧偏盲或皮质盲。中老年卒中，突发意识障碍并较快恢复，出现瞳孔改变、动眼神经麻痹、垂直凝视麻痹、无明显运动和感觉障碍，应想到该综合征的可能，如有皮质盲或偏盲、严重记忆障碍更支持该可能。CT 及 MRI 显示双侧丘脑、枕叶、颞叶和中脑多发病灶可确诊。

⑤ 延髓背外侧综合征（Wallenberg syndrome）：主要表现为眩晕、恶心、呕吐及眼震（前庭神经核损害）；病灶侧软腭、咽喉肌瘫痪，表现为吞咽困难，构音障碍，同侧软腭低垂及咽反射消失（疑核及舌咽、迷走神经损害）；病灶侧共济失调（绳状体及脊髓小脑前束、部分小脑半球损害）；Horner 综合征（交感神经下行纤维损害）；交叉性感觉障碍，即同侧面部痛、温觉缺失（三叉神经脊束核损害），对侧偏身痛、温觉减退或丧失（脊髓丘脑侧束损害）。常

见于小脑后下动脉、椎基底动脉或外侧延髓动脉缺血性损害。

3. 特殊类型的脑梗死　常见以下几种类型。

（1）大面积脑梗死　通常由颈内动脉主干，大脑中动脉主干闭塞或皮质支完全性卒中所致，表现为病灶对侧完全性偏瘫、偏身感觉障碍及向病灶对侧凝视麻痹。病程呈进行性加重，易出现明显的脑水肿和颅内压增高征象，甚至发生脑疝死亡。

（2）脑分水岭梗死（CWSI）　是由相邻血管供血区交界处或分水岭区局部缺血导致，也称边缘带脑梗死，多因血流动力学原因所致。典型病例发生于颈内动脉严重狭窄或闭塞伴全身血压降低时，亦可源于心源性或动脉源性栓塞。常呈卒中样发病，症状较轻，纠正病因后病情易得到有效控制。可分为以下类型。①皮质前型：见大脑前、中动脉脑分水岭梗死，病灶位于额中回，可沿前后中央回上部带状走行，直达顶上小叶。表现以上肢为主的偏瘫及偏身感觉障碍，伴有情感障碍、强握反射和局灶性癫痫，主侧病变还可出现经皮质运动性失语。②皮质后型：见于大脑中、后动脉或大脑前、中、后动脉皮质支分水岭区梗死，病灶位于顶、枕、颞交界区。常见偏盲，下象限盲为主，可有皮质性感觉障碍，无偏瘫或瘫痪较轻。约半数病例有情感淡漠、记忆力减退或 Gerstmann 综合征（优势半球角回受损）。优势半球侧病变出现经皮质感觉性失语，非优势半球侧病变可见体象障碍。③皮质下型：见于大脑前、中、后动脉皮质支与深穿支分水岭区梗死或大脑前动脉回返支（Heubner 动脉）与大脑中动脉豆纹动脉分水岭区梗死，病灶位于大脑深部白质、壳核和尾状核等。表现为纯运动性轻偏瘫或感觉障碍、不自主运动等。

（3）出血性脑梗死　是由于脑梗死灶内的动脉自身滋养血管同时缺血，导致动脉血管壁损伤、坏死，在此基础上如果血管腔内血栓溶解或其侧支循环开放等原因使已损伤血管血流得到恢复，则血液会从破损的血管壁漏出，引发出血性脑梗死，常见于大面积脑梗死后。

（4）多发性脑梗死　指两个或两个以上不同供血系统脑血管闭塞引起的梗死，一般由反复多次发生脑梗死所致。

（四）辅助检查

1. 血液化验和心电图检查　血液化验包括血常规、血液流变、血生化（包括血脂、血糖、肾功能、电解质）。这些检查有利于发现脑梗死的危险因素，对鉴别诊断也有价值。

2. 神经影像学检查　可以直观显示脑梗死的范围、部位、血管分布、有无出血、病灶的新旧等。发病后应尽快进行 CT 检查，虽早期有时不能显示病灶，但对排除脑出血至关重要。多数病例发病 24 小时后逐渐显示低密度梗死灶，发病后 2～15 日可见均匀片状或楔形的明显低密度灶。大面积脑梗死有脑水肿和占位效应，出血性梗死呈混杂密度。病后 2～3 周为梗死吸收期，由于病灶水肿消失及吞噬细胞浸润可与周围正常脑组织等密度，CT 上难以分辨，称为"模糊效应"。增强扫描有诊断意义，梗死后 5～6 日出现增强现象，1～2 周最明显，约 90%的梗死灶显示不均匀强化。头颅 CT 是最方便、快捷和常用的影像学检查手段，缺点是对脑干、小脑部位病灶及较小梗死灶分辨率差。CT 扫描低密度脑梗死病灶，MRI 可清晰显示早期缺血性梗死，脑干、小脑梗死，静脉窦血栓形成等，梗死灶 T_1 呈低信号，T_2 呈高信号，出血性梗死时 T_1 相有高信号混杂。MRI 弥散加权成像（DWI）可早期显示缺血病变（发病 2 小时内），为早期治疗提供重要信息。血管造影 DSA、CTA 和 MRA 可以发现血管狭窄、闭塞及其他血管病变，如动脉炎、脑底异常血管网病、动脉瘤和动静脉畸形等，可以为卒中的血管内治疗提供依据。其中 DSA 是脑血管病变检查的"金标准"，缺点为有创、费用高、技术条件要求高。

3. 腰穿检查　仅在无条件进行 CT 检查，临床又难以区别脑梗死与脑出血时进行，一般脑血栓形成患者 CSF 压力、常规及实验室检查正常，但有时仍不能据此就诊断为脑梗死。

4. TCD　对评估颅内外血管狭窄、闭塞、痉挛或血管侧支循环建立情况有帮助，目前也用于溶栓治疗监测。缺点为由于受血管周围软组织或颅骨干扰及操作人员技术水平影响，目前不能完全替代 DSA，只能用于高危患者筛查和定期血管病变监测，为进一步积极治疗提供依据。

5. 超声心动图检查　可发现心脏附壁血栓、心房黏液瘤和二尖瓣脱垂，对脑梗死不同类型间鉴别诊断有意义。

（五）诊断要点

中年以上的高血压及动脉硬化患者，静息状态下或睡眠中急性起病，一日至数日内出现局灶性脑损害的症状和体征，并能用某一动脉供血区功能损伤来解释，临床应考虑急性脑梗死可能。CT 或 MRI 检查发现梗死灶可明确诊断。有明显感染或炎症疾病史的年轻患者需考虑动脉炎致血栓形成的可能。

（六）治疗要点

1. 治疗原则　①超早期治疗：力争发病后尽早选用最佳治疗方案。②个体化治疗：根据患者年龄、缺血性脑卒中类型、病情严重程度和基础疾病等采取最适当的治疗。③整体化治疗：采取针对性治疗同时，进行支持疗法、对症治疗和早期康复治疗，对卒中危险因素及时采取预防性干预。

2. 治疗方法　脑梗死患者一般应在卒中单元（SU）中接受治疗，由多科医师、护士和治疗师参与，实施治疗、护理及康复一体化的原则，以最大程度地提高治疗效果和改善预后。

（1）一般治疗　主要为对症治疗，包括维持生命体征和处理并发症。主要针对以下情况进行处理。

① 血压：缺血性脑卒中急性期血压升高通常不需特殊处理（高血压脑病、蛛网膜下腔出血、主动脉夹层分离、心力衰竭和肾衰竭除外），除非收缩压＞220mmHg 或舒张压＞120mmHg 及平均动脉压＞130mmHg。即使有降压治疗指征，也需慎重降压，首选容易静脉滴注和对脑血管影响小的药物（如拉贝洛尔），避免舌下含服钙拮抗剂（如硝苯地平）。如果出现持续性的低血压，需首先补充血容量和增加心排血量，如上述措施无效，必要时可应用升压药。

② 吸氧和通气支持：轻症、无低氧血症的卒中患者无需常规吸氧，对脑干卒中和大面积梗死等病情危重患者或有气道受累者，需要气道支持和辅助通气。

③ 血糖：脑卒中急性期高血糖较常见，可以是原有糖尿病的表现或应激反应。应常规检查血糖，当超过 10mmol/L 时应立即予以胰岛素治疗，将血糖控制在 10mmol/L 以下。开始使用胰岛素时应 1～2 小时监测血糖一次。偶有发生低血糖，可用 10%～20% 的葡萄糖口服或注射纠正。

④ 脑水肿：多见于大面积梗死，脑水肿常于发病后 3～5 天达高峰。治疗目标是降低颅

内压、维持足够脑灌注和预防脑疝发生。可应用 20%甘露醇 125~250mL 静脉滴注，6~8 小时一次；对心、肾功能不全患者可改用呋塞米 20~40mg 静脉注射，6~8 小时一次；可酌情同时应用甘油果糖 250~500mL 静脉滴注，1~2 次/日；还可用注射用七叶皂苷钠和白蛋白辅助治疗。

⑤ 感染：脑卒中患者（尤其存在意识障碍者）急性期容易发生呼吸道、泌尿系统感染等，也会导致病情加重。患者采用适当的体位，经常翻身、叩背及防止误吸是预防肺炎的重要措施，肺炎的治疗主要包括呼吸支持（如氧疗）和抗生素治疗；尿路感染主要继发于尿失禁和留置导尿，尽可能避免插管和留置导尿，以减少尿路感染，一旦发生应及时根据细菌培养和药敏试验应用敏感抗生素。

⑥ 上消化道出血：高龄和重症脑卒中患者急性期容易发生应激性溃疡，建议常规应用静脉抗溃疡药（H_2 受体拮抗剂）；对已发生消化道出血患者，应进行冰盐水洗胃，局部应用止血药（如口服或鼻饲云南白药、凝血酶等）；出血量多引起休克者，必要时需要输注新鲜全血或红细胞成分输血。

⑦ 发热：主要源于下丘脑体温调节中枢受损，并发感染或吸收热、脱水。体温升高可以增加脑代谢耗氧及自由基产生，从而增加卒中患者死亡率及致残率。对中枢性发热患者，应以物理降温（冰帽、冰毯或酒精擦浴）为主，必要时予以人工亚冬眠。

⑧ 深静脉血栓形成（DVT）：高龄、严重瘫痪和心房纤颤均增加深静脉血栓形成的危险性，同时 DVT 增加了发生肺栓塞（PE）的风险。应鼓励患者尽早活动，下肢抬高，避免下肢静脉输液（尤其是瘫痪侧）。对有发生 DVT 和 PE 风险的患者可采取预防性药物治疗，首选低分子肝素 4000IU 皮下注射，1 次/日；对发生近端 DVT、抗凝治疗症状无缓解者应给予溶栓治疗。

⑨ 水电解质平衡紊乱：脑卒中时由于神经内分泌功能紊乱，进食减少，呕吐及脱水治疗常并发水电解质紊乱，主要包括低钾血症、低钠血症和高钠血症。应对脑卒中患者常规进行水电解质监测并及时加以纠正，纠正低钠和高钠血症均不宜过快，防止脑桥中央髓鞘溶解症和加重脑水肿。

⑩ 心脏损伤：脑卒中合并的心脏损伤是脑心综合征的表现之一，主要包括急性心肌缺血、心肌梗死、心律失常及心力衰竭。脑卒中急性期应密切观察心脏情况，必要时进行动态心电监测和心肌酶谱检查，及时发现心脏损伤，并及时治疗。措施包括：减轻心脏负荷，慎用增加心脏负担的药物，注意输液速度及输液量，对高龄患者或原有心脏病患者甘露醇用量减半或改用其他脱水剂，积极处理心肌缺血、心肌梗死、心律失常或心功能衰竭等心脏损伤。

⑪ 癫痫：一般不使用预防性抗癫痫治疗，如有癫痫发作或癫痫持续状态时可给予相应处理。脑卒中 2 周后如发生癫痫，应进行长期抗癫痫治疗以防复发。

（2）特殊治疗 包括超早期溶栓治疗、抗血小板治疗、抗凝治疗、血管内治疗、细胞保护治疗和外科治疗等。

1）静脉溶栓：目前对于静脉溶栓治疗的适应证尚无一致结论，以下几点可供临床参考。适应证：①年龄 18~80 岁；②临床明确诊断缺血性脑卒中，并且造成明确的神经功能障碍（NIHSS≥4 分）；③症状开始出现至静脉干预时间<4.5 小时；④卒中症状持续至少 30 分钟，且治疗前无明显改善；⑤患者或其家属对静脉溶栓的收益/风险知情同意。禁忌证：①CT 证实

颅内出血；②神经功能障碍非常轻微或迅速改善；③发病超过 3 小时或无法确定；④伴有明确癫痫发作；⑤既往有颅内出血、动静脉畸形或颅内动脉瘤病史；⑥最近 3 个月内有颅内手术、头外伤或卒中史，或最近 21 天内有消化道、泌尿系统等内脏器官活动性出血史，或最近 14 天内有外科手术史，或最近 7 天内有腰椎或动脉穿刺史；⑦有明显出血倾向，血小板计数＜$100×10^9/L$，或 48 小时内接受肝素治疗并且 APTT 高于正常值上限，或近期接受抗凝治疗（如华法林）并且 INR＞1.5；⑧血糖＜2.7mmol/L，收缩压＞180mmHg 或舒张压＞100mmHg 或需要积极的降压来达到要求范围；⑨CT 显示低密度＞1/3 大脑中动脉供血区（大脑中动脉区脑梗死患者）。

常用静脉溶栓药物包括：①尿激酶（UK），常用 100 万～150 万 IU 加入生理盐水 100～200mL，持续静脉滴注 30 分钟；②重组组织型纤溶酶原激活物（rt-PA），一次用量 0.9mg/kg，最大剂量＜90mg，先予 10%的剂量静脉推注，其余剂量在 60 分钟内持续静脉滴注。

静脉溶栓并发症：①梗死灶继发性出血或身体其他部位出血；②致命性再灌注损伤和脑水肿；③溶栓后再闭塞。

2）动脉溶栓：对大脑中动脉等大动脉闭塞引起的严重卒中患者，如果发病时间在 6 小时内（椎基底动脉血栓可适当放宽治疗时间窗），经慎重选择后可进行动脉溶栓治疗。常用药物为 UK 和 rt-PA，与静脉溶栓相比，可减少用药剂量，需要在 DSA 的监测下进行。动脉溶栓的适应证、禁忌证及并发症与静脉溶栓基本相同。

3）抗血小板聚集治疗：常用抗血小板聚集剂包括阿司匹林和氯吡格雷。未行溶栓的急性脑梗死患者应在 48 小时之内服用阿司匹林 150～325mg/d，但一般不在溶栓后 24 小时内应用阿司匹林，以免增加出血风险。一般认为氯吡格雷抗血小板聚集的疗效优于阿司匹林，可口服 75mg/d。不建议将氯吡格雷与阿司匹林联合应用治疗急性缺血性脑卒中。

4）抗凝治疗：主要包括肝素、低分子肝素和华法林。一般不推荐急性缺血性脑卒中后急性期应用抗凝药来预防卒中复发、阻止病情恶化或改善预后。但对于长期卧床，特别是合并高凝状态有形成深静脉血栓和肺栓塞趋势的患者，可以使用低分子肝素预防治疗。对于心房纤颤的患者可以应用华法林治疗。

5）脑保护治疗：脑保护剂包括自由基清除剂、阿片受体阻断剂、电压门控性钙通道阻断剂、兴奋性氨基酸受体阻断剂和镁离子等，可通过降低脑代谢，干预缺血引发细胞毒性机制减轻缺血性脑损伤。大多数脑保护剂在动物实验中显示有效，尚缺乏多中心、随机双盲的临床试验研究证据。

6）紧急血管内治疗：血管内治疗包括经皮腔内血管成形术和血管内支架置入术等。对于颈动脉狭窄＞70%，而神经功能缺损与之相关者，可根据患者的具体情况考虑行相应的血管内治疗。血管内治疗是新近问世的技术，目前尚没有长期随访的大规模临床研究，故应慎重选择。

7）外科治疗：对于有或无症状，单侧重度颈动脉狭窄＞70%，或经药物治疗无效者可以考虑进行颈动脉内膜切除术，但不推荐在发病 24 小时内进行。幕上大面积脑梗死伴有严重脑水肿、占位效应和脑疝形成征象者，可行去骨瓣减压术；小脑梗死使脑干受压导致病情恶化时，可行抽吸梗死小脑组织和后颅窝减压术以挽救患者生命。

8）其他药物治疗：①降纤治疗，疗效尚不明确，可选药物有巴曲酶、降纤酶和安克洛酶等，使用中应注意出血并发症；②中药制剂，临床中应用丹参、川芎嗪、三七和葛根素等，通过活血化瘀改善脑梗死症状，但目前尚缺乏大规模临床试验证据。

9）康复治疗：应早期进行，并遵循个体化原则，制订短期和长期治疗计划，分阶段，因地制宜地选择治疗方法，对患者进行针对性体能和技能训练，降低致残率，增进神经功能恢复，提高生活质量，使其早日重返社会。生活技能的穿脱衣训练见表 3-5-1。

穿脱衣训练

表 3-5-1　老年人穿脱衣训练

案例	 王爷爷，68 岁。高血压病史 5 年，半月前因脑出血，术后出现右侧肢体无力，不能站立，开步困难，并右侧口角歪斜、口齿不清，认知功能良好，查体配合
准备	1. 照护人员：洗净双手，着装整洁、态度亲近、举止端庄 2. 老年人：老年人理解和配合 3. 环境：整洁、宽敞、明亮，温湿度适宜，无障碍物 4. 物品准备：衣、裤等
实施	目的：提高老年人生活自理能力 （1）穿开襟上衣 操作步骤： ①患者取坐位，用健手找到衣领 ②将衣领朝前平铺在双膝上，患侧袖子垂直于双腿之间 ③用健手协助患肢套进袖内并拉衣领至肩上 ④健侧上肢转到身后，将另一侧衣袖拉到健侧斜上方 ⑤穿健侧上肢，系好扣子并整理

（2）穿套头衫

操作步骤：

①患者取坐位，用健手将衣服平铺在健侧大腿上，领子放于远端，患侧袖子垂直于双腿之间

②用手将患肢套进袖内并拉到肘以上

③再穿健侧袖子

④健手将套头衫背面举过头顶

⑤套过头部，整好衣服

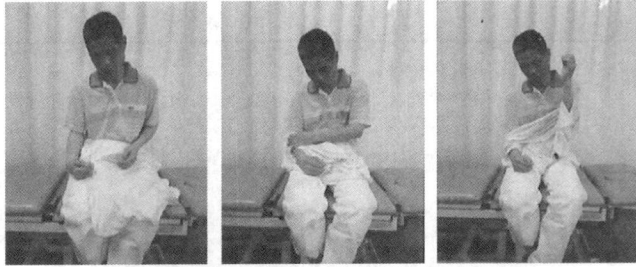

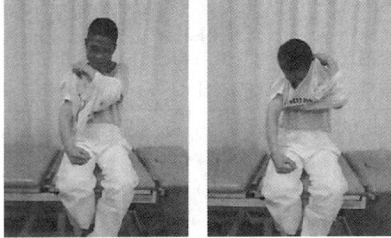

实施

（3）穿裤子

操作步骤：

①患者取坐位，用健手从腘窝处将患腿抬起放在健腿上，患腿呈屈髋、屈膝状

②用健手穿患侧裤腿，拉至膝以上，放下患腿，全脚掌着地

③穿健侧裤腿，拉至膝上

④抬臀或站起向上拉至腰部

⑤整理好裤子

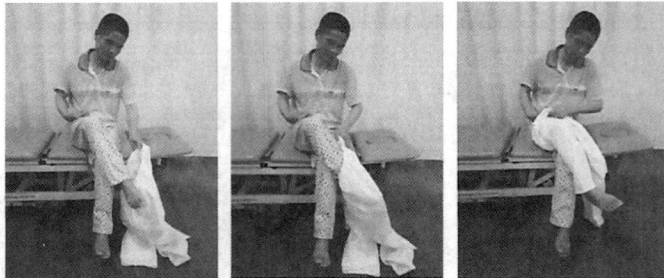

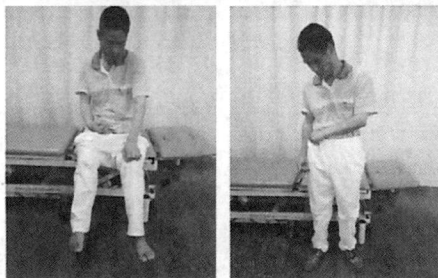

续表

实施	注意事项： ①丧失抓握能力、协调性差或关节活动受限者，应将衣服、裤子加以改良，如使用魔术贴代替扣子，或使用穿衣钩等 ②所有脱衣服和脱裤子的动作，正好与穿衣服相反
整理	1. 整理用物 2. 协助老年人取舒适体位 3. 做健康宣教 4. 洗手
记录	正确记录并签名，内容包括训练效果、训练过程中的问题与处置等

（七）护理诊断

1. 躯体活动障碍　与运动中枢损害致肢体瘫痪有关。

2. 语言沟通障碍　与语言中枢损害有关。

3. 吞咽困难　与意识障碍或延髓麻痹有关。

（八）护理措施

1. 一般护理

（1）按摩　从入院开始，患肢就处于功能位置，按摩可促进局部的血液、淋巴液回流，防止和减轻浮肿，使皮肤和皮下组织血运丰富，改善营养，每日 2 次，每次 15～20 分钟，上肢从手指开始至前臂、肩关节周围；下肢从脚趾到小腿、大腿、髋关节周围，连续 1 周，按摩要轻柔、缓慢、有节律地进行。对肌张力高的肌群，用安抚性按摩使其放松；对肌张力低的肌群，则给予按摩或揉捏。

（2）活动锻炼　指导患者在床上活动瘫肢，鼓励患者锻炼患肢，做各种活动。适当的运动训练，有助于恢复和提高肌张力，诱发肢体的主动运动，预防关节挛缩，运动训练由易到难。①肩关节活动，鼓励患者在卧位时上举手臂，手臂向不同方向移动，如用手摸脸、前额、枕头等，坐位时直臂前举、外展、后伸及上举；②肘关节屈伸，指导患者前臂旋前、旋后，腕关节背伸，掌指关节向各个方向活动以及对掌、对指、抓拳、释拳等；③逐渐加强患者手的灵活性、协调性和精细动作训练，用小皮球练手指的屈伸、并拢、分开等动作，也可通过用匙、用筷、写字、梳头、系扣子等动作来训练手指；④同时加强关节的运动，反复屈伸髋关节及活动足趾关节，逐渐达到上抬瘫痪肢体；⑤提高健肢的主动活动，健肢的主动运动是提高神经系统的紧张度，活跃各系统器官的生理功能，预防并发症，改善全身健康的一种方法。

（3）站、立、走的指导　随着肌力恢复，首先选取半坐卧位，以后逐步增加角度，适应后协助患者坐于床边、床边站立，当患者能独立站立和保持体位平衡后才开始逐步练习行走。训练与休息相结合，避免过度疲劳，密切观察病情，如有不适及时停止训练，预防并发症，加强保护，防止受伤。在锻炼中必须有人照顾，当患者有独立日常生活能力时再逐渐脱离助手。

2. 语言障碍沟通护理

（1）脑梗死患者常可引起语言功能障碍，可教患者噘嘴、鼓腮、龇牙、叩齿等，每个动作做 5～10 次，教患者学习发音，先单个发音，准确后，可逐渐加深难度，可利用图片、字卡等强化患者记忆，要求患者大声地朗读，以刺激记忆，慢慢地恢复患者的语言功能。

（2）失语对患者生理和心理上造成的不良影响极大，有的甚至超过运动功能障碍，语言训练越早越好。首先帮助患者学习非语言沟通的技巧，取得患者及家属的支持，通过语言与逻辑性的结合，训练患者理解语言的能力；其次借书写方式表达，将日常用语、短语写在卡片上，由简到繁、由易到难、由短到长教患者朗读，通过以上方式帮助患者树立信心。

3. 心理护理　多与患者接触交流，了解其心理动态情绪，鼓励家属多探视；向患者解释所患疾病的性质、预后、治疗方案及目的，消除其紧张情绪，使其树立战胜疾病的信心；患者从正常人突然丧失活动能力及语言能力，以至丧失生活自理及工作能力，在感情上难以承受，故常出现抑郁、焦虑等情绪变化，喜怒无常，甚至人格改变，应多安慰鼓励患者配合治疗及康复锻炼。尽量避免让患者情绪激动。

（九）健康指导

1. 指导患者低盐、低胆固醇、适量碳水化合物、丰富维生素饮食　控制总热量，饮食要有规律，切忌暴饮暴食或过分饥饿。多吃富含纤维的食物，如各种蔬菜、水果、糙米、全谷类及豆类，可帮助排便、预防便秘、稳定血糖及降低血胆固醇。禁食肥肉等胆固醇高的食物；可多选择脂肪含量较少的鱼肉、去皮鸡肉等；全蛋每周可吃 1～2 个；奶类及其制品、五谷根茎类、肉鱼豆蛋类、蔬菜类、水果类及油脂类等六大类食物，宜多样摄取，才能充分地获得各种营养素；戒烟，限酒；应遵医嘱规则用药，控制血压、血糖、血脂和抗血小板聚集；改变不良生活方式。

2. 患者可进行适当适量的体育锻炼及体力活动　不宜做剧烈运动，跑步、登山均不可取，可进行散步、柔软体操、打太极拳等有氧运动。但应根据个人的身体情况选择，不可过量，以不过度疲劳为度，坚持"循序渐进，持之以恒"的原则。适当的体育锻炼可增加脂肪消耗、减少体内胆固醇沉积、提高胰岛素敏感性，对预防肥胖、控制体重、增加循环功能、调整血脂和降低血压、减少血栓形成均有益处，是预防治疗脑梗死的积极措施。肢体功能活动障碍的患者，可在专科医护人员或康复医师的指导下制订长期康复计划。

（十）预后

本病的病死率约为 10%，致残率 50% 以上。存活者中 40% 以上可复发，且复发次数越多，病死率和致残率越高。

四、脑栓塞

脑栓塞（cerebral embolism）是指各种栓子随血流进入颅内动脉使血管腔急性闭塞或严重狭窄，引起相应供血区脑组织缺血坏死及功能障碍的一组临床综合征，占脑梗死的15%～20%。

（一）病因及发病机制

根据栓子来源可分为心源性、非心源性和来源不明性三种。

1. 心源性　占脑栓塞的 60%～75%，栓子在心内膜和瓣膜产生，脱落入脑后致病。主要见于以下几种疾病。①心房颤动：是心源性脑栓塞最常见的原因，其中瓣膜病性心房颤动占20%，非瓣膜病性心房颤动占70%，其余10%无心脏病。心房颤动时左心房收缩性降低，血流缓慢淤滞，易导致附壁血栓，栓子脱落引起脑栓塞。②心脏瓣膜病：是指先天性发育异常或后天疾病引起的心瓣膜病变，可以影响血流动力学，累及心房或心室内膜即可导致附壁血栓的形成。③心肌梗死：面积较大或合并慢性心功能衰竭，即可导致血循环淤滞形成附壁血栓。④其他：心房黏液瘤、二尖瓣脱垂、心内膜纤维变性、先天性心脏病或瓣膜手术均可形成附壁血栓。

2. 非心源性 指源于心脏以外的栓子随血流进入脑内造成脑栓塞。常见原因有以下几点。①动脉粥样硬化斑块脱落性栓塞：主动脉弓或颈动脉粥样硬化斑块脱落形成栓子，沿颈内动脉或椎基底动脉入脑；②脂肪栓塞：见于长骨骨折或手术后。③空气栓塞：主要见于静脉穿刺、潜水减压、人工气胸。④癌栓塞：浸润性生长的恶性肿瘤，可以破坏血管，癌细胞入血形成癌栓；⑤其他：少见的感染性脓栓、寄生虫栓和异物栓等也可引起脑栓塞。

3. 来源不明性 少数病例查不到栓子来源。

（二）临床表现

1. 一般特点 脑栓塞可发生于任何年龄，以青壮年多见。多在活动中急骤发病，无前驱症状，局灶性神经体征在数秒至数分钟达到高峰，多表现为完全性卒中。大多数患者伴有风湿性心脏病、冠心病和严重心律失常等，或存在心脏手术、长骨骨折、血管内介入治疗等栓子来源病史。有些患者同时并发肺栓塞（气急、发绀、胸痛、咯血和胸膜摩擦音等）、肾栓塞（腰痛、血尿等）、肠系膜栓塞（腹痛、便血等）和皮肤栓塞（出血点或瘀斑）等疾病表现。意识障碍有无取决于栓塞血管的大小和梗死的面积。

2. 血管栓塞的临床表现 不同部位血管栓塞会造成相应的血管闭塞综合征，详见脑血栓形成部分。与脑血栓形成相比，脑栓塞易导致多发性梗死，并容易复发和出血。病情波动较大，病初严重，但因为血管的再通，部分病例临床症状可迅速缓解；有时因并发出血，临床症状可急剧恶化；有时因栓塞再发，稳定或一度好转的局灶性体征可再次加重。本病如因感染性栓子栓塞所致，并发颅内感染者，多病情危重。

（三）辅助检查

1. CT 和 MRI 检查 可显示缺血性梗死或出血性梗死改变，合并出血性梗死高度支持脑栓塞诊断。CT 检查在发病后 24～48 小时内可见病变部位呈低密度改变，发生出血性梗死时可见低密度梗死区出现 1 个或多个高密度影。

2. 脑脊液检查 一般压力正常，压力增高提示大面积脑梗死，如非必要，尽量避免行此项检查。出血性梗死 CSF 可呈血性或镜下红细胞；感染性脑栓塞如亚急性细菌性心内膜炎产生含细菌栓子，CSF 细胞数明显增高，早期以中性粒细胞为主，晚期以淋巴细胞为主；脂肪栓塞 CSF 可见脂肪球。

3. 心电图检查 应常规检查，作为确定心肌梗死和心律失常的依据。脑栓塞作为心肌梗死首发症状并不少见，更需注意无症状性心肌梗死。超声心动图检查可证实是否存在心源性栓子，颈动脉超声检查可评价颈动脉管腔狭窄程度及动脉硬化斑块情况，对证实颈动脉源性栓塞有一定意义。

（四）诊断要点

骤然起病，数秒至数分钟达到高峰，出现偏瘫、失语等局灶性神经功能缺损，既往有栓子来源的基础疾病如心脏病，动脉粥样硬化，严重的骨折等，基本可作出临床诊断，如合并其他脏器栓塞更支持诊断。CT和MRI检查可确定脑栓塞部位、数目及是否伴发出血，有助于明确诊断。

（五）治疗要点

1. 脑栓塞治疗　与脑血栓形成治疗原则基本相同，主要是改善循环，减轻脑水肿、防止出血，减小梗死范围。注意在合并出血性梗死时，应停用溶栓、抗凝和抗血小板药，防止出血。

2. 原发病治疗　针对性治疗原发病有利于脑栓塞病情控制和防止复发。对感染性栓塞应使用抗生素，并禁用溶栓和抗凝治疗，防止感染扩散；对脂肪栓塞，可采用肝素、5%碳酸氢钠及脂溶剂，有助于脂肪颗粒溶解；有心律失常者，予以纠正；空气栓塞者可进行高压氧治疗。

3. 抗凝治疗　房颤或有再栓塞风险的心源性疾病、动脉夹层或高度狭窄的患者可用肝素预防再栓塞或栓塞继发血栓形成。最近研究证据表明，脑栓塞患者抗凝治疗引起的梗死区出血很少，给最终转归带来不良影响很小，治疗中要定期监测凝血功能并调整剂量。抗凝药物用法见前述，抗血小板聚集药阿司匹林也可试用。本病易并发出血，因此溶栓治疗应严格掌握适应证。

（六）护理诊断与护理措施

见本节"脑梗死"内容。

（七）健康指导

告知患者和家属本病的常见病因和控制原发病的重要性；指导患者遵医嘱长期抗凝治疗，预防复发；在抗凝治疗中定期门诊复诊，检测凝血功能，及时在医护人员指导下调整药物剂量。其他详见本节"脑梗死"内容。

（八）预后

脑栓塞预后与被栓塞血管大小、栓子数目及栓子性质有关。脑栓塞急性期病死率为5%～15%，多死于严重脑水肿、脑疝、肺部感染和心力衰竭。心肌梗死所致脑栓塞预后较差，存活的脑栓塞患者多遗留严重后遗症。如栓子来源不能消除，10%～20%的脑栓塞患者可能在病后1～2周内再发，再发病死率高。

五、腔隙性脑梗死

腔隙性脑梗死（lacunar infarction）是指大脑半球或脑干深部的小穿通动脉，在长期高血压等危险因素基础上，血管壁发生病变，最终管腔闭塞，导致缺血性微梗死，缺血、坏死和液化的脑组织由吞噬细胞移走形成空腔，故称腔隙性脑梗死。主要累及脑的深部白质、基底节、丘脑和脑桥等部位，形成腔隙状梗死灶。部分病例的病灶位于脑的相对静区，无明显的神经缺损症状，放射学检查或尸检时才得以证实，故称为静息性梗死或无症状性梗死。腔隙性梗死占全部脑梗死的 20%～30%。

（一）病因及发病机制

目前认为主要病因为高血压、糖尿病等因素导致小动脉及微小动脉壁脂质透明变性，导致管腔闭塞产生腔隙性病变；有资料认为舒张压增高对于多发性腔隙性脑梗死的形成更为重要。病变血管多为直径 100～200μm 的深穿支，如豆纹动脉、丘脑穿通动脉及基底动脉旁中央支，多为终末动脉，侧支循环差。高血压性小动脉硬化引起管腔狭窄时，继发血栓形成或脱落的栓子阻断血流，会导致供血区的梗死。多次发病后脑内可形成多个病灶。

（二）临床表现

1. 一般特点　本病多见于中老年患者，男性多于女性，半数以上的病例有高血压病史，突然或逐渐起病，出现偏瘫或偏身感觉障碍等局灶症状。通常症状较轻、体征单一、预后较好，一般无头痛、颅高压和意识障碍表现，许多患者并不出现临床症状而由头颅影像学检查发现。

2. 常见的腔隙综合征　Fisher 根据临床和病理学资料，将本病归纳为 20 余种临床综合征，其中常见的 5 种如下。

（1）纯运动性轻偏瘫（PMH）　是最常见类型，约占 60%，病变多位于内囊、放射冠或脑桥。表现为对侧面部及上下肢大体相同程度轻偏瘫，无感觉障碍、视觉障碍和皮质功能障碍；若为脑干病变，则不出现眩晕、耳鸣、眼震、复视及小脑性共济失调等。常常突然发病，数小时内进展，许多患者遗留受累肢体的笨拙或运动缓慢。

（2）纯感觉性卒中（PSS）　较常见，特点是偏身感觉缺失，可伴感觉异常，如麻木、烧灼或沉重感、刺痛、僵硬感等；病变主要位于对侧丘脑腹后外侧核。

（3）共济失调性轻偏瘫（AHP）　病变对侧轻偏瘫伴小脑性共济失调，偏瘫下肢重于上肢（足踝部明显），面部最轻，共济失调不能用无力来解释，可伴锥体束征。病变位于脑桥基底部，内囊或皮质下白质。

（4）构音障碍-手笨拙综合征（DCHS）　约占 20%，起病突然，症状迅速达高峰，表现为构音障碍、吞咽困难、病变对侧中枢性面舌瘫、面瘫侧手无力和精细动作笨拙（书写时易发现）、指鼻试验不准、轻度平衡障碍。病变位于脑桥基底部、内囊前肢及内囊膝部。

（5）感觉运动性卒中（SMS）　以偏身感觉障碍起病，再出现轻偏瘫，病灶位于丘脑腹后核及邻近内囊后肢，是丘脑膝状体动脉分支或脉络膜后动脉丘脑支闭塞所致。

腔隙状态是本病反复发作引起多发性腔隙性梗死，累及双侧皮质脊髓束和皮质脑干束，出现严重精神障碍、认知功能下降、假性延髓麻痹、双侧锥体束征、类帕金森综合征和尿便失禁等。

（三）辅助检查

CT 可见内囊基底节区、皮质下白质单个或多个圆形、卵圆形或长方形低密度病灶，边界清晰，无占位效应。MRI 呈 T_1 低信号、T_2 高信号，较 CT 可更为清楚地显示腔隙性脑梗死病灶。CSF 和脑电图常无阳性发现。

（四）诊断要点

中老年发病，有长期高血压病史；急性起病，出现局灶性神经功能缺损症状；CT 或 MRI

检查证实有与神经功能缺失一致的脑部腔隙病灶。少数患者隐匿起病，无明显临床症状，仅在影像学检查时发现。

（五）治疗要点

与脑血栓形成治疗类似。主要是控制脑血管疾病危险因素，尤其要强调积极控制高血压。可以应用抗血小板聚集剂（如阿司匹林），也可用钙拮抗剂（如尼莫地平）等治疗，目前没有证据表明抗凝治疗有效。

（六）护理诊断

1. 头痛　与脑梗死后继发脑水肿致颅内压升高有关。
2. 自理缺陷　与肢体运动功能丧失有关。
3. 恐惧　与肢体突然瘫痪、担心疾病预后有关。
4. 有皮肤完整性受损的危险　与长期卧床有关。
5. 有便秘的危险　与饮食模式改变、卧床活动少、肠蠕动减慢有关。
6. 有肢体失用综合征的危险　与肢体瘫痪有关。

（七）护理措施

1. 患者半卧位，避免声光刺激，保持环境的安静　观察并记录生命体征、眩晕持续时间及伴随症状，如恶心、呕吐、耳鸣等，指导患者缓慢深呼吸，放松心情，避免紧张情绪，同时及时通知医师给予治疗。

2. 给药护理　腔隙性脑梗死患者往往同时口服 3 种以上药物，而且不同患者对药物的敏感性和耐受性不同。因此要注意观察药物不良反应，及时发现并汇报给医师，避免出现药源性眩晕，加重病情。

3. 饮食护理　饮食上应以清淡、易消化为主，宜荤素搭配，忌食刺激性食物。应控制总进食量，合并高血压患者应低盐饮食；糖尿病患者应低糖；血脂异常患者应低脂肪饮食，禁烟酒。

4. 心理护理　眩晕常因恐惧、焦虑、紧张而导致反复发作，持续存在，做好心理护理有助于帮助患者克服药物难以彻底解决的轻微头晕。针对个体差异，耐心做好心理疏导。用暗示、转移、分散注意力等方法，减轻患者的心理负担。向患者提供脑梗死及眩晕的治疗相关知识；关心、体贴患者，耐心回答患者提出的问题。保持患者心情舒畅，消除其紧张、焦虑心理。部分患者可予抗焦虑、抑郁药物治疗。

5. 康复护理　对于肢体功能未完全康复的患者，建议并指导逐步适应从平卧到直立，进而行走的过程，减少体位突然改变加重眩晕的发生。建议并指导眩晕患者进行有益的功能锻炼，如太极拳、五禽戏、易筋经等简单易行的训练。物理治疗方面可辅助脑血管治疗仪等康复训练仪改善脑功能。也可辅助中医针灸治疗，如肝阳上亢证可针三阴交、太冲穴；痰浊中阻证可针足三里穴、丰隆穴。

（八）健康指导

1. 合理饮食　保持低盐、低脂、低糖饮食，多吃蔬菜水果，不宜饮咖啡、浓茶，禁忌辛辣刺激性食物和烟酒。生活起居有规律，积极改变不良生活习惯。养成定时排便的习惯。

2. 指导患者早期进行肢体的被动和主动运动的方法　告知患者保持床上、椅上的正确体位摆放及正常运动模式的重要性。与患者及家属共同制订康复训练计划。起床、起坐或低头系鞋带等体位变换时动作要慢，转头不宜过猛，洗澡时间不宜过长。

3. 心理方面保持情绪稳定，避免激动　增加体育活动，鼓励患者做力所能及的家务劳动。保持心情舒畅。

4. 坚持定时测血压，定时定量用药　定期做血液流变学检查以观察血液黏度的动态改变，出现异常情况及时到院就诊。

（九）预后

本病预后一般良好，死亡率和致残率较低，但复发率较高。

六、脑出血

脑出血（intra cerebral hemorrhage，ICH）是指原发性非外伤性脑实质内出血，发病率为每年（60～80）/10万，在我国占全部脑卒中的20%～30%，急性期病死率为30%～40%。通常按ICH出血的部位、稳定与否及病因等分为不同类型脑出血。

（一）病因及发病机制

1. 病因　ICH病例中大约60%是因高血压合并小动脉硬化所致，约30%由动脉瘤或动、静脉血管畸形破裂所致，其他病因包括脑动脉粥样硬化、血液病（如白血病、再生障碍性贫血、血小板减少性紫癜、血友病、红细胞增多症和镰状细胞病等）、脑淀粉样血管病变、抗凝或溶栓治疗等。

2. 发病机制　高血压脑出血的主要发病机制是脑内细小动脉在长期高血压作用下发生慢性病变破裂所致。颅内动脉具有中层肌细胞和外层结缔组织少、外弹力层缺失的特点。长期高血压可使脑细小动脉发生玻璃样变性、纤维素样坏死，甚至形成微动脉瘤或夹层动脉瘤，在此基础上血压骤然升高时易导致血管破裂出血。豆纹动脉和旁中央动脉等深穿支动脉，自脑底部的动脉直角发出，承受压力较高的血流冲击，易导致血管破裂出血，故又称出血动脉。非高血压性脑出血，由于其病因不同，故发病机制各异。

一次高血压性脑出血通常在30分钟内停止，致命性脑出血可直接导致死亡。动态颅CT监测发现脑出血有稳定型和活动型两种，后者的血肿形态往往不规则，密度不均，发病后3小时内血肿迅速扩大；前者的血肿与之相反，保持相对稳定，血肿体积扩大不明显。多发性脑出血多见于淀粉样血管病、血液病和脑肿瘤等患者。

（二）临床表现

1. 一般表现　ICH的好发年龄为50～70岁，男性稍多于女性，寒冷季节发病率较高，多有高血压病史。多在情绪激动或活动中突然发病，发病后病情常于数分钟至数小时内达到高峰。ICH患者发病后多有血压明显升高。由于颅内压升高，常有头痛、呕吐和不同程度的意识障碍，如嗜睡或昏迷等，大约10% ICH病例有抽搐发作。

2. 局限性定位表现　取决于出血量和出血部位。

（1）基底核区出血。

① 壳核出血：最常见，占 ICH 病例的 50%～60%，系豆纹动脉尤其是其外侧支破裂所致，可分为局限型（血肿仅局限于壳核内）和扩延型两类。常有病灶对侧偏瘫、偏身感觉缺失和同向性偏盲，还可出现双眼球向病灶对侧同向凝视不能，优势半球受累可有失语。

② 丘脑出血：占 ICH 病例的 10%～15%，系丘脑膝状体动脉和丘脑穿通动脉破裂所致，可分为局限型（血肿仅局限于丘脑）和扩延型两类。常有对侧偏瘫，偏身感觉障碍，通常感觉障碍重于运动障碍。深浅感觉均受累，而深感觉障碍更明显。可有特征性眼征，如上视不能或凝视鼻尖、眼球偏斜或分离性斜视、眼球会聚障碍和无反应性小瞳孔等。小量丘脑出血致丘脑中间腹侧核受累可出现运动性震颤和帕金森综合征样表现；累及丘脑底核或纹状体可呈偏身舞蹈 投掷样运动；优势侧丘脑出血可出现丘脑性失语、精神障碍、认知障碍和人格改变等。

③ 尾状核头出血：较少见，多由高血压动脉硬化和血管畸形破裂所致，一般出血量不大，多经侧脑室前角破入脑室。常有头痛、呕吐、颈强直、精神症状，神经系统功能缺损症状并不多见，故临床酷似蛛网膜下腔出血。

（2）脑叶出血 占脑出血的 5%～10%，常由脑动静脉畸形、血管淀粉样病变、血液病等所致。出血以顶叶最常见，其次为颞叶、枕叶、额叶，也有多发脑叶出血的病例。如额叶出血可有偏瘫、尿便障碍、Broca 失语、摸索和强握反射等；颞叶出血可有 Wernicke 失语、精神症状、对侧上象限盲、癫痫；枕叶出血可有视野缺损；顶叶出血可有偏身感觉障碍、轻偏瘫、对侧下象限盲，非优势半球受累可有构象障碍。

（3）脑干出血。

① 脑桥出血：约占脑出血的 10%，多由基底动脉脑桥支破裂所致，出血灶多位于脑桥基底部与被盖部之间。大量出血（血肿＞5mL）累及双侧被盖部和基底部，常破入第四脑室，患者迅即出现昏迷、双侧针尖样瞳孔、呕吐咖啡样胃内容物、中枢性高热、中枢性呼吸障碍、眼球浮动、四肢瘫痪和去大脑强直发作等。小量出血可无意识障碍，表现为交叉性瘫痪和共济失调性偏瘫，两眼向病灶侧凝视麻痹或核间性眼肌麻痹。

② 中脑出血：少见，常有头痛、呕吐和意识障碍，轻症表现为一侧或双侧动眼神经不全麻痹、眼球不同轴、同侧肢体共济失调，也可表现为 Weber 或 Benedikt 综合征；重症表现为深昏迷，四肢弛缓性瘫痪，可迅速死亡。

③ 延髓出血：更为少见，临床表现为突然意识障碍，影响生命体征，如呼吸、心律、血压改变，继而死亡。轻症患者可表现不典型的 Wallenberg 综合征。

（4）小脑出血 约占脑出血的 10%。多由小脑上动脉分支破裂所致。常有头痛、呕吐、眩晕和共济失调明显，起病突然，可伴有枕部疼痛。出血量较少者，主要表现为小脑受损症状，如患侧共济失调，眼震和小脑语言等，多无瘫痪；出血量较多者，尤其是小脑蚓部出血，病情迅速进展，发病时或病后 12～24 小时内出现昏迷及脑干受压征象，双侧瞳孔缩小至针尖样、呼吸不规则等。暴发型则常突然昏迷，在数小时内迅速死亡。

（5）脑室出血 占脑出血的 3%～5%，分为原发性和继发性脑室出血两类。原发性脑室出血多由脉络丛血管或室管膜下动脉破裂出血所致，继发性脑室出血是指脑实质出血破入脑室。常有头痛、呕吐，严重者出现意识障碍如深昏迷、脑膜刺激征、针尖样瞳孔、眼球分离斜视或浮动、四肢弛缓性瘫痪及去大脑强直发作、高热，呼吸不规则、脉搏和血压不稳定等症状。临床上易误诊为蛛网膜下腔出血。

（三）辅助检查

1. CT'检查　颅脑 CT 扫描是诊断 ICH 首选的重要方法，可清楚显示出血部位、出血量大小、血肿形态、是否破入脑室以及血肿周围有无低密度水肿带和占位效应等。病灶多呈圆形或卵圆形均匀高密度区，边界清楚，脑室大量积血时多呈高密度铸型，脑室扩大。1 周后血肿周围有环形增强，血肿吸收后呈低密度或囊性变。动态 CT 检查还可评价出血的进展情况。

2. MRI 和 MRA 检查　对发现结构异常，明确脑出血的病因很有帮助。对检出脑干和小脑的出血灶和监测脑出血的演进过程优于 CT 扫描，对急性脑出血诊断不及 CT。脑出血时 MRI 影像变化规律如下：①超急性期（<24 小时），血肿为长 T_1、长 T_2 信号，与脑梗死、水肿不易鉴别；②急性期（2～7 天）为等 T_1、短 T_2 信号；③亚急性期（8 天至 4 周）为短 T_1、长 T_2 信号；④慢性期（>4 周）为长 T_1、长 T_2 信号。MRA 可发现脑血管畸形、血管瘤等病变。

3. 脑脊液检查　脑出血患者一般无需进行腰椎穿刺检查，以免诱发脑疝形成，如需排除颅内感染和蛛网膜下腔出血，可谨慎进行。

4. DSA　脑出血患者一般不需要进行 DSA 检查，除非疑有血管畸形或 Moyamoya 病又需外科手术或血管介入治疗时才考虑进行。DSA 可清楚显示异常血管和造影剂外漏的破裂血管及部位。

5. 其他检查　包括血常规、血液生化、凝血功能、心电图检查和胸部 X 线摄片检查。外周白细胞可暂时增高，血糖和尿素氮水平也可暂时升高，凝血活酶时间和部分凝血活酶时间异常提示有凝血功能障碍。

（四）诊断要点

诊断中老年患者在活动中或情绪激动时突然发病，迅速出现局灶性神经功能缺损症状以及头痛、呕吐等颅高压症状应考虑脑出血的可能，结合头颅 CT 检查，可以迅速明确诊断。

（五）治疗要点

1. 内科治疗　治疗原则为安静卧床，脱水降颅压，调整血压，预防治疗继续出血，加强护理，预防治疗并发症，以挽救生命，降低死亡率、残疾率和减少复发。

（1）一般处理　①一般应卧床休息 2～4 周，保持安静，避免情绪激动和血压升高。严密观察体温、脉搏、呼吸和血压等生命体征，注意瞳孔变化和意识改变；②保持呼吸道通畅，清理呼吸道分泌物或吸入物，如果 PaO_2<60mmHg 或 $PaCO_2$>50mmHg 应吸氧，使动脉血氧饱和度维持在 90% 以上，$PaCO_2$ 保持在 25～35mmHg，必要时及时行气管插管或切开术，有意识障碍，消化道出血者宜禁食 24～48 小时，必要时应排空胃内容物；③水、电解质平衡和营养，每日入液量可按尿量+500mL 计算，如有高热、多汗、呕吐或腹泻者，可适当增加入液量，维持中心静脉压在 5～12mmHg 或肺楔压在 10～14mmHg 水平，注意防止低钠血症，以免加重脑水肿，每日补钠 50～70mmol/L，补钾 40～50mmol/L，糖类 13.5～18g，补充热量（6.280～7.536）×10^6J/d；④调整血糖，血糖过高或过低者，应及时纠正，维持血糖水平在 6～

9mmol/L；⑤明显头痛、过度烦躁不安者，可酌情适当给予镇静止痛剂；⑥便秘者可选用缓泻剂。

（2）降低颅内压　脑水肿可使颅内压增高，并致形成脑疝，是影响脑出血死亡率及功能恢复的主要因素。积极控制脑水肿、降低颅内压（ICP）是脑出血急性期治疗的重要环节。不建议应用激素治疗减轻脑水肿。

（3）调整血压　关于ICH患者的血压调控目前尚无一定的公认标准。一般认为ICH患者血压升高是机体针对ICP，为保证脑组织血供的血管自动调节反应，随着ICP的下降血压也会下降，因此降低血压应首先以进行脱水降颅压治疗为基础。但如果血压过高，又会增加再出血的风险，必要时宜及时控制血压。调控血压时应考虑患者的年龄、有无高血压病史、有无颅内高压、出血原因及发病时间等因素。

一般来说，当血压≥200/110mmHg时，应采取降压治疗，使血压维持在略高于发病前水平；当血压＜180/105mmHg时，可暂不使用降压药。收缩压在180～200mmHg或舒张压在100～110mmHg时，需密切监测血压；即使应用降压药治疗，也需避免应用强降压药，防止因血压下降过快引起脑低灌注；收缩压＜90mmHg，有急性循环功能不全征象，应及时补充血容量，适当给予升血压药治疗，维持足够的脑灌注。脑出血恢复期应积极控制血压，尽量将血压控制在正常范围内。

（4）止血治疗　止血药物如6-氨基己酸、氨甲苯酸、注射用凝血酶等对高血压动脉硬化性出血的作用不大。如果有凝血功能障碍，可针对性给予止血药物治疗，例如肝素治疗并发的脑出血可用鱼精蛋白中和，华法林治疗并发的脑出血可用维生素 K_1 拮抗。

（5）亚低温治疗　是脑出血的辅助治疗方法，可能有一定效果，可在临床当中试用。

（6）并发症的预防治疗　①感染：发病早期病情较轻又无感染证据者，一般不建议常规使用抗生素；合并意识障碍的老年患者易并发肺部感染，或因导尿等易合并尿路感染，可给予预防性抗生素治疗；如果已经出现系统感染，可根据经验或痰培养、尿培养及药物敏感试验结果选用抗生素；尿潴留者要留置导尿管，必要时进行膀胱冲洗。②应激性溃疡：可引起消化道出血，对重症或高龄患者应预防应用 H_2 受体阻滞剂；一旦出血应按上消化道出血的治疗常规进行处理，如应用冰盐水洗胃及局部止血药等。③抗利尿激素分泌异常综合征：又称稀释性低钠血症，可发生于约10%ICH患者，因经尿排钠增多，血钠降低，加重脑水肿，应限制水摄入量在800～1000mL/d，补钠9～12g/d，低钠血症宜缓慢纠正，否则可导致脑桥中央髓鞘溶解症。④脑耗盐综合征：系因心钠素分泌过高所致的低钠血症，治疗时应输液补钠。⑤痫性发作：有癫痫频繁发作者，可静脉缓慢推注地西泮10～20mg，或苯妥英钠15～20mg/kg缓慢静脉滴注控制发作，一般不需长期治疗。⑥中枢性高热：大多采用物理降温，有学者提出可用多巴胺能受体激动剂（如溴隐亭）进行治疗；⑦下肢深静脉血栓形成或肺栓塞：一旦发生，应给予普通肝素100mg静脉滴注，每日1次，或低分子肝素4000U皮下注射，每日2次，对高龄、衰弱的卧床患者也可酌情给予预防性治疗。

2. 外科治疗　一般来说，当ICH病情危重致颅内压过高，内科保守治疗效果不佳时，应及时进行外科手术治疗。

（1）外科治疗目的　尽快清除血肿，降低颅内压，挽救生命，尽可能在早期减少血肿对周围组织压迫，降低残疾率。同时可以针对出血原因，如脑血管畸形、动脉瘤等进行治疗。

主要手术方法包括：去骨瓣减压术、小骨窗开颅血肿清除术、钻孔血肿抽吸术和脑室穿刺引流术等。

（2）外科治疗适应证 目前对于外科手术适应证、方法和时机选择尚无一致性意见，主要应根据出血部位、病因、出血量及患者年龄、意识状态、全身状况决定。一般认为手术宜在超早期（发病后6～24小时内）进行。通常下列情况需要考虑手术治疗：①基底节区中等量以上出血（壳核出血≥30mL，丘脑出血≥15mL）；②小脑出血≥10mL或直径≥3cm，或合并明显脑积水；③重症脑室出血（脑室铸型）。

（3）康复治疗 脑出血后，只要患者的生命体征平稳、病情不再进展，宜尽早进行康复治疗。早期分阶段综合康复治疗对恢复患者的神经功能、提高生活质量有益。

（六）护理诊断

1. 意识障碍 与脑出血、脑水肿有关。

2. 有皮肤完整性受损的危险 与意识障碍、肢体感觉障碍和运动功能障碍或长期卧床有关。

3. 生活自理缺陷 与意识障碍、偏瘫或医源性限制（绝对卧床）有关。

4. 有失用综合征的危险 与意识障碍、运动障碍或长期卧床有关。

5. 潜在并发症 脑疝、消化道出血。

（七）护理措施

1. 意识障碍护理

（1）休息与安全 急性期绝对卧床休息，抬高床头15°～30°，以减轻脑水肿；谵妄、躁动患者加床栏，适当约束；保证环境安全，严格限制探视，避免各种刺激，各项治疗护理操作应集中进行。

（2）生活护理 给予高蛋白、高维生素的清淡饮食；发病3天后神志仍不清楚，不能自行进食者，应予鼻饲流质；定时翻身，叩背，保持床单整洁、干燥；协助做好口腔护理、皮肤护理和大小便护理；保持肢体功能位置。

（3）病情监测 严密观察病情变化，定时测量体温、脉搏、呼吸、血压、神志、瞳孔并详细记录；使用脱水降颅压药物时应注意监测尿量与水、电解质的变化。

2. 预防潜在并发症

（1）脑疝 ①评估：有无脑疝的先兆表现，严密观察患者有无剧烈头痛、喷射性呕吐、躁动不安、血压升高、脉搏减慢、呼吸不规则、一侧瞳孔散大、意识障碍加重等脑疝的先兆表现，一旦出现，应立即报告医师，及时抢救。②配合抢救：迅速给予吸氧和建立静脉通路，遵医嘱给予快速脱水、降颅压药物，如使用甘露醇应在15～30分钟内滴完；立即清除呕吐物和口鼻分泌物，防止舌根后坠，保持呼吸道通畅，防止窒息；备好气管切开包，气管插管和脑室穿刺引流包。

（2）消化道出血 ①病情监测：注意观察有无呃逆、上腹部饱胀不适、胃痛、呕血、便血、尿量减少等症状和体征，插胃管食饲的患者，注意定时回抽胃液，观察胃液的颜色是否为咖啡色或血性，观察有无黑便，监测大便隐血试验结果。②饮食护理：给予清淡、易消化、无刺激性、营养丰富的食物，少量多餐，防止损伤胃黏膜。③用药护理：按医嘱给予保护胃黏膜的药物，如雷尼替丁、氢氧化铝凝胶等，观察用药后反应。

（八）健康指导

1. 保持情绪稳定　避免情绪激动，祛除导致不安、恐惧、愤怒、忧虑等的不利因素，保持心情舒畅。饮食清淡，多食含水分、纤维素的食物，多食蔬菜、水果，忌烟、酒及辛辣刺激性强的食物，忌暴饮暴食。

2. 生活有规律　保证充足睡眠，适当锻炼，避免过度劳累、用脑过度和突然用力过猛，保持大便通畅。

3. 告知患者和家属疾病的基本病因、主要危险因素和预防治疗原则　按医嘱正确服药，积极控制高血压。教会患者及家属测量血压的方法和对疾病早期表现的认识，发现血压异常波动或无诱因的剧烈头痛、头晕、晕厥、肢体麻木、乏力或语言交流困难等症状，应及时就医。

4. 教会患者和家属自我护理的方法和康复训练技巧　如向健侧和患侧的翻身训练，桥式运动等肢体功能训练及语言和感觉功能训练的方法；使患者和家属认识到坚持主动或被动康复训练的意义。

（九）预后

脑出血死亡率约为 40%，脑水肿、颅内压增高和脑疝形成是致死的主要原因。预后与出血量、出血部位及有无并发症有关。脑干、丘脑和大量脑室出血预后较差。

七、蛛网膜下腔出血

蛛网膜下腔出血（subarachnoid hemorrhage，SAH）通常为脑底部或脑表面的病变血管破裂，血液直接流入蛛网膜下腔引起的一种临床综合征，约占急性脑卒中的 10%。

（一）病因及发病机制

1. 病因

（1）颅内动脉瘤　是最常见的病因（占 50%～80%）。其中先天性粟粒样动脉瘤约占 75%，还可见高血压、动脉粥样硬化所致梭状动脉瘤及感染所致的真菌性动脉瘤等。

（2）血管畸形　约占 SAH 病因的 10%，其中动静脉畸形（AVM）占血管畸形的 80%。多见于青年人，90% 以上位于幕上，常见于大脑中动脉分布区。

（3）其他　如 Moyamoya 病（占儿童 SAH 的 20%）、颅内肿瘤、垂体卒中、血液系统疾病、颅内静脉系统血栓和抗凝治疗并发症等。此外，约 10% 患者病因不明。

2. 发病机制

（1）动脉瘤　粟粒样动脉瘤可能与遗传和先天性发育缺陷有关，尸检发现约 80% 的患者 Willis 环动脉壁弹力层及中膜发育异常或受损，随年龄增长，由于动脉壁粥样硬化，高血压和血涡流冲击等，动脉壁弹性减弱，管壁薄弱处逐渐向外膨胀突出，形成囊状动脉瘤，大小从 2mm～3cm 不等，平均 7.5mm。炎症动脉瘤是由动脉炎或颅内炎症引起的血管壁病变。

（2）脑动静脉畸形　是发育异常形成的畸形血管团，血管壁薄弱，处于破裂临界状态，激动或不明显诱因可导致破裂。

（3）其他　如肿瘤或转移癌直接侵蚀血管，引起血管壁病变，最终导致破裂出血。

（二）临床表现

1. 一般症状　SAH临床表现差异较大，轻者可没有明显临床症状和体征，重者可突然昏迷甚至死亡。以中青年发病居多，起病突然（数秒或数分钟内发生），多数患者发病前有明显诱因（剧烈运动、过度疲劳、用力排便、情绪激动等）。一般症状主要包括以下几点。

（1）头痛　动脉瘤性SAH的典型表现是突发异常剧烈全头痛，患者常将头痛描述为"一生中经历的最严重的头痛"。多伴发一过性意识障碍和恶心、呕吐。约1/3的动脉瘤性SAH患者发病前数日或数周有轻微头痛的表现，这是小量前驱（信号性）出血或动脉瘤受牵拉所致。动脉瘤性SAH的头痛可持续数日不变，2周后逐渐减轻，如头痛再次加重，常提示动脉瘤再次出血。但动静脉畸形破裂所致SAH头痛常不严重。局部头痛常可提示破裂动脉瘤的部位。

（2）脑膜刺激征　患者出现颈强、Kernig征和Brudzinski征等脑膜刺激征，以颈强最多见，而老年、衰弱患者或小量出血者，可无明显脑膜刺激征。脑膜刺激征常于发病后数小时出现，3～4周后消失。

（3）眼部症状　20%患者眼底可见玻璃体下片状出血，发病1小时内即可出现，是急性颅内压增高和眼静脉回流受阻所致，对诊断具有提示作用。此外，眼球活动障碍也可提示动脉瘤所在的位置。

（4）精神症状　约25%的患者可出现精神症状，如欣快、谵妄和幻觉等，常于起病后2～3周内自行消失。

（5）其他症状　部分患者可以出现脑心综合征、消化道出血、急性肺水肿和局限性神经功能缺损症状等。

2. 动脉瘤的定位症状

（1）颈内动脉海绵窦段动脉瘤　患者有前额和眼部疼痛、血管杂音、突眼及Ⅲ、Ⅳ、Ⅴ和Ⅵ脑神经损害所致的眼动障碍，其破裂可引起颈内动脉海绵窦瘘。

（2）后交通动脉瘤　患者出现动眼神经受压的表现，常提示后交通动脉瘤。

（3）大脑中动脉瘤　患者出现偏瘫、失语和抽搐等症状，多提示动脉瘤位于大脑中动脉的第一分支处。

（4）前交通动脉瘤　患者出现精神症状、单侧或双侧下肢瘫痪和意识障碍等症状，提示动脉瘤位于大脑前动脉或前交通动脉。

（5）大脑后动脉瘤　患者出现同向偏盲、Weber综合征和第Ⅰ脑神经麻痹的表现。

（6）椎基底动脉瘤　患者可出现枕部和面部疼痛、面肌痉挛、面瘫及脑干受压等症状。

3. 血管畸形的定位症状　动静脉畸形患者男性发生率为女性的2倍，多在10～40岁发病，常见的症状包括痫性发作、轻偏瘫、失语或视野缺损等，具有定位意义。

4. 常见并发症

（1）再出血　是SAH主要的急性并发症，指病情稳定后再次发生剧烈头痛、呕吐、痫性发作、昏迷甚至去大脑强直发作，颈强、Kernig征加重，复查脑脊液为鲜红色。20%的动脉瘤患者病后10～14日可发生再出血，使死亡率约增加1倍，动静脉畸形急性期再出血者较少见。

（2）脑血管痉挛（CVS）　发生于蛛网膜下腔中血凝块环绕的血管，痉挛严重程度与出血量相关，可导致约 1/3 以上病例脑实质缺血。临床症状取决于发生痉挛的血管，常表现为波动性的轻偏瘫或失语，有时症状还受侧支循环和脑灌注压的影响，对载瘤动脉无定位价值。是死亡和致残的重要原因。病后 3～5 天开始发生，5～14 天为迟发性血管痉挛高峰期，2～4 周逐渐消失。TCD（血流速度＞175cm/s）或 DSA 可确诊。

（3）急性或亚急性脑积水（hydrocephalus）　起病 1 周内 15%～20% 的患者发生急性脑积水，由于血液进入脑室系统和蛛网膜下腔形成血凝块阻碍脑脊液循环通路所致。轻者出现嗜睡、思维缓慢、短时记忆受损、上视受限、展神经麻痹、下肢腱反射亢进等体征，严重者可造成颅内高压，甚至脑疝。亚急性脑积水发生于起病数周后，表现为隐匿出现的痴呆、步态异常和尿失禁。

（4）其他　5%～10% 的患者发生癫痫，少数患者发生低钠血症。

（三）辅助检查

1. 头颅 CT　临床疑诊 SAH 首选 CT 检查，可早期诊断。出血早期敏感性高，可检出 90% 以上的 SAH，显示大脑外侧裂池、前纵裂池、鞍上池、脑桥小脑脚池、环池和后纵裂池高密度出血征象，并可确定有无脑实质出血或脑室出血以及是否伴脑积水或脑梗死，另外还可对病情进行动态观察。CT 增强可发现大多数动静脉畸形和大的动脉瘤，CT 还可显示约 15% 的患者仅中脑环池少量出血，称中脑周围非动脉瘤性蛛网膜下腔出血。

2. 头颅 MRI　可检出脑干小动静脉畸形，但需注意 SAH 急性期 MRI 检查可能诱发再出血。MRA 对直径 3～15mm 动脉瘤检出率达 84%～100%，由于空间分辨率较差，不能清晰地显示动脉瘤颈和载瘤动脉。主要用于发病 1～2 周后，CT 不能提供 SAH 证据时采用。

3. 腰椎穿刺　若 CT 扫描不能确定 SAH 临床诊断，可行 CSF 检查，最好在发病 12 小时后（CSF 开始黄变）进行，以便与穿刺误伤鉴别。肉眼均匀一致血性脑脊液，压力增高，可提供 SAH 诊断的重要证据。最初 CSF 红细胞与白细胞数比例与外周血相同（700∶1），但几天后血液引起无菌性化学性脑膜炎导致 CSF 淋巴细胞增多，48 小时内白细胞可达数千，出血后 4～8 日 CSF 糖降低。但须注意腰椎穿刺有诱发脑疝形成的风险。

4. DSA　一旦 SAH 诊断明确后需行全脑 DSA 检查，以确定动脉瘤位置、大小、与载瘤动脉的关系、侧支循环情况及有无血管痉挛等，同时利于发现烟雾病、血管畸形等 SAH 病因，为 SAH 病因诊断提供可靠证据，也是制订合理外科治疗方案的先决条件。约 5% 首次 DSA 检查阴性的患者 1～2 周后再次 DSA 检查可检出动脉瘤。一般认为，中脑周围出血若首次 DSA 检查阴性，则可不必再行 DSA 检查，因其多为非动脉瘤性 SAH。造影时机一般选择在 SAH 后 3 天内或 3～4 周后，以避开脑血管痉挛和再出血高峰期。

5. TCD　可作为非侵入性技术监测 SAH 后脑血管痉挛情况。

6. 其他　血常规、凝血功能和肝功能等检查有助于寻找其他出血原因；心电图可显示 T 波高尖或明显倒置、PR 间期缩短和出现高 U 波等异常。

（四）诊断要点

诊断突发剧烈头痛、呕吐、脑膜刺激征阳性，伴或不伴意识障碍，检查无局灶性神经系统体征，应高度怀疑蛛网膜下腔出血。同时 CT 证实脑池和蛛网膜下腔高密度出血征象或腰穿检查示压力增高和血性脑脊液等可临床确诊。

(五)治疗要点

急性期治疗目的是防止再出血，降低颅内压，预防治疗继发性脑血管痉挛，减少并发症，寻找出血原因、治疗原发病和预防复发。

1. 内科治疗

（1）一般处理　SAH患者应急诊住院监护治疗，绝对卧床休息4～6周，避免搬动和过早离床，床头抬高15°～20°，病房保持安静、舒适和暗光。避免引起血压及颅压增高的诱因，如用力排便、咳嗽、喷嚏、情绪激动、疼痛及恐惧等，出现上述情况可针对性应用通便、镇咳、镇静、止痛药等，以免诱发动脉瘤再破裂。慎用阿司匹林等可能影响凝血功能的非甾体药物或吗啡、哌替啶等可能影响呼吸功能的药物。祛除头痛病因后，对平均动脉压＞120mmHg或收缩压＞180mmHg的患者，可在密切监测血压条件下使用短效降压药维持血压稳定在正常或发病前水平。伴有抽搐的患者予以抗痫治疗。适量给予生理盐水保证正常血容量和足够脑灌注。低钠血症常见，可口服或静脉滴注生理盐水，不应限制液体。心电监护防止心律失常，注意营养支持，防止并发症等。

（2）SAH引起颅内压升高　适当限制液体入量、防止低钠血症、过度换气等有助于降低颅内压。临床上常用20%甘露醇、呋塞米和白蛋白等脱水降颅压治疗，颅内高压征象明显并有脑疝形成趋势者，可行脑室引流，挽救患者生命。

（3）预防再出血　抗纤溶药可抑制纤溶酶形成，推迟血块溶解和防止再出血。①6-氨基己酸（EACA）4～6g加于生理盐水100mL静脉滴注，15～30分钟内滴完，再以1g/h剂量静脉滴注12～24小时；之后24g/d，持续3～7日，逐渐减量至8g/d，维持2～3周。肾功能障碍者慎用，注意深静脉血栓形成、脑缺血等不良反应，需同时联合应用钙拮抗剂。②氨甲苯酸（PAMBA）0.1～0.2g溶于5%葡萄糖溶液或生理盐水中缓慢静脉滴注，2～3次/日。③注射用血凝酶，2000U/次，5～10分钟生效，作用持续24小时。但止血剂应用仍有争论，应用过程中有引起脑缺血性病变可能，一般要与尼莫地平联合应用。动脉瘤性SAH还可早期手术夹闭动脉瘤或介入栓塞治疗。

（4）预防血管痉挛　SAH并发动脉痉挛和脑梗死，是病情加重导致死亡的另一主要原因，一旦发生了痉挛，特别是后期的脑血管痉挛，很难逆转，因此重在预防。目前临床上用钙通道拮抗剂，如尼莫地平40～60mg/次，4～6次/天，连用21天，可以降低动脉瘤性SAH后不良转归和缺血性神经功能缺损者的比例，其他口服或静脉使用的钙拮抗剂疗效不确定。3H疗法，即扩血容量、血液稀释和升高血压疗法预防血管痉挛，应在排除了脑梗死和颅内高压，并已夹闭动脉瘤之后进行。

（5）放脑脊液疗法　用于SAH后脑室积血扩张或形成铸型出现急性脑积水，经内科保守治疗症状加剧、伴有意识障碍，或老年患者伴有严重心、肺、肾等器官功能障碍而不能耐受开颅手术者。每次释放CSF10～20mL，每周2次，可以促进血液吸收，缓解头痛，减少脑血管痉挛。但应警惕脑疝、颅内感染和再出血的危险，应严格掌握适应证。目前缺乏大规模、多中心、随机、对照研究资料支持。

2. 手术治疗目的　根除病因、防止复发。

（1）动脉瘤 动脉瘤的消除是防止动脉瘤 SAH 再出血的最佳办法。手术治疗常用动脉瘤颈夹闭术、动脉瘤切除术和动脉瘤栓塞术等。临床采用 Hunt 和 Hess 分级法，对确定手术时机和判定预后有益，Hunt 分级Ⅰ、Ⅲ级或轻度Ⅲ级患者手术能改善临床转归，Ⅳ级或Ⅴ级患者不推荐手术。手术最适时机选择仍有争议，目前证据支持早期（出血后 96 小时内）手术，可缩短再出血风险期，并允许用扩容及升压药治疗血管痉挛。对无症状、未破裂动脉瘤的处理有争议，动脉瘤＞5cm，手术的益处（降低出血的发生率）大于风险，无症状性小动脉瘤适合保守治疗。血管内弹簧圈栓塞治疗破裂囊状动脉瘤近年来在世界范围得以推广，目前研究发现介入治疗比手术治疗的相对危险度和绝对危险度有显著降低。

（2）动静脉畸形 可采用 AVM 整块切除术、供血动脉结扎术、血管内介入栓塞或 γ 刀治疗等。由于 AVM 早期再出血风险远低于动脉瘤，手术可择期进行。

（六）护理诊断

1. 头痛 与脑水肿，颅内高压，血液刺激脑膜或继发性脑血管痉挛有关。
2. 潜在并发症 再出血。
3. 自理缺陷 与长期卧床（医源性限制）有关。
4. 恐惧 与剧烈疼痛，担心再出血和疾病预后有关。

（七）护理措施

1. 缓解疼痛 如缓慢深呼吸、听音乐、转移注意力等，必要时遵医嘱应用镇痛镇静剂。
2. 用药护理 甘露醇应快速静脉滴注，注意观察尿量，记录 24 小时液体出入量，定期复查电解质；尼莫地平可致皮肤发红、多汗、心动过缓或过速、胃肠不适、血压下降等，应适当控制输液速度，密切观察有无不良反应发生。
3. 心理护理 ①告诉患者疾病的过程、预后以及保持平和心态的重要性；②解释头痛发生的原因及可能持续的时间，使患者了解随着出血停止和血肿吸收，头痛会逐渐缓解；③告知患者 DSA 可明确病因，解除再出血的潜在隐患，也是一项相对安全的检查方法，使患者消除紧张、恐惧和焦虑心理，主动配合，集中进行。经治疗护理 1 个月左右，患者症状好转、头部 CT 检查证实血液基本吸收或 DSA 检查没有发现颅内血管病变者，可遵医嘱适当活动。
4. 避免诱因 告知患者和家属应避免导致血压和颅内压升高，进而诱发再出血的各种危险因素，如精神紧张、情绪激动、剧烈咳嗽、用力排便、屏气等，必要时遵医嘱应用镇静剂、缓泻剂等药物。
5. 病情监测 颅内动脉瘤发病后 24 小时内再出血的风险最大，病后 2 周内累积再出血的发生率为 20%～25%，4 周时为 30%；女性、高龄、入院时已出现昏迷或收缩压超过 170mmHg 的患者发生再出血的风险较大，应密切观察病情变化。若在症状好转、病情稳定的情况下，患者再次出现剧烈头痛、恶心呕吐、意识障碍加重，或原有症状与体征重新出现等，提示有再出血的可能，应及时报告医师处理。

（八）健康指导

1. 预防再出血 告知患者情绪稳定对疾病恢复和减少复发的意义，使患者了解遵医嘱，绝对卧床并积极配合治疗和护理。指导家属关心、体贴患者，在精神和物质上对患者给予支持，减轻患者的焦虑、恐惧等不良心理反应。告知患者和家属再出血的表现，发现异常应及时就诊。

2. 疾病知识指导 向患者和家属介绍疾病的病因、诱因、临床表现、病程、预后、应进行的检查以及绝对卧床的重要性与要求。SAH患者一般在首次出血后6周内复发的概率较高，尤其是2周内复发风险极高，应告知患者和家属绝对卧床4～6周，防止再出血。SAH的常见原因为颅内血管的先天性病变，为了避开脑血管痉挛和再出血的高峰期，一般在首次出血后3天内或3～4周后进行DSA检查以明确病因，应告知DSA的相关知识，使患者和家属了解复查的重要性，积极配合。需要行腰椎穿刺脑脊液置换或检查的患者，需告知其目的、方法、需配合事项等。

（九）预后

SAH预后与病因、出血部位、出血量、有无并发症及是否得到适当治疗有关。动脉瘤性SAH死亡率高，约12%的患者到达医院前死亡，20%死于入院后，2/3的患者可存活，但其中有一半患者会遗留永久性残疾，主要是认知功能障碍。未经外科治疗者约20%死于再出血，死亡多在出血后最初数日。90%的颅内AVM破裂患者可以恢复，再出血风险较小。

阅读专栏

远在广东的田先生通过监控发现江苏老家的父亲可能脑梗死复发，立即隔空求助120。急救人员在田先生的指引下赶到后，立即对老人采取了急救措施，并迅速将老人送医治疗。老人状况好转。事后，田先生特意为救护中心送上锦旗表达谢意。脑梗死的识别至关重要，可根据"FAST"进行快速识别，"F"代表口角歪斜，"A"代表肢体无力，"S"代表言语不清，"T"代表及时拨打急救电话，及时挽救患者生命。

案例讨论

严爷爷，70岁，6小时前在做体力活动时突感左侧头痛，随即出现右侧肢体无力、麻木、站立不能，伴言语不清、口角流涎，无恶心、呕吐、抽搐和意识障碍。随即送入医院，测血压为190/95mmHg，急诊颅脑CT检查提示"左侧基底核区出血"。专科体格检查：运动性失语，眼底未见视乳头水肿，右侧肢体肌力0～1级，肌张力减低，腱反射消失，痛、温觉较左侧减退，深感觉正常；克氏征、布氏征阴性。起病以来患者精神差，未进食，无大小便失禁。既往无类似病史，否认高血压、糖尿病、高脂血症和心脏病史，有长期吸烟饮酒史。患者母亲有高血压，20年前死于脑出血。

【思考】

1. 根据患者病情，提出护理问题。

2. 结合严爷爷病情，拟定其护理计划。

第六节 老年认知障碍的护理

情景导入

王奶奶，69 岁，是一位退休教师，老伴儿早年去世，独居。刚退休时，身体健康，经常参加社区活动，家里总是收拾得一尘不染。2 年前，女儿发现老人性格和行为有些异样，经常会手里拿着钥匙却到处找钥匙，东西也经常随处乱放，常常记不起自己东西放哪儿了，还总是自言自语，有时会乱翻东西，整得家里乱七八糟的。1 年前，女儿将她接到自己身边来照顾，却发现老人性格有很大的变化，不爱说话、不爱出门，有时还半夜起床看电视。女儿不放心，带老人去医院就诊，MRI 检查显示内侧颞叶和海马萎缩。

思考

1. 王奶奶最可能的诊断是什么？
2. 照护该老年人需要关注哪些问题？

知识学习

认知（cognition）是大脑接收处理外界信息，从而能动地认识世界的过程。认知功能包括一个人的记忆力、注意力、语言能力、推理能力以及执行和判断能力。老年人的认知障碍（cognitive disorder，CD）泛指各种原因引起的各种程度的认知功能衰退，它可以不同程度地影响老年人的社会功能和生活质量，严重时甚至可导致死亡。认知障碍按严重程度分为轻度认知障碍和痴呆两类。有研究发现，中国 60 岁及以上成年人痴呆患病率为 6.0%。其中，阿尔茨海默病为 3.9%，血管性痴呆为 1.6%，其他痴呆为 0.5%。轻度认知障碍患病率为 15.5%。

一、相关概念阐述

轻度认知功能障碍（mild cognitive impairment，MCI）是指记忆力或其他认知功能进行性减退，但不影响日常生活，且未达到痴呆的诊断标准。老年人的认知功能下降往往是呈渐进性的。有人认为在形成 MCI 之前还有主观认知减退（subjective cognitive decline，SCD）阶段，称为轻度认知障碍前期（Pre-MCI），即个体在主观上感觉记忆或认知功能下降或减退，而客观检查并没有明显的认知功能障碍的状态。而 MCI 可无主观认知功能减退的主诉，但客观检查伴有认知功能下降或减退。SCD 是诊断 MCI 的主要依据之一，而患有 MCI 的老年人有更大的可能性发展成为痴呆。

痴呆（dementia）是一种以获得性认知功能损害为核心，并导致患者日常生活能力、学习能力、工作能力和社会交往能力等明显减退的综合征。患者的认知功能损害可涉及记忆、理解、语言、定向、判断、计算、视空间功能、分析及解决问题等能力，在病程达到某一程度后常伴有精神、行为和人格的异常。临床上引起痴呆的疾病种类繁多，其分类方法也有多种，其中最常见的痴呆类型是阿尔茨海默病（Alzheimer's disease，AD）和血管性痴呆（vascular dementia，VaD）。诊断标准见表 3-6-1。

表 3-6-1 痴呆、阿尔茨海默病与血管性痴呆的诊断标准

痴呆 （至少具备以下 5 项中的 2 项）	阿尔茨海默病	血管性痴呆
①记忆及学习能力受损 ②推理、判断及处理复杂任务等执行功能受损 ③视空间能力受损 ④语言功能受损（听、说、读、写） ⑤人格、行为或举止改变	①首先符合痴呆的标准 ②痴呆的发生和发展符合 AD 的特征，即隐匿起病、缓慢进行性恶化 ③需排除其他原因导致的痴呆	①首先符合痴呆的标准 ②有脑血管病变的证据 ③痴呆和脑血管病之间有因果关系

痴呆的严重程度可根据以下标准判断。①轻度：主要影响近期记忆力，但患者仍能独立生活。②中度：较严重的记忆障碍影响到患者的独立生活能力，可伴有括约肌障碍。③重度：严重的智力损害，不能自理，完全依赖他人照顾，有明显的括约肌障碍。

二、认知障碍老年人的护理

（一）护理评估

1. 健康史

（1）现病史 ①认知障碍的起病时间、形式、具体表现、进展方式、诊治经过及转归；②认知障碍对日常生活能力和社会功能产生的影响；③是否伴有精神或行为异常如抑郁、焦虑、行为及人格改变等，以及认知障碍发生的先后顺序；④认知障碍可能的诱发因素；⑤伴随其他系统疾病的症状、体征等。

（2）既往史 询问是否有导致认知障碍的疾病或诱发因素，如脑血管病、帕金森病、脑外伤、脑炎、癫痫、长期腹泻或营养不良、甲状腺功能障碍、肝肾功能不全、酗酒、药物滥

用、血管风险、抑郁、睡眠呼吸障碍等。

（3）危险因素。

不可干预因素：①年龄，是阿尔茨海默病最大的危险因素；②性别，有研究显示男性比女性痴呆患病率低；③遗传因素，目前已知的阿尔茨海默病致病基因分别是位于 21 号染色体的淀粉样蛋白前体基因，位于 14 号染色体的早老素-1 基因和位于 1 号染色体的早老素-2 基因；④家族史，有一级亲属罹患阿尔茨海默病的个体，其最终发展为阿尔茨海默病的风险会增加 10%～30%，但这种家族聚集性可能是遗传因素与环境因素共同作用的结果。

可干预因素：①心脑血管疾病，各种不同类型的脑血管疾病，包括脑出血、脑梗死、脑小血管病等，都会增加患病风险；②文化程度，高教育水平对阿尔茨海默病和痴呆具有保护作用，其作用的机制可能归因于认知储备的增高；③吸烟与饮酒，大量饮酒及吸烟均会增加痴呆的患病风险，但有研究显示小到中等量的饮酒对阿尔茨海默病的发病有保护作用；④饮食，高饱和脂肪酸和偏咸的饮食为老年人认知障碍的危险因素；⑤活动，规律且具有一定强度的体力活动和脑力活动能够在一定程度上降低认知功能减退的风险；⑥其他，包括情绪、睡眠、婚姻状态及社会经济地位等。

（4）临床表现　阿尔茨海默病往往起病隐匿，早期不易被发现，常无确切起病时间，一旦发生，即呈不可逆性缓慢进展。

① 主要临床症状。

老年痴呆的临床表现

A. 记忆障碍：为阿尔茨海默病早期最突出的症状。起初出现近期记忆力下降，不能学习和记住新知识、新事物。随着病情的发展，远期记忆力受损越来越明显，严重时可出现忘记回家的路、家人的名字及不认识家人等情况，逐渐发展为完全性遗忘。

B. 行为与人格障碍：表现为情绪及人格变化，变得性情固执，易于紧张、焦虑，情绪激动或忧郁也较为常见。可出现对生活缺乏热情，对爱好丧失兴趣；也可出现类似躁狂发作，情绪易激惹或欣快感，甚至出现主动性攻击行为。随着病情的发展，日常生活能力越来越困难，大小便失去控制，直至生活能力完全丧失。

C. 语言障碍：语言改变是皮质功能障碍的敏感指标。失语是阿尔茨海默病常见的特征性症状，在其他原因的痴呆中不常见。表现为找词困难，可以理解他人的语言却不知如何回应或用词不当。到晚期可出现构音障碍，甚至缄默不语。

D. 认知障碍：指掌握和运用知识的能力障碍，包括语言和非语言技能。记住新知识的能力和从丰富的知识库中追忆知识的能力。在阿尔茨海默病的早期就可出现失算、判断力差、概括能力丧失、注意力分散，甚至丧失生活能力。

E. 定向力障碍：对时间、地点、人物的定位能力发生障碍。最常见的是地点定向障碍，如不认识自己熟悉的环境，表现为迷路、走失。随着病情进展，人物定向也出现问题，以致不认识亲朋好友，不认识自己的子女。病情严重时，甚至会分不清白天与黑夜。定向力障碍在傍晚及夜间更明显，尤其在陌生的环境会使这些症状更为恶化。

F. 精神症状：表现为情感障碍，情感淡漠或抑郁、兴奋或欣快、妄想（被害、被窃、嫉妒妄想等）、幻觉（幻听、幻视等）、失眠、徘徊、自言自语或大声说话、焦躁不安、有攻击倾向等。

阿尔茨海默病和血管性痴呆的临床表现比较，见表 3-6-2。

表 3-6-2 阿尔茨海默病和血管性痴呆的临床表现

项目	阿尔茨海默病	血管性痴呆
起病	隐匿	较急
病程	呈渐进性缓慢发展	呈波动或阶梯式进展
早期症状	近期记忆障碍	脑衰弱综合征
认知功能	可出现全面障碍	有一定的自知力
影像学检查	弥漫性脑皮质萎缩	特征性脑血管病变

② 病程分期。主要分为三期。

A. 第一期：遗忘期，轻度。首发症状为近期记忆减退。渐渐出现语言能力下降，找不出合适的词汇表达。情绪容易不稳定，表现出易激惹、抑郁、偏执、急躁、缺乏耐心等。人格改变，如主动性减少、活动减少、孤僻、自私、对周围环境兴趣减少、对人缺乏热情、敏感多疑。定向力障碍，容易出现迷路的现象。活动范围减少，生活尚能自理。此期可持续1～3年。

B. 第二期：混乱期，中度。表现为近期、远期记忆均受损，注意力不集中。定向力丧失进一步发展，并伴有失认、失语、失用及思维情感障碍和个性明显改变。人格进一步改变，可表现为对人冷漠，言语粗俗，缺乏羞耻感和伦理感，行为不顾社会规范，不修边幅，将他人之物据为己有，随地大小便，甚至发生违法行为。出现行为紊乱，如精神恍惚、无目的性翻箱倒柜、无目的性徘徊、出现攻击行为等，也可动作日渐减少、端坐一隅、呆若木鸡等。日常生活能力下降，部分日常生活需他人照护。此期多在起病后2～10年。

C. 第三期：重度痴呆期，重度。表现为完全缄默，运动障碍明显，卧床或坐轮椅，生活完全不能自理，常伴有恶病质、肌强直和大小便失禁。常因吸入性肺炎、压疮、泌尿系感染等并发症而死亡。该期多在发病后的8～12年。

③ 认知障碍合并糖尿病。近年来，越来越多的研究指出认知功能障碍是糖尿病的重要合并症。糖尿病患者更容易出现大脑结构异常和功能改变，加重记忆障碍。糖尿病会引起神经系统的并发症，患者更容易出现神经衰弱综合征、焦虑抑郁、幻觉和妄想等精神症状。

2. 体格检查 包括一般体格检查和神经系统检查，协助诊断及明确病因。

（1）一般体格检查 包括基础生命体征监测以及从头到脚的系统体格检查。其中，步态、嗅觉、听力检查等可协助早期识别 MCI 及认知障碍的进展。

（2）神经系统检查 包括意识、高级皮质功能检查（如理解力、定向力、远近期记忆力、计算力、判断力等）、脑神经、运动系统（肌张力、肌力、不自主运动、共济等）、感觉系统（浅感觉、深感觉、复合感觉）、反射（浅反射、深反射、病理反射）和脑膜刺激征等。

3. 精神心理评估 神经心理评估是诊断和研究认知障碍的重要手段。神经心理检查可以实现对患者认知功能的评价，有助于诊断的确立，并可明确认知障碍的特征，监测认知功能的变化。神经心理评估包括以下 3 部分内容：认知功能、日常和社会能力、精神行为症状。

（1）认知功能评估 认知功能评估包括总体认知功能筛查、记忆力评估、执行功能评估、语言能力评估、视空间结构能力评估、计算机认知功能评估等。简易精神状态检查表（mini-mental state examination，MMSE）是最常用的痴呆筛查量表，但在鉴别 MCI 与 AD 或正常人时并不敏感。蒙特利尔认知评估（montreal cognitive assessment，MoCA）涵盖的认知领域较 MMSE 更广，包括注意与集中、执行功能、记忆、语言、视空间结构技能、抽象思维、计算和定向力，可用于筛查 MCI（见表 3-6-3）。研究发现，MoCA 在区别正常老年人与 MCI 时较 MMSE 更具准确性，对识别早期血管因素导致的认知障碍和帕金森病患者的认知损害也优于 MMSE。

表 3-6-3　蒙特利尔认知评估量表

Montreal Cognitive Assessment（MoCA）Beijing Version

蒙特利尔认知评估北京版

出生日期：

教育水平：　　　　　姓名：

性　别：　　检查日期：

©Z.Nasreddine MD Version November 7,2004
Beijing version 26 August, 2006 translated by Wei Wang & Hengge Xie
www.mocatest.org

总分_____/30

（2）日常和社会能力的评估　日常能力包括基本日常能力（basic activities of daily living，BADL）和工具性日常能力（instrumental activities of daily living，IADL），前者指独立生活所需的最基本的能力，如穿衣、吃饭、洗澡等，后者指复杂的日常或社会活动能力，如理财、购物、出访等。

（3）精神行为症状的评估　认知障碍最常见的精神行为症状为淡漠、抑郁、焦虑和夜间行为紊乱。随访研究发现，精神行为症状是 MCI 向痴呆转化的危险因素，而且，即使是轻度的精神行为症状也会增加 MCI 向痴呆或 AD 转化的风险。

4. 实验室检查　实验室体液检查对认知障碍的病因诊断和鉴别诊断具有重要作用。

（1）血液检查　认知障碍可由代谢、感染、中毒等因素所导致，相关检查可帮助诊断。

（2）脑脊液检查　脑脊液中 Tau 蛋白能够反映脑内神经元和轴索变性，Aβ42 降低则反映了类淀粉蛋白的沉积，两者都与 AD 的特征性病理变化有关。

5. 影像学检查

（1）头颅 CT　由于头颅 CT 对脑部细微结构难以准确显示，故诊断和鉴别诊断作用有限。但由于其快速、方便、经济，CT 仍是最常用的神经影像诊断方法。

（2）头颅 MRI　MRI 结构影像可以显示大脑的不同病变，如梗死、白质病变、脑肿瘤、脑积水、脑萎缩等，有助于病因诊断和监测病情的进展。

（二）常见的护理诊断

1. 记忆功能障碍　与记忆细胞丧失和变性有关。
2. 自理缺陷　与认知行为障碍有关。
3. 语言沟通障碍　与思维能力下降有关。
4. 思维过程紊乱　与认知障碍或丧失有关。
5. 睡眠形态紊乱　与白天活动减少有关。
6. 社交障碍　与沟通障碍、肢体活动限制有关。
7. 照顾者角色紧张　与老年人病情严重和病程的不可预测及照顾者照料知识欠缺、身心疲惫有关。

（三）护理计划与实施

轻度认知障碍和痴呆都可通过早期发现，早期诊断，早期治疗来延缓病情发展，改善认知功能。认知障碍老年人的护理总体目标包括：①老年人能最大限度地保持记忆力、语言沟通能力和社交能力；②老年人能较好地发挥残存功能，日常生活能够部分或全部自理，生活质量提高；③家庭能够正确应对认知障碍的老年人。

1. 日常生活护理

（1）日常生活指导　①穿衣：衣服尽量以拉链取代纽扣，选择腰部是弹力松紧的裤子，鞋子选择不需系带的，所有衣物按穿着的先后顺序叠放，鼓励并督促老人尽可能穿衣自理。②进食：最好安排与其他人一起规律进食，要选择简单、软嫩易咀嚼的食物，将固态和液态食物分开进食，保证每日摄入的营养及水分，合理均衡饮食，适量补充维生素和矿物质。③活动：鼓励老人参与力所能及的日常清洁工作，并根据老人的兴趣爱好进行适度的体力及脑力活动。④睡眠：白天尽量鼓励老人多进行社交活动，不可睡眠过久；培养老人睡前如厕的习惯，以减少起夜；陪伴及轻声安抚，有助于入睡。

（2）自我照顾能力的训练　对于轻、中度痴呆的老年人，应尽量鼓励其进行自我照顾，如洗漱、穿脱衣服、用餐、如厕等，在提高老人自尊的同时，提升其自我效能感。应理解老人的动手困难，鼓励并赞扬其努力自理的行为。

当老人完全不能自理时，应专人专护，定时翻身、清洁和补充营养，防止跌倒、压疮、感染等并发症的发生。

2. 用药护理　目前为止，改善认知障碍的药物包括促智药、麦角生物碱类制剂、钙拮抗剂、银杏叶提取物、胆碱酯酶抑制剂、离子型谷氨酸受体拮抗剂等。由于认知障碍，老年人的认知功能衰退，不能保证其正确安全用药，故照顾认知障碍的老年人用药应注意以下几点。

（1）自我管理　对于轻症的老年人，鼓励其自己进行安全用药管理，根据日常生活习惯将药物放在显眼的地方，并可借助辅助工具如药盒、笔记本等，加以提醒和确认用药正确。

（2）全程陪伴　痴呆的老年人常易漏服药物、错服药物或重复用药，所以老人在服药时需要有人在旁帮助并确认其将药全部服下。对拒绝服药的老人，需耐心劝说，并监督其把药服下，要让其张嘴检查以防止在无人看管时将药吐掉，必要时可以将药研碎拌在饭中服下。

（3）重症老人服药　吞咽功能障碍的老年人不宜直接吞服药片，有误吸窒息的风险，可将药物研碎后溶于水中服用。神志不清的老年人可由胃管或鼻肠管注入药物。

（4）观察不良反应　痴呆的老年人服药后常不能明确表达不适，要细心观察其有何不良反应，报告医师，及时调整给药方案。

（5）药物管理　对于可进行药物自我管理的老年人，家属可定期协助其整理药物，并核对其近期用药情况。对伴有抑郁症、幻觉和自杀倾向的失智老年人，一定要把药品管理好，放到其拿不到或找不到的地方。

3. 皮肤护理　由于认知障碍老年人往往感觉比较迟缓，无法对自身皮肤受压及破损导致的不适进行正确表达，极易出现擦伤或压力性损伤等，因而皮肤护理是日常照护中极为重要的一环。

（1）保持皮肤清洁与干燥　协助老人完成日常卫生护理，如洗漱、擦身等，保持皮肤清洁。注意使用温水和温和的清洁用品，避免刺激皮肤。及时更换潮湿的衣物和床单，保持皮肤干燥。对于易出汗的部位，如腋下、腹股沟等，应特别注意清洁和干燥。

（2）营养支持　均衡饮食，为老人提供营养丰富、易于消化的食物，确保摄入足够的蛋白质、维生素和矿物质，以增强机体抵抗力，促进皮肤健康。注意补充水分，关注老人的饮水量，保持身体水分平衡，避免皮肤干燥。

（3）长期卧床的老人应定时翻身拍背，避免局部长时间受压　翻身过程中要注意动作轻柔，避免硬拉、硬推、硬扯，以防擦伤皮肤。也可以使用气垫床、软垫等辅助工具，以减轻身体对床面的压力，降低压力性损伤发生的风险。

4. 康复护理　需根据老年人的认知障碍特点，实施个体化训练，训练由易到难呈渐进性，并且最好邀请家属共同参与。

（1）记忆训练 可通过反复阅读、理解、提问来促进老年人的记忆。鼓励老年人回忆过去的生活经历，帮助其强化目前生活中的人和事。鼓励老年人参加一些社交活动，通过动作、语言、图像等信息刺激，提高记忆力。亦可借助外部工具如日记本、闹钟、标签等辅助记忆。生活环境应尽量简化，以减轻记忆的负荷。用醒目的标志提醒患者要注意的事项。

（2）智力训练 可设计一些游戏来提高老年人的观察能力（大家来找茬儿、寻找隐藏的图文等）、分类能力（水果分类、蔬菜分类等）、计算能力（数学计算、数西瓜等）、视觉空间辨识能力（四块拼图、倒影训练等）及想象力（猜字、拼图等），由易到难地进行训练。

（3）理解和表达能力训练 可经常给老人讲述一些简单有趣的小故事，讲完后让其复述一遍或提问让其回答，在练习理解和表达能力的同时可强化其回忆和记忆能力。

（4）社会适应能力训练 鼓励老人适当参与社交活动，与他人接触交流，多了解外部的信息。对于家庭日常生活中的事情应当有目的地让患者参与，并给予指导和帮助，训练老年人自行解决日常生活问题的能力。

5. 安全护理

（1）环境 注意保持地面整洁、防滑，必要时可铺设地毯并保持平整。卫生间选用坐式马桶，墙壁设置扶手，帮助老人保持身体平衡。床铺不宜过高，最好设有扶手架，便于老人上下床且防坠床。家具高度适宜，靠墙放置，且固定位置，房间内的布置和物品摆设也尽量不移动。尽可能避免搬家，当老人要到一个新地方时，最好能有家属陪同，直至老人熟悉了新的环境和路途。

烫伤预防及护理

（2）物品 常用物品统一放在储物柜，可以用明显的标志标明，便于老人识别和记忆。注意危险物品的管理，尽量减少镜子、玻璃、锐器等危险品的使用。尽可能不让痴呆老人直接接触电线、电器开关、热水瓶、煤气等日常物品，注意熄灭火种、关闭煤气开关，并妥善保管药品。防止烫伤、烧伤、误服、自伤或伤人等意外的发生。

（3）外出 老人外出时最好有人陪同或佩戴写有联系人姓名、家庭住址、电话号码的卡片或手环，有助于迷路时被人送回，以防止走失。

（4）行为 认知障碍的老年人可出现攻击性行为，陪护人员要保持镇定，尝试引开患者注意，并找出致暴原因，采取针对性措施，防止伤人伤己，必要时在医师的指导下予以药物控制。

6. 心理护理

（1）陪伴关心老人 鼓励家属多陪伴老人，给予老人必要的帮助和支持，多陪老人外出活动，参加一些力所能及的社会、家庭活动，减少其孤独感。

（2）理解鼓励老人 对待老人要真诚、耐心，注意其情绪变化，多给予安慰、鼓励。沟通时要语调温和，语速慢且吐字清晰，必要时联合使用肢体语言与非肢体语言。

（3）维护老人的自尊 尊重老人的人格，交流时要保持和颜悦色，专心倾听，并赞赏和肯定老人在自理和适应方面做出的任何努力。切忌使用刺激性语言，避免使用呆傻、愚笨等词语。

（4）不嫌弃老人　对老人要态度温和，体贴周到，不厌其烦，积极主动地去关心照顾老人，以实际行动去关爱老人，让老人感受到被爱和温暖。

7. 照顾者支持

（1）指导家属及照顾者合理应对　为缓解长期照顾认知障碍的老人所带来的紧张情绪和压力。要教会家属及照顾者学会自我放松方法，合理休息，以保持良好的身心健康。根据老人的病情严重程度对老人进行合理安排，适当利用家庭照顾机构、社区卫生服务机构、医院和专门机构的资源，寻求社会支持及专业人员照顾。

（2）帮助家属及照顾者寻找社会支持　可帮助家属及照顾者寻找社会支持、志愿者服务及同伴支持等，也可组织有痴呆老人的家庭进行相互交流与经验分享。加强照顾者对现有社会资源的利用。

8. 健康指导

（1）早期发现　通过报刊、电视台、互联网等媒体以及微信、微博等平台加强对社会的健康指导，普及有关老年人认知障碍的表现和预防、照护等方面的知识。积极鼓动全社会参与痴呆防治，掌握痴呆早期症状的识别，重视对轻度认知障碍老年人的及时发现，鼓励有记忆减退主诉的老年人尽早就医。基层医疗卫生机构定期对区域内的老年人进行认知功能筛查，做到早期发现，早期诊断，早期干预。

（2）早期预防　①规律适量运动，规律且适量的运动和锻炼有助于提升自身抵抗力，经常活动手腕、手指，可以延缓脑功能退化；②积极合理用脑，尝试学习和接受身边的新鲜事物，多参与社交活动，思考和交流有助于刺激脑细胞；③保证充足睡眠，充足的睡眠能够让大脑充分休息，劳逸结合；④健康全面饮食，限制高脂、高盐的饮食，培养良好的饮食习惯，多吃富含维生素、矿物质及优质蛋白的食物，戒烟限酒；⑤积极防治慢性病，积极控制血压、血糖，防治高血压、脑血管病、糖尿病等慢性疾病；⑥辅助中医疗法，研究表明针灸可明显改善认知功能，延缓病情进展，针灸以取百会、四神聪、神庭、风池及肾经督脉腧穴居多，亦可再配合补肾、通络、益智的中药汤饮。

（四）护理评价

通过及时评估、预防、治疗和护理干预，老年人的认知能力有所提升或功能衰退有所减慢，并能最大限度地保持日常生活自理能力和社交能力，生活质量较以前有所提高。

案例讨论

陈奶奶，72 岁，近来总感到心烦意乱，焦躁不安，还总与老伴儿吵嘴，之后又偷偷抹眼泪，睡眠质量也没以前好了。

【思考】

1. 如何帮助老人缓解此类情况？

2. 如何指导家属对老人进行照护？

阅读专栏

爱的守护：小丽与陈奶奶的温馨篇章

在繁忙的医院一隅，那间为陈奶奶精心布置的病房里，小丽成为了陈奶奶生活中不可或缺的一抹亮色。小丽是一位细心、温柔且充满爱心的护士，用她的专业与热情，为陈奶奶带来了无微不至的关怀与照护。

一、悉心关怀和问候

每天清晨，小丽早早地来到了陈奶奶的床边。她先是轻声细语地与陈奶奶打招呼，询问她昨晚的睡眠情况，然后用温暖的手轻轻为她整理床铺。小丽知道，对于陈奶奶这样的老年患者，每一个细微的关怀都能让她感受到家的温暖。

二、耐心沟通和鼓励

小丽根据陈奶奶的健康状况和口味偏好制订了个性化的饮食计划。每当陈奶奶看到桌上色香味俱全的饭菜时，脸上总会露出满意的笑容。小丽还会耐心地鼓励陈奶奶尝试新的食物，用各种方法引导她保持均衡的饮食。

三、情感沟通和陪伴

小丽深知认知障碍给老人带来的不仅仅是身体上的痛苦，更多的是心理上的折磨。因此，小丽经常抽出时间陪陈奶奶聊天，倾听她的心声，分享她的喜怒哀乐。她还会为陈奶奶准备一些简单的益智游戏和手工活动，帮助她锻炼大脑功能，延缓病情的发展。

在小丽的精心照护下，陈奶奶的状态逐渐好转。她变得更加开朗和乐观，不再像以前那样频繁地感到烦躁和不安。她开始主动参与到病房的活动中来，与其他患者和医护人员建立了深厚的友谊。

？ 课后练习题

1. 以下属于记忆障碍的是（　　　）。

A. 忘记了刚吃过饭，又要求吃饭　　　　B. 忘记刚吃了什么

C. 车钥匙忘在家里　　　　　　　　　　D. 经常迷路

E. 以上都是

2. 评估老年人认知功能的量表是（　　　）。

A. 焦虑量表　　　　B. 抑郁量表　　　　C. MMSE/MoCA

D. 生活自理能力量表　　E. 以上都是

3. 阿尔茨海默病不可干预的危险因素不包括（　　　）。

A. 年龄　　　　　　B. 性别　　　　　　C. 遗传因素

D. 心脑血管疾病　　　　E. 家族史

4. 认知障碍老年人的日常生活照护不正确的是（　　　　）。

A. 衣服尽量选择纽扣的款式

B. 选择简单、软嫩易咀嚼的食物

C. 鼓励老人进行适度的体力及脑力活动

D. 指导老人白天尽量多进行社交活动

E. 帮助老人养成睡前如厕的习惯

5. 如何保障认知障碍老年人的安全？（　　　）

A. 卫生间选用蹲式马桶，墙壁设置扶手

B. 经常变换房间内物品摆设的位置

C. 把药品都摆在餐桌上方便拿取

D. 老人外出时佩戴亲属联系卡片

E. 留老人独自待在家中

第七节　老年人用药安全护理

老年人用药安全

学习目标

知识目标
- 能讲述老年人的用药原则和常见的药物不良反应。
- 掌握老年人安全用药护理要点。
- 了解老年人药物代谢动力学及药物效应动力学特点。

技能目标
- 具备老年人用药的相关知识储备和技巧，能够提供个性化安全用药指导。

素质目标
- 尊老敬老，以人为本，主动指导和协助老年人用药。
- 爱岗敬业，吃苦耐劳，耐心教会其特殊药物使用的方法。

情景导入

　　张某，女，68 岁，小学文化。因 5 个月前突发意识不清 1 次，头晕 1 个月入院，诊断为心脏瓣膜疾病，在完善术前准备后行了"体外循环下主动脉瓣置换术+二尖瓣置换术"。患者在病情稳定后出院，但需要长期口服华法林。一次因家属去外地喝喜酒 3 天，患者一人在家。根据当天复诊的 PT 值，调整华法林的口服剂量为 1.8mg（3/4 片），家属怕她不会计算量，让她把 1 片药物分成 4 份，吃掉 3 份，患者听成丢掉 3 份，吃掉 1 份，1/4 片剂量连续吃了 3 天，家属一直未发现，第三天来院抽血，发现国际标准化比值 1.67，凝血酶原时间 17.9s。

思考

1. 你认为为什么会发生这种情况？
2. 假如你是患者的责任护士，患者出院口服华法林，你会如何宣教？

知识学习

一、老年人的用药特点

（一）老年人药物代谢动力学特点

药物代谢动力学（pharmacokinetics）：简称药动学，是定量研究药物在体内吸收、分布、代谢和排泄的过程及血药浓度随时间变化规律的科学，为药物的给药剂量和时间间隔提供依据。老年人药动学的主要特点为药动学过程减慢，绝大多数基于被动转运机制的口服药物吸收不变，而基于主动转运机制的药物吸收减少、药物代谢能力下降、排泄功能降低、消除半衰期延长、血药浓度增高等。

1. 吸收过程减慢　药物的吸收（absorption）是指药物自给药部位转运至血液循环的过程。老年人的给药方式大多为口服给药，该方式主要是经胃肠道黏膜吸收进入血液循环。而老年人的胃肠道环境和功能改变对药物的吸收产生了影响，主要包括以下方面。

（1）胃内 pH 升高　由于老年人的胃黏膜萎缩，胃壁细胞功能下降，胃酸分泌减少，胃内 pH 发生改变，影响药物的离子化程度，从而影响药效。例如碱性药物阿托品，在酸性胃液中易离子化，当胃酸分泌减少，胃内 pH 升高，药物离子化程度降低而增加了药物的吸收。

（2）胃肠道蠕动减慢　老年人的胃蠕动减慢，胃排空速度相应减慢，使药物在胃内停留的时间延长，即到达小肠的时间延迟。其一，会增加药物在进入肠道前被破坏的比例，从而降低吸收；其二，会导致在小肠吸收的药物吸收延缓，使达到有效血药浓度的时间推迟。肠道蠕动减慢，可增加药物在肠道内停留的时间，延长了药物与肠道表面接触的时间，使药物吸收增加。

（3）胃肠道和肝脏血流量减少　由于老年人的心输出量减少，到达胃肠道以及肝脏的血液相应减少。胃肠道的血流量减少会降低药物的吸收速率；肝脏的血流量减少可减弱部分药物的"首过消除（first pass elimination）"作用，使得血药浓度升高而易发生药物不良反应。

2. 分布容积改变　药物的分布（distribution）是指药物吸收进入血液循环后向各组织器官转运的过程。药物的分布取决于生理因素和药物的理化性质，故影响老年人药物分布的因素主要有以下几方面。

（1）机体组成成分改变　①老年人细胞内液减少，总体液量减少，因此水溶性药物（如阿司匹林）的分布容积减少，血药浓度增加；②老年人脂肪组织增加，因而脂溶性药物（如安定）在组织中的分布容积增大，药物作用时间增加，半衰期延长；③老年人血浆白蛋白降低，使与血浆白蛋白结合率高的游离型药物成分增加，分布容积加大，药效增强，如抗凝药物华法林，因游离型药物成分浓度升高而抗凝作用加强，增加了发生不良反应的风险。

（2）药物与血浆蛋白结合能力改变　由于老年人不可避免地需要多重用药，而不同药物与血浆蛋白的结合具有竞争置换作用，故同时服用多种药物时，会改变各游离型药物成分的分布容积、作用强度及作用时间。如保泰松能够与磺脲类降糖药的血浆蛋白结合部位产生竞争置换，使血浆中游离的磺脲类降血糖药物的浓度增高，易导致低血糖的发生。

3. 代谢能力下降　药物的代谢（metabolism）是指药物在体内化学结构发生改变的过程，又称生物转化。肝脏是药物代谢的主要器官。随着年龄的增长，肝脏细胞和肝脏血流量均减少，肝脏微粒体酶系统的活性下降，药物代谢和清除速度减慢，半衰期延长，易造成经肝脏代谢的药物蓄积，导致药物的作用和不良反应增加。因此，要特别注意老年人用药剂量和用药时间间隔，并监测血药浓度。

4. 排泄功能降低　药物的排泄（excretion）是指药物最终以原形或其代谢产物的形式经不同途径排出体外的过程。肾脏是药物排泄的主要器官。老年人肾功能明显减退，包括肾血流量减少、肾小球滤过率降低、肾小管的分泌功能和重吸收功能降低，使清除率降低，半衰期延长，易造成药物在体内蓄积而产生毒性作用。

（二）老年人药物效应动力学特点

药物效应动力学（pharmacodynamics）：简称药效学，是研究药物对机体的作用、作用规律及作用机制的科学。老年人药效学改变主要是机体效应器官对药物的反应随着老化而产生的变化，其特点包括对大多数药物的敏感性增高，对少数药物的敏感性降低，药物耐受性降低，不良反应发生率增加。

1. 药物敏感性改变

（1）对中枢神经系统药物敏感性的改变　老年人由于脑细胞数量的减少、脑血流量的降低、脑代谢的降低及中枢神经系统功能的退行性改变，对中枢性抑制药物的敏感性比年轻人高，易产生过度镇静、呼吸中枢抑制和意识障碍等不良反应。由于老年人肝、肾功能衰退，代谢和排泄功能减退，老年人对中枢性镇痛药的敏感性增高。

（2）对心血管系统药物敏感性的改变　老年人心血管系统功能减退，其结构和功能发生明显改变，对洋地黄类强心药的正性肌力作用敏感性降低，而对其毒性反应的敏感性增高，使治疗安全范围缩窄。老年人交感神经控制的血管压力感受器的敏感性降低，血压调节功能减退，因此在使用利尿药、降压药、β受体拮抗剂、亚硝酸酯类及吩噻嗪类等药物时，容易发生直立性低血压。

（3）对内分泌药物敏感性的改变　老年人在应用糖皮质激素类药物时，不良反应发生率明显增高，易出现消化性溃疡、出血、穿孔和骨质疏松症等症状。老年人对口服降糖药和胰岛素的敏感性增高，易发生低血糖反应。

（4）对抗凝血药物敏感性的改变　老年人因凝血功能减弱，对抗凝血药物敏感性增高，一般治疗剂量即可能引起凝血障碍。

2. 药物耐受性降低　受老年人的老化和疾病的影响，老年人对药物的耐受性降低，主要表现在以下几个方面。

（1）药物的依赖性增大　老年人往往需要长期、反复用药，当机体适应了某一药物之后，突然撤除或改用其他药物，常会出现不良反应。

（2）药物的安全范围变窄　由于老年人肝、肾功能下降，使老年人在用药过程中最小有效量与极量之间的范围缩小。例如应用利福平、异烟肼易引起肝损害；对排泄慢或易引起电解质紊乱的药物耐受性降低等。故应用时剂量宜小，间隔时间宜长。

（3）个体差异性大　老年人的健康状况、各组织器官老化程度、基础疾病及生活方式等不同，使得老年人在用药时存在较大的个体差异，因此特别需要注意用药期间不良反应的观察。

（三）老年人常见的药物不良反应及特点

药物不良反应（adverse drug reactions，ADR）是指正常剂量的药物用于预防、诊断、治疗疾病或调节生理功能时出现有害的或与用药目的无关的反应。其包括药物的副作用、毒性反应、后遗效应、变态反应、继发反应及特异质反应等。因老年人各系统、器官功能及代偿能力衰退，机体对药物的耐受性降低而敏感性发生变化，导致药物不良反应的发生率升高。

1. 老年人常见的药物不良反应

（1）精神症状　中枢神经系统，尤其是大脑最易受药物作用的影响。老年人中枢神经系统对某些药物的敏感性增高，可引起神经系统的毒性反应，发生精神错乱、抑郁和痴呆等。例如，吩噻嗪类、洋地黄、降压药和吲哚美辛等可引起老年抑郁症；长期服用巴比妥类药物可致惊厥，产生身体及精神依赖，停药可能会产生戒断症状。

（2）直立性低血压　老年人压力感受器功能下降、血管运动中枢调节能力减退，在没有服用药物的情况下，也易因体位突然改变而产生头晕。因而在使用降压药、三环类抗抑郁药、利尿剂、血管扩张药时，更易发生直立性低血压。

（3）耳毒性　老年人由于内耳毛细胞数目减少，易受药物的影响而产生前庭症状和听力下降。前庭损害的主要症状有眩晕、头痛、恶心和共济失调；耳蜗损害的临床表现有耳鸣、耳聋。由于毛细胞损害后难以再生，故可产生永久性耳聋。因此，老年人使用氨基糖苷类抗生素时应减量，最好避免使用此类抗生素和其他影响内耳功能的药物。

（4）尿潴留　老年人在使用三环类抗抑郁药和抗帕金森病药等具有副交感神经阻滞作用的药物时可发生尿潴留，尤其是伴有前列腺增生及膀胱颈纤维病变的老年人。在使用阿托品等颠茄类药物时，也易引起尿潴留，同时还可因眼压增高引发青光眼，故在使用时应加以注意。

（5）药物中毒　老年人的机体各器官功能明显减退，肝和肾代谢、排泄毒物的功能随着年龄的增长而下降，解毒功能亦相应降低，因而用药后容易发生肝脏毒性反应和肾脏毒性反应。

2. 老年人药物不良反应的特点

（1）发生率高　①老年人年龄愈大，ADR 的发生率愈高。有资料表明，成年人 ADR 发生率为 3%～12%，而 60～69 岁组为 15.4%，70～79 岁组为 21.3%，80 岁及以上组为 25%。

这可能与老年人药动学和药效学的改变有关。②用药种类愈多，ADR 发生率愈高。老年人往往多病共存，常常需要多药联用，致使药物-疾病和药物-药物间相互作用的概率增大，从而使 ADR 发生率升高。因此，在病情允许的情况下，老年人每天用药不宜超过 5 种。③服药依从性差。依从性是指患者对医嘱的执行程度。在一定程度上，老年人的记忆力、视力、听力下降，日常生活能力降低，缺乏医药知识，不能有效按医嘱服药，出现重复服药、多服或漏服，以及错误服用其他药物等，易导致 ADR 的发生。

（2）程度重　由于老年人组织器官的老化以及慢性病长期对组织器官的损害，在药物治疗过程中可发生严重的不良反应或导致不可挽救的后果。例如，老年人在应用降压药后可因直立性低血压而发生跌倒，导致骨折甚至硬膜下血肿住院，随后并发坠积性肺炎、肺栓塞而死亡。

（3）表现特殊　老年人内环境稳定机制减弱等原因，容易引起老年病五联征，即跌倒、精神症状、大小便失禁、不想活动和生活能力丧失。如西咪替丁会引起老年人的精神症状，这可能与阻断中枢神经系统 H_2 受体有关；硝西泮可导致老年人性尿失禁，营养不良及活动减少等副作用。

二、老年人的用药原则

（一）小剂量原则

老年人肝、肾功能减退，对药物的代谢和排泄能力降低，在使用常规剂量时即可出现毒副作用，所以老年人用药剂量可为成年人的 1/2、2/3 或 3/4，且给药应从小剂量开始，逐渐增加至最合适的剂量。

（二）受益原则

老年人要有明确的用药适应证，同时要确保用药的受益风险比大于 1。当有适应证但用药的受益风险比小于 1 时，不应进行药物治疗。并且要选择疗效确切而毒副作用小的药物。有些临床症状如失眠、抑郁、肥胖等，是可通过调节生活方式、人际关系等改善的，则可不使用药物治疗。因此，用药前必须了解患者的病史及用药史，明确用药指征。

（三）精简原则

用药种类的增加，不仅会增加老年人的经济负担，同时还增加了药物的相互作用。对于患有多种疾病的老年人，在治疗疾病时应明确治疗目标，选择主要药物进行治疗，用药种类尽量简单，建议不超过五种。

（四）择时原则

由于许多疾病的发作、加重与缓解具有昼夜节律的变化，如变异型心绞痛、脑血栓、哮喘常在夜间出现，急性心肌梗死和脑出血的发病高峰在上午等，因而要遵循择时原则，根据时间生物学和时间药理学的原理，选择合适的用药时间进行治疗。

（五）暂停用药原则

应密切观察老年人在用药期间躯体、认知和情感等各方面的症状，凡出现的新症状皆应考虑是药物不良反应还是病情进展。若此时停药受益明显多于加药受益，应立即停药，这也是现代老年病学中最简单、最有效的干预措施之一。

（六）个性化原则

老年人对药物的反应存在着明显的个体差异，相同药物、相同剂量，在不同的老年人个体所产生的药效和副作用也有所不同。因此，应为老年人制订个性化的临床用药方案。例如，对肝、肾功能较差的和肝、肾功能较好的老年人要因人而异地选择药物种类。

三、老年人安全用药的护理

老年人随着年龄的增长，记忆力减退，对药物治疗的目的、服药的时间、服药的剂量以及服药的方法难以理解或容易忘记，往往会影响用药安全和治疗效果。因此，指导老年人正确且安全用药是一项重要的护理任务。

（一）定期全面评估老年人用药情况

1. 详细评估用药史　详细询问老年人既往及现在的用药情况，包括药物名称、剂量、用法、服用时间、效果等，以及有无食物、药物过敏史，用药期间有无发生药物的副作用，全面询问并建立完整用药记录。

2. 动态监测脏器功能　仔细评估老年人各脏器的功能情况，如肝、肾功能的生化指标可作为判断所用药物是否合理的参考依据。如肝功能不全者在使用地西泮和磺胺类药物时应调整剂量或选用对肝脏损害较轻的药物。长期使用药物者建议每隔 1～2 个月复查肝、肾功能。

3. 定期评估用药能力　老年人能否自行安全用药受其感官、神经、运动、消化等系统的功能状态影响。因此，老年人的用药能力评估包括对视力、听力、口腔状态、吞咽能力、记忆力、理解能力、阅读能力、肢体活动能力等情况的评估，并做好记录，以便为老年人提供合适的给药途径和辅助手段。

4. 评估心理、社会状况　了解老年人的文化程度、生活方式、饮食习惯、家庭经济情况以及社会支持系统。评估老年人对目前治疗方案的认知程度，对药物的使用有无焦虑、恐惧、反感等心理反应。

（二）加强安全用药指导

1. 指导老年人自我用药管理　运用老年人能够接受的方式，向其说明药物的种类、名称、服用时间、用药方式以及药物作用和不良反应等，务必使其完全了解，并能正确反馈。必要时可用辅助工具加以提醒，如以醒目的记号在药袋上标示用药注意事项，或使用便携药盒将每餐药物提前备好，以达到安全有效的护理目标。其次，根据老年人的作息时间及生活习惯，将药物放在固定且易看到、易取到的地方。必要时训练老年人的自理能力，帮助记忆服药的时间。

2. 指导家属病情观察和药物管理　在对老年人进行用药指导的同时，也要重视家属对老年人服药后产生药物不良反应的观察，及时发现病情变化，如产生不良反应，立即停药并送至医院就诊。家属可定期协助老年人整理药物，丢弃过期变质的药物，保留常用药和正在服用的药物，确保其所用药物正确，防止用药不当造成意外。

3. 合理选择药物　①从小剂量开始给药：遵循老年人用药原则，基于明确诊断选择疗效肯定、最小剂量的药物。②选择合适剂型：根据老年人的口腔状态、吞咽能力及胃肠功能等选择合适的给药途径及剂型。③控制药物种类：多种疾病综合治疗时，根据老年人所患疾病的轻重缓急合理用药，尽量减少同期联合药物的种类。

4. 纠正用药误区　长期用药的老年人需要注意不可凭经验随便用药或加大用药剂量等，这种做法对体质较差或患有多种慢性病的老人尤为危险。同时，应劝诫老年人不可滥用非处方药，如滋补药、延缓衰老药物或新药品等。

5. 控制饮食和嗜好　在用药期间应控制好饮食，严格按照各种药品的说明书注意饮食忌口，避免引起药物不良反应或影响药物吸收。同时，还应控制烟、酒、茶等的摄入，以免影响药物的疗效。

（三）提高老年人的用药依从性

1. 建立合作性护患关系　邀请老年人参与治疗方案与护理计划的制订，鼓励老年人表达治疗意愿，提出关心的问题，护士应认真倾听，并根据实际情况予以回应。与老年人建立合作性护患关系，能够增加老年人对治疗的信心，使患者拥有良好的治疗意向，有助于其提高用药依从性。

2. 加强药物护理　①对住院的老年人：护士应严格执行给药操作规程，按时将早晨空腹、餐前、餐中、餐后、睡前服的药物分别送到患者床旁，并照护其服下。②对出院带药的老年人：护士要通过口头和书面等形式，向老年人解释药物名称、剂量、用药时间、作用和副作用等。用较大字体的标签注明用药剂量和时间，以便老年人识别。③对空巢、独居的老年人：护士可将老年人每天需服用的药物放置在专用的药盒内，每小格标明用药的时间，按照老年人的生活习惯将药品放置在醒目的位置。此外，社区护士定期到老年人家中清点剩余药片数目，也有助于提高老年人的用药依从性。④对精神异常或不配合治疗的老年人：护士需协助和督促患者用药，并确定其是否将药物服下，患者若在家中，应要求家属配合做好协助督促工作，确定患者的用药情况。⑤对吞咽障碍与神志不清的老年人：一般通过管饲给药；对神志清楚但有吞咽障碍的老年人，可将药物加工成糊状物后再给予服用。⑥如使用外用药物：护士应向老年人详细说明外用药物的名称、用法及用药时间，并在药物包装上外贴红色标签，注明外用药物不可口服，并告知家属关注。

3. 提高老年人的自我管理能力　护士可利用小组讨论、宣传材料、单独指导等综合性教育方式提高老年人的用药管理技能，并通过门诊教育、住院教育和社区教育等反复强化老年人对疾病相关知识、药物的作用及自我管理能力的学习，提高其用药依从性。

4. 实施行为监测　将老年人的用药行为与其生活习惯联系起来，可设置闹钟提醒用药时间。亦可教会老年人写服药日记或病情自我观察记录等，有助于记忆是否服用药物以及有无不适。

5. 完善随访工作　可根据老年人的不同情况，给予定期的电话随访或门诊预约随访，了解老年人的用药情况，做好跟踪随访。

（四）特殊药物给药护理（操作）

1. 超声雾化吸入给药护理　随着年龄增长，老年人器官功能呈现退行性变，加上机体免疫力下降，在外界因素（如季节变化）的影响下极易诱发呼

雾化吸入

吸系统疾病，出现咳嗽、咳痰、喘息以及呼吸困难等症状。超声雾化器能将药液变成细微且均匀的气雾，可随深而慢的吸气到达终末细支气管及肺泡，达到治疗目的，效果优于一般的氧气雾化吸入治疗。具体操作流程见表3-7-1。

表 3-7-1　超声雾化吸入操作流程

流程	内容
评估	评估老年人年龄、咳嗽咳痰情况、意识状态、合作程度等
沟通	1.解释超声雾化吸入的目的，取得老年人的配合 目的：①消除炎症和水肿，②解除支气管痉挛，③稀释痰液帮助祛痰，改善通气功能 2. 指导老年人学会用嘴深吸气，然后用鼻子呼气，以利于药液进入支气管及肺泡
准备	1.环境：整洁安静，通风良好 2. 照护人员：着装整洁，洗净双手，操作时佩戴口罩 3. 老年人：取舒适体位，配合操作 4. 物品准备：超声雾化器、医嘱雾化用药、冷蒸馏水、毛巾、无菌盘（内放纱布、20mL注射器、螺纹管、口含嘴/面罩）、免洗手消液
实施	1.雾化器水槽注入适量冷蒸馏水，浸没透声膜，水量控制在最高和最低水位之间 2. 核对医嘱，抽取药液倒入雾化罐内 3. 携物品至老年人旁，核对老年人姓名和出生日期，协助取舒适体位（坐位或半坐卧位），毛巾垫于颌下 4. 雾化器置于床头柜上，接通电源，打开开关，预热3分钟 5. 接好口含嘴或面罩，调节雾化时间，15～20分钟 6. 调节雾量，将面罩罩住老年人口鼻或是放置好口含嘴 7. 指导老年人进行雾化吸入：用嘴深吸气，用鼻呼气 8. 观察雾化时老年人的反应，有痰时及时协助排出 9. 雾化结束后取下面罩或口含嘴 10. 先关雾化开关，再关电源开关 11. 协助漱口，擦净面部，并取舒适体位，整理床单位
整理	1.倒掉超声雾化器水槽的水，轻柔擦洗，盖好罐盖 2. 将储药罐、口含嘴/面罩、螺纹管放置在消毒液内浸泡30分钟，冲洗洗净，晾干 3. 操作、清洗期间注意保护透声膜和电晶片
记录	记录老年人的姓名，雾化药物、方式、时间，雾化后效果及操作者签名

2. 滴眼剂给药护理　眼部健康问题如青光眼、白内障、干眼症等疾病，在老年人群中较为常见，往往需要通过滴眼剂来进行治疗或缓解相关症状。滴眼剂包括滴眼液、眼药膏和眼用凝胶等，主要用于润滑眼睛、缓解眼部疲劳、抗感染、降眼压、消除异物感等。具体操作流程见表3-7-2。

照护老年人使用鼻滴剂

表 3-7-2　给老年人使用滴眼液/眼药膏操作流程

流程	内容
评估	评估老年人年龄、身体情况、眼部状况、意识状态、合作程度
沟通	1. 解释滴眼药水的目的，取得老年人的配合 2. 指导老人配合做眼睛向上看、向下看、闭眼、转动眼球等动作
准备	1. 环境：整洁安静，通风良好 2. 照护人员：着装整洁，剪指甲、洗净双手，佩戴口罩 3. 老年人：取舒适体位，配合操作 4. 物品准备：给药单，治疗盘内放滴眼液/眼药膏、消毒棉球或棉签、污物杯、免洗手消液

流程	内容
实施	1. 携物品至老年人旁，检查核对老年人姓名和出生日期、药品名称、给药途径、用法、给药时间、药品质量和有效期。确认是左、右眼还是双眼用药（双眼都用药时，应先健侧眼后患侧眼；先病情较轻侧后病情较重侧） 2. 协助老年人取坐位或仰卧位 3. 清洁眼部：先用棉签拭净眼部分泌物，嘱老年人头略后仰，眼向上看 4. 打开瓶盖，将瓶盖侧面或瓶盖口向上，放置于一张干净纸上或器皿上 5. 悬滴药液或涂眼膏（白天宜用滴眼液，眼膏宜临睡前涂用） 　滴眼液：照护人员左手（或干净棉签）轻柔向下拉下眼睑并固定，右手持滴眼液瓶并摇匀，距眼2～3cm 将眼药水滴入下结膜内 1～2 滴，轻提上眼睑，使结膜囊内充满药液 　眼药膏：照护人员左手（或干净棉签）轻柔向下拉下眼睑并固定，右手垂直向下挤少许眼药膏，呈细线状，从外眼角方向顺眼裂水平挤入下睑结膜与球结膜交界处即下穹隆位置，先使下睑恢复原位，再轻提上眼睑，使结膜囊内充满药膏 6. 嘱老年人闭上眼睛，轻轻转动眼球，用干净的棉签为老年人拭去眼部外溢的药剂，棉签放入污物桶 7. 询问并观察老年人有无不适感
整理	1. 整理用物，清理污物 2. 洗净双手
记录	记录老年人姓名、药物名称、给药方式、给药剂量、时间、药物疗效和不良反应及操作者签名

3. 滴耳剂给药护理　滴耳剂是用于治疗耳道内感染或局部疾患的液体药剂。老年人由于免疫力下降，容易发生耳部感染，照护人员需掌握滴耳剂的操作技术，更好地为老年人服务。具体操作流程见表 3-7-3。

表 3-7-3　给老年人使用滴耳剂操作流程

流程	内容
评估	评估老年人年龄、身体情况、耳部状况、意识状态、合作程度
沟通	1. 解释滴耳剂目的，取得老年人配合 2. 指导老年人在滴耳剂使用过程中做到体位配合
准备	1. 环境：整洁安静，通风良好 2. 照护人员：着装整洁，剪指甲、洗净双手，戴口罩 3. 老年人：取舒适体位，配合操作 4. 物品准备：给药单、滴耳剂、消毒棉球或棉签、污物桶、免洗手消液
实施	1. 携用物至老年人旁，核对老年人姓名和出生日期、药物名称、给药途径、用法、给药时间、药品质量和有效期，确认是左、右耳还是双侧耳用药 2. 帮助老年人取坐位或半坐卧位，头偏向一侧，患侧耳在上，健侧耳在下 3. 用棉签清洁耳道分泌物至干净，干棉签擦干 4. 滴入滴耳剂：左手将老年人耳郭向后上方轻柔牵拉，使耳道变直，右手持药瓶，掌根轻靠耳旁支撑，沿耳道后壁滴入 5～10 滴（或遵医嘱）药液，嘱老年人保持原体位 1～2 分钟，以利于吸收 5. 轻揉耳郭：轻轻压住耳屏，使药液充分进入中耳，或用消毒棉球塞入外耳道口，以避免药液流出 6. 询问观察老年人有无不适 注意老年人如有耳聋、耳道不通或耳膜穿孔时，不应使用滴耳剂
整理	1. 整理用物，清理污物 2. 洗净双手
记录	记录老年人姓名、药物名称、剂量、用法、时间、药物疗效和不良反应及操作者签名

案例讨论

陈爷爷，70岁，有关节炎的老毛病，最近由于受凉，关节疼痛加重，他就去家附近的药店里买了止痛药吃。吃了几天的止痛药，陈爷爷的关节疼痛症状有所好转，他觉得有效果，就又连续吃了一周。之后有一天他觉得头晕乏力，稍微活动后就气喘，而且解了黑色大便。老伴儿发现他的病情加重了，于是带他到医院就诊。医师询问了陈爷爷的病史，发现他有高血压病史，长期在吃降血压药，再结合近期吃了非甾体类抗炎药止痛，初步判断为胃溃疡出血，便安排他住院治疗。

【思考】

1. 陈爷爷为什么会发生胃溃疡出血？
2. 住院期间，你要如何为陈爷爷提供安全用药指导以避免类似事件再次发生？

阅读专栏

细致入微：小艾与陈爷爷的医学温情

陈爷爷长期受关节炎的困扰，加之有高血压病史，需要长期服用多种药物来维持健康。然而，这次因为胃溃疡出血入院治疗，面对这突如其来的变故，陈爷爷的心中难免充满了不安与焦虑。

一、以人为本，积极沟通

小艾看出了陈爷爷的焦虑不安，主动询问了发病的来龙去脉，侧耳倾听，适时回应，她用自己的真诚与耐心打开了陈爷爷的心扉，让他愿意倾诉内心的困扰和担忧。其间，小艾根据自己的经验，安慰陈爷爷不用过于担心，她会帮助他一起配合治疗，相信很快身体就会好起来的。

二、强化责任，解决问题

对于陈爷爷这样的患者来说，药物管理至关重要。于是，小艾将陈爷爷平日里服用的所有药物进行了分类与整理。她不仅仔细核对了每一种药物的名称、剂量、用法及注意事项，还根据陈爷爷的病情变化和身体状况，与医师沟通，用简洁通俗的语言和图示给他制订了个性化的安全用药指南，确保他能够安全、有效地服用药物，避免再次发生类似的意外。

三、专业为基，传递正能量

小艾利用给陈爷爷讲解药物知识和病情恢复的机会，向他传授健康生活的理念与方法。她告诉陈爷爷，健康不仅仅是没有疾病，更是一种积极向上的生活态度，她也通过自己的言行举止，向陈爷爷传递着社会正能量和社会主义核心价值观的精髓。

小艾用她扎实的专业技能和严谨的工作态度以及一颗充满人文关怀的心去照护每一位患者。她相信，她可以用自己的专业与爱心去温暖更多的患者与家庭，为社会的和谐与进步贡献自己的一份力量。

? 课后习题

1. 老年人的用药原则不包括（　　）。

A. 小剂量原则　　　　　　　　B. 精简原则　　　　　　　C. 及时原则

D.个性化原则　　　　　　　　E. 以上都包括

2. 药物不良反应（ADR）主要包括（　　）。

A. 药物的副作用　　　　　　　B. 毒性反应　　　　　　　C. 后遗效应

D. 变态反应　　　　　　　　　E. 以上都是

3. 老年人常见的药物不良反应有（　　）。

A. 精神症状　　　　　　　　　B. 直立性低血压　　　　　C. 耳毒性

D. 尿潴留　　　　　　　　　　E. 以上都是

4. 影响药物吸收的因素包括（　　）。

A. 胃内 pH 升高　　　　　　　B. 胃肠道血流量减少　　　C. 胃肠道蠕动减慢

D. 肝脏血流量减少　　　　　　E. 以上都是

5. 老年人的安全用药指导不包括（　　）。

A. 用醒目的标示在药袋上注明用药注意事项

B. 用辅助工具加以提醒

C. 将药物放在固定且易看到的地方

D. 症状缓解，自行减少药物剂量

E. 服药后出现不良反应，立即停药

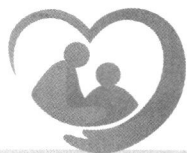

第四章
临终老人护理

第一节　概　述

生老病死是人生的自然规律，死亡是生命活动的最后阶段，是构成完整生命历程不可回避的重要组成部分，越来越多的人选择在医院或临终关怀机构走完人生的最后一程。临终关怀、预防和治疗成为当代卫生保健系统的三大基本组成部分，凸显出临终关怀在卫生保健体系中的重要性。

情景导入

李爷爷，86岁。肺癌晚期，全身多处转移，痛苦的抗癌治疗以及依赖呼吸机维持呼吸，使李爷爷饱受煎熬。儿女开始要求竭尽全力治疗，由衷地期盼奇迹出现，但最终接受老人无好转希望，转入临终关怀。

1. 何谓临终关怀？
2. 作为护理人员，应如何为李爷爷及其家属实施临终关怀？

知识学习

　　临终关怀（hospice care）是一项符合并满足人类利益的崇高事业，也是人类发展、文明的标志。临终关怀是一种特殊的缓和疗护服务项目，关怀的本质是对救治无望患者的临终照护，它不以延长临终患者生存时间为目的，而是以提高患者临终生命质量（quality of life）为宗旨，由临终关怀服务团队对临终患者进行生活照顾、心理疏导、姑息治疗，重点在于对临终患者的疼痛控制和情绪支持，以及对患者家属的心理辅导。

一、临终关怀的现状与发展

　　现代临终关怀的建立，是以 1967 年英国桑德斯博士（D.C. Saunders）创办的圣·克里斯多弗临终关怀病院为标志。

（一）国外临终关怀的发展

　　自 20 世纪 70 年代起，美国、英国、日本、加拿大、澳大利亚等许多国家均相继开展了临终关怀工作。美国早在 1973 年，联邦政府就将临终关怀纳入了政府研究课题，1980 年又纳入了医疗保险法案；1982 年在国会颁布法令的医疗保险计划（为老年人的卫生保健计划）中加入临终关怀内容，为临终患者享受临终关怀服务提供了财政支持，同时也为发展临终关怀产业奠定了基础。美国有超过 3100 个临终关怀机构，接受临终关怀服务的比例已经达到 43.4%。

　　德国临终关怀中心的客房布置十分家庭化，屋内设施齐全，屋内屋外到处可见鲜花和绿色植物，随时有志愿者或专业工作人员为临终者提供舒适周到的服务。被医院证明只能存活 14 天至 1 个月的患者方可住进临终关怀中心。

　　英国老年全托病房和家庭病房是临终关怀服务的重要方式，临终关怀院设施齐全，布置温馨，可让患者享受家庭般的温暖；配有康复治疗室、图书馆、娱乐室、音乐室、按摩室、浴室等，还有专门接待家属的会客室，便于医护人员、患者及家属之间的交流，每个病房都留有家属陪护的空间，家人可以陪护过夜，很大程度上满足了临终患者希望与家人共度最后时光的愿望。每年大约有 25 万临终患者以不同的方式接受临终关怀服务。从事临终关怀的护理人员划分为多个等级，其中专业护士具有较高的地位，他们往往经验丰富、学历高，可出门诊、去其他科室会诊、修改医嘱、单独决定诊治计划。

（二）国内临终关怀的发展

　　我国于 1988 年 8 月在天津成立了第一个研究死亡的机构——临终关怀研究中心；1992 年北京市接收濒危患者的松堂医院正式成立；1993 年中国心理卫生协会临终关怀专业委员会成立并建立临终关怀基金；2006 年中国生命关怀协会成立。自 2005 年起，中国老龄事业发展基金会在全国成立了 350 余家"爱心护理工程建设基地"，开展高龄老人的长期照料康复医疗和临终关怀服务。

香港的临终服务模式多样化，如独立的临终服务院舍、临终服务单位、咨询顾问团队、日间临终服务院舍等。

（三）临终关怀教育与研究

美国、日本、德国、法国、荷兰等国较早地开展了死亡学的研究，从幼儿园、小学、中学到大学以及医院、社会服务机构等都纷纷开设死亡教育课程，主要学习内容为历史背景、国内外现状、社会和伦理问题、病症及症状与治疗，以及相关法律法规制度、患者的自主权利、沟通技巧、专业术语、心理援助等内容。成立了如"国际死亡研究所"的研究机构，出版了《生与死的思考》《人的临终图卷》《死亡准备的教科书》等书籍，有些国家和地区还创办了专业性期刊，如《死亡教育》（美国）、《临终与临床》（日本）、《安息护理》（加拿大），《安宁疗护》（中国台湾）等。我们国家出版的专著《临终护理》《生命的尊严与临终护理》《缓和医学理论与生命关怀实践》《中国城市临终关怀服务现状及政策研究》等，极大地促进了我国临终关怀事业的普及和深入研究。

二、影响我国老年临终关怀的因素

30 年来，我国临终关怀事业取得了长足的进步，但是发展还不平衡，主要集中在北京、上海、天津等一些百万人口以上的城市。当前影响我国老年人临终关怀的主要因素如下。

（一）传统尽责观念制约

生命不息，治疗不止。大部分临终患者不愿放弃治疗，希望奇迹发生，要求医师尽力抢救，家属也认为老人应坚强地活下来，只有治疗到最后一刻才不后悔，才是孝。而许多医务人员对临终关怀的理念没有真正把握，认为顺从患者意愿才是尽责，因而想方设法用最先进的设备和药物去挽救其生命，这不但给临终患者造成了极大的痛苦，同时也造成了医疗资源的浪费。

（二）临终关怀教育尚未普及

我国 35% 的医学院校开设临终关怀教育，但大众很少接受科学的死亡教育，尚没有临终关怀专科医师和护士的训练及认证。临终关怀起步迟，媒体对社会公众生死观的教育还远远不够，有时人们误将临终关怀理解为"安乐死"。调查显示，医师护士和肿瘤患者谈论死亡问题时，恐惧者占 23.2%，悲伤者占 31.7%，解脱者占 15.3%，自然面对者占 29.8%。大众对死亡能公开谈论、自然面对者仅占 37%，而多数人认为晦气、不吉利。这些死亡观在某种程度上阻碍和制约了临终关怀事业发展。

（三）临终关怀机构和资金来源不足

国外的临终关怀机构，其运行经费很多都来源于慈善机构的捐赠和临终护理保险，所有的照护和日常事务性工作全部由训练有素的义工来承担。而在我国，国家投入、医疗和护理保险的双重不足是许多临终关怀机构难以维持的重要原因。独立临终关怀机构相当一部分属于私营性质，尚未纳入国家医疗保险范畴，综合医院的临终关怀病房，虽然已经纳入医疗保险体系，但受诸多因素困扰不能普及，成为临终关怀发展的瓶颈。

三、老年临终关怀的意义

随着人类社会的进步，临终生活质量、临终尊严被越来越多的人认识和追求。但目前家庭结构缩小、家庭功能日趋弱化，使临终老人得不到很好的照顾。因而发展老年临终关怀事业，对个人、家庭及社会均具有很强的现实意义。

（一）维护临终老人人格尊严

临终关怀之所以能被许多人接受，其原因之一就在于所提供的服务与人本质的需求相吻合，涵盖了医疗、护理、心理咨询、死亡教育、社会支援和居丧照护等多个方面，旨在通过提升临终者生命最后阶段的质量来体现其人格尊严和生命尊严。

（二）提高临终老人生命质量

临终关怀通过对老人实施整体护理，用科学的心理关怀方法、高超精湛的临床护理手段，以及姑息、支持疗法最大限度地帮助老人减轻躯体和精神上的痛苦，提高临终老人的生命质量，弥补了临终者家属精力与专业知识的不足。

（三）减轻临终老人家属负担

临终关怀既可以使老人得到专业化的照护，使其走得安详，还可以使临终老人家属的重心从繁忙的生活照料中解脱出来，在摆脱沉重的医疗负担的同时，也得到了心理上的安慰。因此，临终关怀是解决临终老人家庭照料困难的一个重要途径。

（四）为有效利用和合理分配医疗资源提供可能

对于那些身患不治之症且救治无效的患者来说，若过度治疗不但使其生命没有价值，也会延长痛苦。接受临终关怀服务可以减少大量的甚至是巨额的医疗费用，若将这些高额费用转移到其他有希望救助的患者身上，它将发挥更大的价值，与此同时也可以减少家庭财力支出。因此，临终关怀为节约医疗资源和有效利用有限的资源提供了可能。

第二节　老年人的死亡教育

情景导入

张某，男，70岁。因晚餐后1小时突然呕出大量暗红色血液1次，伴头晕、乏力，急诊入院，既往有肝硬化病史20年，入院检查确诊为肝癌晚期伴骨转移。得知病情，患者常常训斥谩骂家属，发泄对疾病的反抗情绪。

思考

1. 此时患者的表现是心理反应的哪一期？
2. 如何适时地进行死亡教育？

知识学习

人在开始面对死亡时，一般灵性思考十分突出，这一生过得如何？有无意义？剩余时间最想做什么？死亡后会变成什么？火葬恐怖吗？死亡教育可以帮助人们正确地面对自我之死和他人之死，理解生与死是人类自然生命历程的必然组成部分，从而树立健康的死亡观。死亡教育可以帮助人们正确地认识和面对死亡，树立科学、合理、健康的死亡观。

临终老人心理变化
及护理

一、老年人面对死亡的心理

老年人对待死亡的态度受到许多因素的影响，如文化程度、社会地位、宗教信仰、心理成熟程度、年龄、性格、身体状况、经济情况和身边重要人物的态度等。

1. 理智型　老年人当意识到死亡即将来临时，能从容面对，并在临终前安排好自己的工作、家庭事务及后事，这类老人一般文化程度和心理成熟程度比较高，能够比较镇定地对待死亡，能意识到死亡对配偶、孩子和朋友是很大的生活事件，因而总是尽量避免自己的死亡给亲友带来太多的痛苦和影响。他们往往在精神状态尚好时，就已经认真地写好了遗嘱，交代身后的财产分配、遗体处理或器官捐赠等事宜。

2. 积极应对型　老年人有强烈的生存意识，能从人的自然属性来认识死亡，也能意识到意志对死亡的作用。因此，能用顽强的意志与病魔作斗争，如忍受着病痛的折磨和诊治带来的痛苦，寻找各种治疗方法以赢得生机。这大多是低龄老人，有很强的斗志和毅力。

3. 接受型　这类老年人分为两种表现，一种是无可奈何地接受死亡的事实，如在农村，有些老年人到了 60 岁，子女就开始为其准备后事，做寿衣、做棺木、修坟墓等。对此，老年人常私下议论说："儿女们已开始准备送我们下葬了。"但也只能无可奈何地接受。另一种老年人把此事看得很正常，多数是属于信仰某一种宗教的，认为死亡是到天国去或是到另一个世界去。因此，自己要亲自过问后事准备，甚至做棺木的寿材要亲自看着买、坟地也要亲自看着修，担心别人办不好。

4. 恐惧型　这类老年人极端害怕死亡，十分留恋人生。一般都有较高的社会地位、较好的经济条件和良好的家庭关系。期望能在老年享受天伦之乐，看到儿女成家立业、兴旺发达。表现为往往会不惜代价，冥思苦想，寻找起死回生的药方，全神贯注于自身机体的功能上，如喜欢服用一些滋补、保健药品，千方百计延长生命。

5. 解脱型　此类老年人大多有着极大的生理、心理问题。可能与家庭贫苦、饥寒交迫、衣食无着、缺乏子女的关爱，或者身患绝症、病魔缠身、极度痛苦等有关。他们对生活已毫无兴趣，觉得活着是一种痛苦，因而希望早些了结人生。

6. 无所谓型　有的老年人不理会死亡，对死亡持无所谓的态度。

二、老年人死亡教育的实施

死亡教育（death education）是有关死亡知识的社会化、大众化的过程，是引导人们科学、人道地认识死亡及对待死亡的过程。死亡教育可以提高老年人及其家属对死亡的认识，以建立合理的心理适应机制，从而坦然地面对死亡。临终关怀是帮助老年人树立正确死亡观的一个很好的途径，而进行死亡教育是实施临终关怀的先决条件。对老年人进行死亡教育包括以下内容。

（一）引导老年人正确认识和面对死亡

死亡是人及生物生命的停止，是人生旅途中不可避免、不可逆转的生物学现象，凡有生命者，都会经过孕育期，然后出生、成长，再进入衰老期，最后死亡。生与死虽然截然不同，但生的瞬间就蕴含着死的因素，两者互渗而浑然一体。可是，大多数人愿永远地活下去，害怕死亡的降临。因为，在人们的眼中，"生"是盈满着生机，充溢着温暖、活力、光明、拥有；而死则是生机尽失，是冰冷、枯竭、黑暗、丧失。但人是一种生物，无论接受与否，死亡都会来临，也会随时发生，不可预知。

传统意义的死亡是呼吸、心跳停止，生命迹象消失。但进入 ICU 病房者可借助胸外按压、气管切开、气管插管、机械呼吸、体外循环等抢救措施维持心跳和呼吸，使死亡过程极大延长，濒死者深感痛苦。在儒家的死亡哲学里，"死"被包容在"生生不息"之中，认为一个人只要把生前之事处理好了，死的问题便自然解决。孔子的"士不可以不弘毅，任重而道远，仁以为己任，不亦重乎？死而后已，不亦远乎"，强调通过求仁，在死上体现人格的力量，通过死来完善道德，成就道德，超越生命极限，达到不朽，道家具有"齐生死"的浪漫情怀。死亡观是让生命从狭窄、困苦中突破，从喧嚣、纷争的尘世中脱身，在心灵与天地之间凝聚成共同的永恒存在。认为生死存亡实为一体，是大道演化的不同形式而已，因此不必悦生，不必恶死，顺其自然。

马丁·海德格尔是 20 世纪西方世界影响最大的哲学流派（存在主义）的代表人物之一。死亡哲学对存在主义的中心问题是面对死亡的不可避免性和终极性，我们在今生今世怎么办？正是基于这一层面认识，要求人们直面死亡，向死而生，并把死亡同整个人生筹划和人的自由联系起来，从而把西方死亡哲学提升到了一个新的高度。人类为何有许多潜能无法发挥？就是认为永远有下一秒，永远有明天，永远有明年。

人生自古谁无死，但要做到很安定地对待死亡，从心理上接受死亡并不容易。古希腊的圣哲指出，死是人无法体验的对象，当人还活着时，死似乎非常遥远；当死真的降临时，已体会不到什么是死。人们对死的害怕、焦虑、恐惧等，是一种活着时才有的感受，而死亡一旦降临，人所有的知觉、心理反应都消失了，何来恐惧害怕之说？既然不存在，活着时就没有必要去恐惧。也就是说，当人活着时，死亡是不可能存在的；而当人死亡时，根本就无法害怕。因此，活着的人又何苦要怕死呢？可见人们对死亡的恐惧根本不是起于死亡本身，而是人们从棺材、死尸等死亡的现象中获得的一些恐怖的观念。仅仅是观念而已，并不是一种实在的对象。

（二）帮助老年人发现生命中有价值的闪光点

医护人员要善于发现老年人生活中的事业、亲情、友情、爱情、人情的闪光点，系统地协助老人以一种崭新的观点回忆其一生经历的痛苦或快乐，寻找生命回顾中各种经历的意义，如工作的辉煌与艰辛，创造过的精神财富和物质财富，亲情、友情的美好片段，生活的柳暗花明，最高兴的事和最波折的经历，探讨人生价值另一种诠释，来体验生命的丰富意义，称赞老人的善心善为，点明老人已品尝了人生百味，告诉老人能在死亡来临之际，没有遗憾，向亲朋好友告别，向人世间的烦恼告别，毫无恐惧，心安理得，并为自己即将永久地安息和为别的生命之诞生做基础而欣喜，这就达到了生死两相安的最佳境界。

（三）做好跨文化的死亡教育

宗教信仰者在面临死亡时，内心能够拥有较多安全感、毅力和稳定性。他们对待生命和死亡更为达观，可以平静而较少害怕死亡的来临。对有宗教信仰者可允许临终者接受法师、牧师指导，作为护士重要的是用一颗温暖的心来面对临终者，使之感到温暖和安全。

第三节　老年人的临终护理

情景导入

李某，男性，82 岁，入院前 2 个月出现腰部疼痛伴进行性消瘦，经检查确诊为"前列腺癌伴骨转移"，精神状态差，痛苦面容，四肢及阴囊水肿，夜间躁动。KatzADL 量表评分 3 分，疼痛数字评价量表得分 7 分，洼田饮水试验 3 级，微型营养评估量表（MNA）评分 15 分，谵妄评估（CAM 量表法）结果提示存在谵妄。现口服盐酸羟考酮缓释片 10mg，每 12 小时一次，疼痛评分控制在 2 分。老伴 86 岁，有一个儿子，已退休，聘请职业陪护照料生活。

马奶奶，78 岁，有一女儿在国外居住，3 个月前老伴因脑出血突然去世。马奶奶常常拿着老伴照片发呆，深感孤独。

思考

1. 根据李某的情况分析是否适合临终护理。
2. 怎样进行症状护理以提高其生存质量？
3. 应该怎样与老年人的家属进行沟通？
4. 此时马奶奶的心理反应经历是哪个阶段？
5. 对丧偶的马奶奶应进行哪些方面的关怀？

知识学习

临终护理是临终关怀的重要组成部分，是指对已失去治愈希望的患者在生命即将结束时所实施的一种积极的综合护理。老年人的临终护理是对处于临终状态的老人在生理、心理、社会等方面给予精心照护。正确评估临终老人的身心变化是提供全面护理的前提。老人的临终反应与其信仰、社会经济状况、心理成熟度、应对困境的能力、病理生理变化过程，以及医务人员和其他重要亲属的态度等均密切相关。

一、临终老年人的心理问题及护理

（一）临终老年人的心理特点

临终老年人对医护人员特殊心理需求依次为希望医务人员尽到最大努力并使用最先进的医疗护理技术、渴望治愈疾病、盼望延长存活时间、希望减轻肉体痛苦、能有一个安静舒适的环境、采用医学手段加速死亡等。除有以上各种心理需求外，还具有个性的心理特征。

1. 心理障碍加重　如暴躁、孤僻、抑郁、意志薄弱、依赖性增强、自我调节和控制能力差等。表现为心情好时愿意和人交谈，心情不好时沉默不语；遇到一些不顺心的小事就大发脾气，事后又后悔莫及再三道歉，甚至有的老年人固执己见，不能很好地配合治疗护理，擅自拔掉输液管和监护仪。当进入临终期时，身心日益衰竭，精神和肉体上忍受着双重折磨，感到求生不能，求死不能，这时心理特点以忧郁、绝望为主要特征。

2. 思虑后事，留恋亲友　关心身后的遗体处理方式，思考是否捐献器官等；考虑家庭安排，遗产分配，担心配偶生活及儿孙的工作、学业等。

（二）临终老年人的心理护理

1. 亲情护理　像亲人一样重视和问候，发自内心的关心安慰是重点。耐心倾听老人诉说，鼓励说出已有的恐惧与不安。然后给予触摸、适当解释和诱导，使其得到解脱。

2. 宽容理解　不要把老人的发怒看成是针对某人，不辩解老人盛怒之下的批评，充分表示理解，关心其痛苦，多进行床边交谈和倾听，包容老人的批评。将老人最喜欢的人请出来或最喜欢的物品拿出来，转移情感情绪，因势利导，创造温馨场面，共同克服心理障碍。

3. 灵魂支持　尊重老年人的民族习惯和宗教信仰。根据老人不同的职业、心理反应、性格等，在适当的时机，用婉转的方法解释，谨言慎语地与老人及其家属共同探讨生与死的意义，使老人理解医护人员和家属都在尽最大可能提高其生命质量，但生命是有限的，死亡是个体的最终归宿，谁都逃不出这种自然规律，帮助老年人正确认识和对待生命，从对死亡的恐惧与不安中解脱出来，既然死亡来临了，就坦然接受，平静地走，有尊严地走。对有宗教信仰者，可安排宗教人士，借由宗教力量，给予老人心灵上的安慰及支持。

4 尊严护理　给予老人清洁皮肤、会阴部时先征求老人意见，在尽可能保护老年人隐私环境下，小心护理，增加其舒适感。与其子女商量如何安排照顾老人；协助老人完成未尽事宜，向亲朋好友道别。尽可能将老人打扮得体，居室空气新鲜，光线适宜，播放优雅轻松的音乐，布置老人喜爱的花和画等。使老人感到被爱护，有安全感和尊严感，以达到心理上的稳定，让其在安详中死亡。

5. 耐心倾听和诚恳交谈　认真、仔细地听老年人诉说，使其感到被支持和理解，对虚弱无法用言语交谈或听力障碍的老年人，通过表情、眼神、手势表达理解和爱，并以熟悉的护理技术操作取得老年人的信赖和配合。通过交谈，及时了解老年人真实的想法和临终前的心愿，尽量照顾老年人的自尊心。尊重他们的权利。满足他们的各种需求，减轻他们的焦虑、抑郁和恐惧，使其没有遗憾地离开人世。

二、临终老年人的常见症状及护理

调查显示癌症老人的临终关怀需求首位为疼痛缓解，占 75.0%；其次是经济支持，占 50.0%，之后依次为身体护理，占 46.9%，家庭和家人的关心照顾占 37.5%，缓解精神压力、放松心情占 31.2%，静静地守护占 18.7%，对人生意义的探讨占 9.4%。因此护士应对老年人的临终需求进行个体化的评估，并给予针对性的整体护理。

（一）疼痛

疼痛是肿瘤老人临终前的主要症状，帮助其减轻疼痛，使之无痛苦地走过人生的最后阶段，是临终护理的主要内容之一。

1. 疼痛评估 鼓励老人说出自己的痛苦，及时准确地了解疼痛的特点、部位、诱发因素、疼痛分级。

2. 非药物缓解疼痛 可采取心理治疗、音乐疗法、针灸疗法、按摩和放松疗法，冷敷或热敷以转移注意力。

3. 药物缓解疼痛 遵医嘱给予镇痛剂，WHO 建议癌痛治疗选用镇痛剂必须遵循从弱到强三个阶梯进行，对于轻度疼痛的老人选用第 1 阶梯解热镇痛类药物，中度疼痛应用第 2 阶梯弱阿片类药物，重度疼痛选用第 3 阶梯强阿片类药物。

4. 温馨护理 关心体贴老人，热情、周到地做好解释工作，给予生活帮助。

5. 配合医师给予姑息性治疗 如造瘘术、梗死短路解除术等，减少病痛带来的焦虑、痛楚。

（二）呼吸困难

痰液堵塞、呼吸困难是临终老人出现的另一常见症状。因而床旁应备好吸引器，及时吸出痰液和口腔分泌物。痰多且黏稠时可给予翻身、拍背，多喝温开水；无力咳痰时，可给予电动吸痰处理。保持呼吸道通畅，尽可能开窗通风，被子要轻柔，白天摇高床头或协助其改变体位，以减少呼吸费力感；持续低流量吸氧，以缓解呼吸困难现象。临终时肺通气功能下降，易反复发生肺部感染，应遵医嘱给予抗感染、止咳平喘、营养支持治疗，静脉输液滴速以 25～30 滴/分为宜，以防急性肺水肿的发生。

（三）日常生活中常见的问题

1. 口腔 能自理者饭前饭后漱口，早晚刷牙；如不能自理或昏迷者每天给予 2 次口腔护理。如张口呼吸，需增加口腔护理次数，可视需要以棉棒蘸水润湿老人口腔和嘴唇，满足其基本需求；必要时用朵贝氏溶液漱口，预防感染。如有义齿，需取出放在清洁容器内，在老人临终时将义齿装回。

2. 饮食 对于意识清醒者，可提供软质或流质饮食，最好少量多次，提供富含热量、维生素和适量蛋白质的饮食。必要时，可采用鼻饲法或肠道外营养法支持，但不强迫其进食。临终老人因肠蠕动减慢，常感觉恶心，久之会引起水、电解质紊乱及营养摄入减少。因而要注意观察水、电解质和营养状况的变化，少量多次喂水，必要时给予静脉补充适当的液体和电解质。

3. 大小便 小便潴留时留置导尿管，每 4 小时放尿一次，注意导尿管清洁与更换频率，观察所导出尿液的颜色、有无浑浊、有无异味等，有异常则报告医师处理。小便失禁时，男性使用保鲜袋或接尿袋接尿，女性可使用尿布或护垫，垫塑料中单，便后不仅要清除大小便，还要清洗肛周，保持会阴部之清洁、干爽、无异味及完整。便秘者，如病情许可，尽可能下床活动，定时如厕。平时膳食中要注意含有适量纤维素，多吃新鲜蔬菜、水果和粗粮，鼓励多饮水；还可给予缓泻剂，或用双手依结肠的走向做环形按摩；也可行灌肠，必要时应戴手套取出大便，保持大便通畅。

4. 皮肤　每天给老人清洁面部，颈部及手脚，经常擦拭身体，如眼睛有分泌物，可以用生理盐水冲洗，或以棉棒蘸生理盐水，轻轻拭去分泌物，避免干燥不适，并增加湿润感，眼睛不能闭合者予以湿纱布覆盖眼睛。要注意保持床单位的清洁、干燥，预防压疮的发生。给予气垫床，每两小时翻身拍背一次，随时观察老人体位是否舒适，检查受压部位有无红肿变黑，按摩骨突部位，热敷四肢，增加舒适感。此外，护理人员要密切观察老人病情变化，及时做好预后估测和抢救准备，同时，让家属做好心理准备，安排善后事宜。床上温水擦浴操作步骤见表4-3-1。

表 4-3-1　床上温水擦浴操作步骤

操作步骤	操作程序	注意事项
操作前		
1. 评估沟通		
（1）评估	评估老年人意识状态、皮肤温度及有无异常改变、自理能力及合作程度	
（2）沟通	向老人说明温水擦浴目的，确定擦浴时间	饭后不宜马上擦浴
2. 准备		
（1）老年人准备	询问老年人是否需要大小便，根据需要协助排便，取平卧位	
（2）照护人员准备	注意仪表、态度，修剪指甲、洗手	
（3）物品准备	根据需要准备衣裤、小毛巾、浴巾、脸盆、热水、便器、纸巾等	
（4）环境准备	调节室温在24℃以上，关闭门窗	防止老人受凉，保护老人隐私
操作中		
1. 沟通	照护人员向老年人解释操作的目的、方法、注意事项及配合要点，取得老年人的配合	
2. 准备温水	将脸盆放在床旁凳子上，倒入热水至2/3盆，测试水温，一般水温为50～52℃	水温可按年龄、季节及个人习惯增减
3. 摆放体位	根据老年人情况放平床头及床尾支架，松开床尾盖被，协助老人移近照护人一侧，并取舒适卧位，保持身体平衡	
4. 擦洗	（1）脸部及颈部：将微湿小毛巾包在右手上，左手托老人头颈部，为老人洗脸及颈部，先擦眼，由内眦向外眦擦拭，然后擦洗一侧额部、颊部、鼻翼、人中、耳后、下颌，直至颈部；同上法擦洗另一侧，用较干毛巾再依次擦洗一遍	注意洗净耳后、耳郭等处
	（2）胸腹部：将盖被折至脐部，解开衣领，暴露前胸腹（先脱近侧后脱远侧，如有肢体外伤或活动障碍，应先脱健侧后脱患侧），将2条浴巾纵向盖于胸部，照护者一手掀起浴巾的一边，用另一包有毛巾的手擦洗老人的胸部，清水擦净，浴巾擦干，将浴巾纵向盖于胸腹部，盖被向下折至会阴部；同上法擦洗腹部，盖好盖被	擦洗乳房时应环形用力，腹部以脐为中心，顺时针擦洗，注意洗净乳房下皱褶处、脐部

续表

操作步骤	操作程序	注意事项
4. 擦洗	（3）近侧上肢、手：暴露近侧上肢，将浴巾纵向盖于老人上肢上、下面，同上法擦洗上肢，从远心端到近心端，至腋窝，然后清水擦净，浴巾擦干。将浴巾对折，放于床边，置浴盆于浴巾上，协助老人将手浸于浴盆中，洗净并擦干，盖好盖被；移至对侧，同法擦洗对侧上肢	注意洗净指尖、指缝
	（4）背部：协助老人取侧卧位，背向照护者，将浴巾纵向铺于老人身下，盖好背部以外身体，从颈部至臀部同上述方法擦洗，浴巾擦干。擦洗后酌情进行背部按摩。协助穿上清洁上衣，盖好盖被	根据需要换水，检查水温
	（5）下肢、足部：暴露一侧下肢（确保遮盖住会阴部），将浴巾纵向铺于腿下，擦洗腿部，从踝部洗至膝关节处，再洗至大腿部，洗净后彻底擦干，一手托起老人的小腿部，将足部轻轻放于盆内，确保浸泡足部，擦洗足部，擦干，若干燥，可使用润肤用品；将物品移至对侧，同法擦洗对侧下肢、足部	注意洗净脚趾
	（6）会阴部：更换水、盆及毛巾，将浴巾铺于会阴部，注意隐私保护，由上向下擦洗，以免将肛门处的污物、细菌带入阴道及尿道，注意洗净腹股沟。擦干后穿好裤子，盖好盖被	对于能自己擦拭会阴部的老人，应该递上毛巾，让老人自己擦洗
操作后	整理用物，整理床单位，安置老人于舒适体位，观察并询问感受，开窗通风	

对于老年临终患者生理反应的其他症状护理，详见《基础护理学》有关章节。

除上述症状护理外，要做好人文关怀，其具体措施如下。

1. 谨慎解释病情　视老人和家属的性格、心理承受能力和心理变化，逐步动态地告知老人病情进展情况，开展临终护理教育，正确对待临终与死亡的自然性和必然性，正确解释老人与家属的疑问，倾听老人的诉说，满足老人合理的需求。

2. 尊重老人的权利　医护人员应充分认识临终老人所拥有的各种权利，如有权享受常人待遇，有权要求不受痛苦，有权要求不要孤独地死去，有权保持一种希望感，有权不受欺骗，有权受到细心而有效的照护等。

3. 幽静环境布置　临终老人希望有安静舒适的环境，可安排独立、安静的疗养病房，白天采光充足，空气流通，夜间也应留一盏壁灯，提供适量照明，以增加安全感。老人要用的东西和从前喜爱的物品，放在易看到和取到的地方。床旁桌及周边可布置花篮，墙壁可以悬挂美丽的油画，也可悬挂老人的全家福照片，营造温馨似家或仙境的感觉。由于听觉最后消失，故可播放老人喜爱的音频或舒缓优美之音乐，陪伴老人舒适平静地走完余生。

4. 家属适时陪伴　大多数临终老人希望亲属陪在身边，嘘寒问暖，悉心照料。回忆美好生活经历，处理未尽事宜，给予经济支持，最后默默陪伴，都是临终老人最后的期盼。

5. 动员社会支持　如单位领导同事看望老人，给予对过去工作的肯定和经济上的支持等均是老人地位、生命价值的另一种体现，能为老人带来不同程度的荣耀和满足。另外，老人有见亲朋好友最后一面的需求，亲朋好友也有探视老人的心理愿望，帮助老人及时通知，以了双方意愿。

6. 适当医疗护理　医师护士态度慈祥和蔼，医疗护理悉心到位，表情镇定，可切实减轻老人身心痛苦、害怕焦虑的情绪。但不要给予不切实际的安慰或急于转移话题，以免显得虚伪和冷漠。

三、与临终老年人家属的沟通及护理

近年来越来越多的人选择在医院和（或）养老机构中等待死亡，通常老年人最后接触的人是医师和护士，老年人的临终阶段实际上是以医疗为主的治疗转变为以护理为主的照护。如何让家属平静接受亲人即将来临的死亡，且能够妥善处理情感和善后事宜，是广大医护人员面对的生命伦理方面的难题之一。

（一）早期反应及护理

家属在第一时间内了解到老人病情的危重性和不可逆性，大多数会有非常强烈的情绪反应，表现有气愤、恼怒、恐惧、悲伤、内疚、自责、无能为力。此期家属很难冷静、理智地接受死亡，不愿去想象与亲人分开的现实，不愿去了解、讨论亲人对生命最后的需求。因此，护士应鼓励家属宣泄情感，表达看法和感受，保持情感互动交流。理解家属反应，等待时机，加强对老人家属的健康教育，提供多个渠道让家属获得正确科学的信息，减少错误信息的来源，纠正误区，给家属思考判断的时间，尊重家属和老人的自主选择。适时介入在临终护理中非常重要，但医护人员不能忌讳谈论死亡，必须向家属坦诚诊疗的有限性和死亡的必然性。

（二）引导家属接纳临终护理

当家属情绪渐趋平静后，医护人员可引导家属召开家庭核心成员会议，考虑是否放弃积极治疗转入临终护理。临终护理要做到多元化支持：让家属陪伴身旁，指导家属如何照顾和安慰临终老人，鼓励家庭核心成员及病友互相支持。解决家属在陪伴临终老人时产生的情感危机，提供有关临终护理知识，善意而智慧地对家属及老人进行死亡教育，使其能在理性思考后直面临终真相，了解死亡，接纳死亡。

（三）指导家属照护临终亲人

为家属提供陪伴亲人的环境，幽雅肃静，温度适宜，有水有茶，有适量椅子，有张床，让他们目睹亲人得到尊严、科学的临终护理的同时，教会家属亲自照顾老年人的饮食、清洁、翻身、按摩以及心理沟通等服务，鼓励家属适当帮助老年人做肢体活动，回忆各种有趣的事情、有纪念意义的片段，兴奋老人的大脑皮质，既达到与家属良好沟通的目的，又让家属觉得自己尽了最大努力，逝者死而无憾，生者问心无愧。

（四）满足家属对临终老人的最后愿望

理解、支持和满足家属想和临终者做最后一次谈话，或想用一些时间再看一眼、再抚摸一下的愿望；允许牧师为有宗教信仰的临终者祷告祈福，或鼓励家属参与对亡者的遗体料理，以表孝心，减轻家属无能为力的心理反应。

四、对丧偶老年人的哀伤疗护

（一）丧偶者的心理变化

丧偶是生活中最震撼心灵的应激事件之一，据报道，丧偶老人因心理失衡而致死亡的人

数是一般老年人死亡人数的 7 倍。因此，及时进行心理调适，可帮助老人尽快走出丧偶阴影。丧偶者的心理变化如下。

1. 麻木 很多老年人在得知配偶亡故的消息后，都会表现出麻木不仁，呆若木鸡。这种表现并不意味着情感淡漠，而是情感休克的表现。麻木可以看作是对噩耗的排斥，也是对自己无力驾驭的强烈情感的克制。这个阶段可能维持几个小时至 1 周。

2. 自责 与老伴洒泪告别之后，总觉得对不起逝者，甚至认为对方的死自己负有主要责任，于是心理负担沉重，过度伤感，可引起食欲下降、失眠、精神恍惚、免疫力下降，诱发原有病情，强烈地感到死亡在不可抗拒地靠近。

3. 怀念 老伴逝世后，生者在强烈的情感波动稍稍平息之后，会进入一个深沉的回忆和思念阶段，不知如何安排自己的生活，回忆过去成为丧偶老人主要的生活内容，在头脑中经常出现老伴的身影。

4. 恢复 在亲朋好友的关怀和帮助下，终于领悟了"生老病死乃无法抗拒的自然规律"这个道理。于是，理智战胜了感情，身心渐渐恢复了常态，从而以坚强的毅力面对现实，开始新生活。

（二）对丧偶者的哀伤辅导

1. 心理调适 首先，帮助老人尽快地从悲痛的氛围中解脱，可采用各种方式尽情地宣泄，如在亲人挚友面前号啕大哭；或将自己的眷恋怀念之情，用诗文、书信、日记等形式写出来，以抒发胸怀并作为永久的纪念。从心理学角度来看，尽管宣泄对于维护身心健康有益，但无休止的悲哀必然造成人为的精神消耗。佛教认为亲人临终，家属悲痛很正常，但过分悲痛会加重老人不舍和难过，造成老人临终前心理不安，难以顺利进入另一世界，所以家属需将悲痛转化为祈福的心态，对其给予心理支持。

2. 转移环境 面对和老伴共同生活的房子、老伴的衣服和用品，常常睹物思人，哀伤很难自行纠正，加重情绪上的不稳定。因而子女可将老人接来同住，为其换个生活环境，或者带老人外出旅游散心，细心关怀照顾，鼓励老人振作，多接触外面的世界，多参加有益的文娱活动，只要生活的视野开阔，便不再感觉孤单，精神上的痛苦也就会随之淡化和消失。

3. 建立新的生活方式 把注意力转移到现实生活中来，找老朋友、老同事或有同样经历的老人交流，参加晨练，购物，到老年大学学习，参加街道社区组织的活动，以充实的生活，淡化精神上的痛苦；也可根据个人兴趣爱好，种花、养鸟、练书法、绘画、摄影、外出旅游等，甚至从事一些家务活动，含饴弄孙，这样可以缓解悲伤的情绪，有助于心身健康。

4. 提倡老人再婚 大量事实证明，丧偶老人再婚，对社会、家庭和老年人的健康长寿均有益，故应从法律上予以保护，道义上给予支持。再婚老人可以相互照应，相互依托，也会让儿女们在繁忙中多一些放心。

5. 做好追踪随访 1 年内丧偶老人在生理和心理上都极度虚弱、极易患病。因而应定期家访或电话随访，了解老人身体心理情况，理解老人的各种想法，鼓励其宣泄感情，认真倾听，及时做好心理疏导。安慰老人面对现实，尽力提供生活指导与建议，帮助老人缩短悲痛过程，降低悲痛程度，顺利度过悲伤期。

案例讨论

李爷爷，85 岁，因肺癌晚期住院 12 天，全身极度消瘦，呼吸不规则，32 次/分，脉搏 121 次/分，意识不清，入院后由老伴陪护，近两天病情加重，于住院 15 天后去世。

【思考】

1. 作为责任护士，你如何对李爷爷进行护理？

2. 李爷爷的家属该做哪一些护理？

阅读专栏

最后的日落

临终关怀是一个充满情感和人文关怀的话题。在护理临终老人时，护理人员不仅要提供身体上的照料，还要给予心理上的支持和安慰。

在一个宁静的小镇上，有一位名叫玛丽的临终关怀护士。她负责照顾一位名叫约翰的老人，约翰患有晚期癌症，已经没有多少时间了。尽管约翰的身体日渐衰弱，但他依然保持着乐观的态度，总是用他那温和的笑容感染着周围的人。玛丽每天都会来到约翰的床边，不仅仅是为了给他提供医疗护理，更是为了陪伴他度过最后的时光。她会倾听约翰讲述他年轻时的故事，分享他的快乐和悲伤。玛丽知道，对于约翰来说，有人倾听和理解他的感受比什么都重要。有一天，约翰告诉玛丽，他有一个未了的心愿：他想再看一次日落。玛丽知道，由于约翰的身体状况，他无法走到户外去。于是，她想了一个办法。她找来了一块大的透明塑料板，把它放在约翰的窗户上，这样约翰就可以通过窗户看到外面的天空。当日落时分到来，玛丽放着约翰最喜欢的音乐，打开了窗户，让温暖的阳光和微风进入房间。她坐在约翰的床边，两人一起静静地欣赏着日落的美景。约翰的脸上露出了满足和感激的微笑，他紧紧握住了玛丽的手，感谢她帮他实现了这个心愿。

这个故事展示了临终关怀中护理人员的重要性，他们不仅仅是医疗工作者，更是给予临终者心灵慰藉的朋友。通过细心的照料和真诚的陪伴，玛丽帮助约翰在生命的最后阶段感受到了爱和尊严。

课后习题

1. 老人程某，男性，68 岁，诊断为尿毒症晚期，当老人知道自己病重时，认为"不可能是我！一定是搞错了！"此时老人处于（　　　）。

　　A. 否认期　　　　　　B. 愤怒期　　　　　　C. 协议期

　　D. 忧郁期　　　　　　E. 接受期

2. 临终老人最后消失的感知觉是（　　　）。

A. 视觉　　　　　　　B. 听觉　　　　　　C. 味觉

D. 嗅觉　　　　　　　E. 触觉

3. 照护临终老人时，不正确的措施方法是（　　　）。

A. 严密观察生命体征　　　　　　　B. 采取有效方法缓解疼痛

C. 减少巡视，降低外界干扰　　　　D. 保持环境安静，光照适宜

E. 满足老人的心理需要

4. 临终关怀照护最终是达到什么目的？（　　　）

A. 省钱　　　　　　　B. 优死　　　　　　C. 延长死亡时间

D. 缓解疼痛　　　　　E. 治愈疾病

5. 哪项不是临终老人家属常见的心理反应（　　　）。

A. 震惊　　　　　　　B. 忧伤　　　　　　C. 自责

D. 孤独　　　　　　　E. 忧郁

参考文献

[1] 黄金银, 唐莹, 陈井芳, 等. 失智失能老人整合照护[M]. 杭州: 浙江大学出版社, 2021.

[2] 化前珍, 胡秀英. 老年护理学[M]. 4 版.北京:人民卫生出版社, 2017: 121-132.

[3] 曹美玲, 潘红宁. 老年护理学[M]. 南京: 江苏科学技术出版社, 2012: 56-60, 87-88.

[4] 邵子明. 老年护理学[M]. 北京: 高等教育出版社, 2004: 45-46.

[5] 化前珍, 郭明贤. 老年护理与康复[M]. 西安: 第四军医大学出版社, 2007: 92-96.

[6] 蹇在金. 现代老年医学精要[M]. 长沙: 湖南科学技术出版社, 1999: 51.

[7] 杨志伟, 王琼, 欧阳敏, 等. 老年患者药物不良反应危险因素[J]. 中国老年学杂志, 2014, 12(34): 6768-6769.

[8] 蹇在金. 老年人用药五大原则[J]. 中华老年医学杂志, 2003, 11(8): 510-512.

[9] Jia L, Du Y, Chu L, et al. Prevalence, risk factors, and management of dementia and mild cognitive impairment in adults aged 60 years or older in China: a cross-sectional study[J]. Lancet Public Health, 2020, 5(12): e661-e671.

[10] Goldman J S, Hahn S E, Catania J W, et al. Genetic counseling and testing for Alzheimer disease:joint practice guidelines of the American College of Medical Genetics and the National Society of Genetic Counselors [J]. Genet Med, 2011, 13(6): 597-605.

[11] 肖慧欣, 林诗竹, 林祺, 等. 老年人认知功能障碍及其影响因素[J]. 中国老年学杂志, 2017, 10: 2549-2551.

[12] 中国痴呆与认知障碍指南写作组, 中国医师协会神经内科医师分会认知障碍疾病专业委员会. 2018 中国痴呆与认知障碍诊治指南(一): 痴呆及其分类诊断标准[J]. 中华医学杂志, 2018, 98(13): 965-970.

[13] 中国痴呆与认知障碍写作组, 中国医师协会神经内科医师分会认知障碍疾病专业委员会. 2018 中国痴呆与认知障碍诊治指南(二): 阿尔茨海默病诊治指南[J]. 中华医学杂志, 2018, 98(13): 971-977.

[14] 中国痴呆与认知障碍诊治指南写作组, 中国医师协会神经内科医师分会认知障碍疾病专业委员会. 2018 中国痴呆与认知障碍诊治指南(三): 痴呆的认知和功能评估[J]. 中华医学杂志, 2018, 98(15): 1125-1129.

[15] 中国痴呆与认知障碍诊治指南写作组, 中国医师协会神经内科医师分会认知障碍疾病专业委员会. 2018 中国痴呆与认知障碍诊治指南(四): 认知障碍疾病的辅助检查[J]. 中华医学杂志, 2018, 98(15): 1130-1142.

[16] 中国痴呆与认知障碍诊治指南写作组, 中国医师协会神经内科医师分会认知障碍疾病专业委员会. 2018 中国痴呆与认知障碍诊治指南(五): 轻度认知障碍的诊断与治疗[J]. 中华医学杂志, 2018, 98(17): 1294-1301.

[17] 中国痴呆与认知障碍诊治指南写作组, 中国医师协会神经内科医师分会认知障碍疾病专业委员会. 2018 中国痴呆与认知障碍诊治指南(七): 阿尔茨海默病的危险因素及其干预[J]. 中华医学杂志, 2018, 98(19): 1461-1466.

[18] 陈健, 刘泰. 针灸治疗轻度认知功能障碍的研究进展[J]. 国际中医中药杂志, 2016, 38(3): 283-285.

[19] 孙建萍, 张先庚. 老年护理学[M]. 4 版. 北京: 人民卫生出版社, 2018.

[20] 袁葵, 冯乐玲, 宁香香. 老年人综合照护实训指导[M].杭州: 浙江大学出版社, 2024.